変形性膝関節症のトラブルを解消

自分でできるひざ体操

帝京大学医学部整形外科学講座
中川 匠 監修

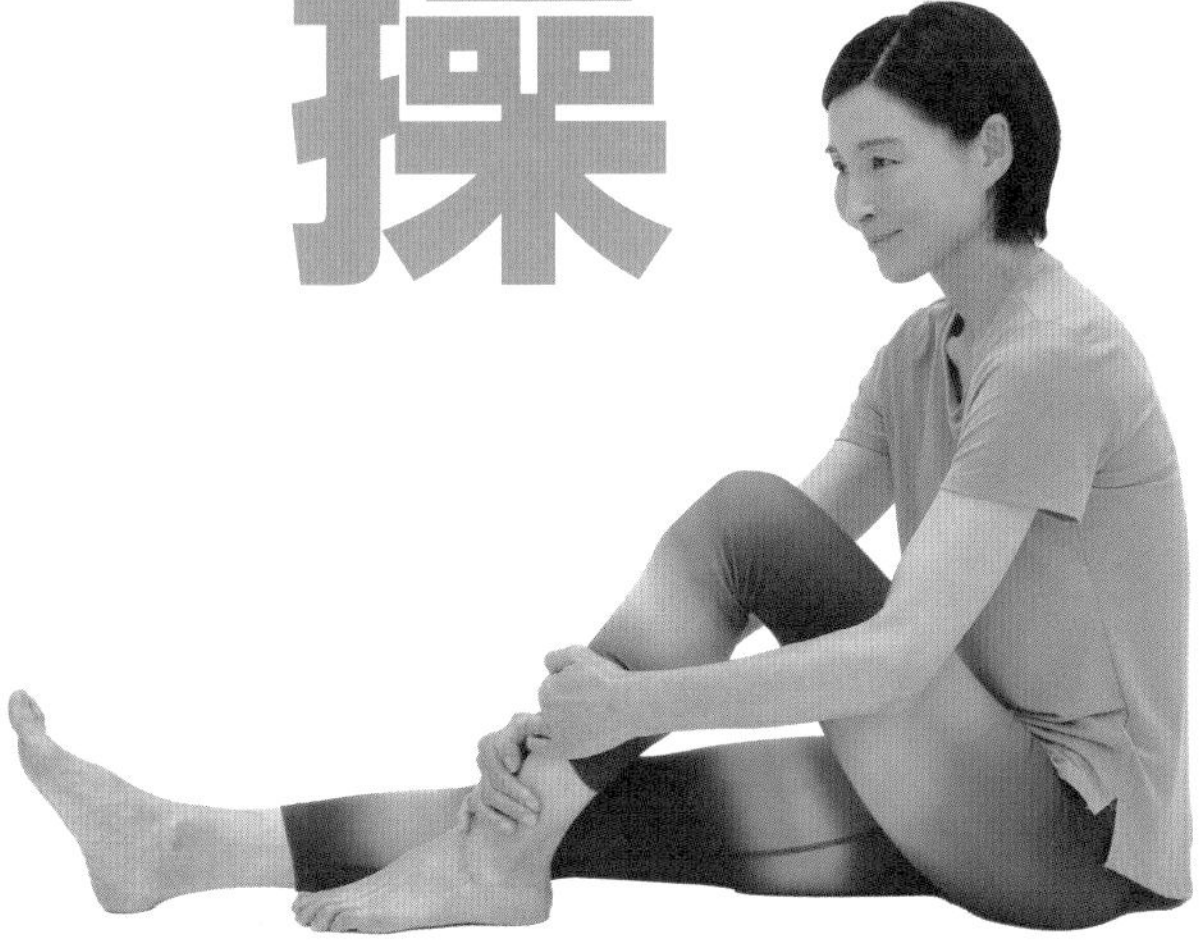

ナツメ社

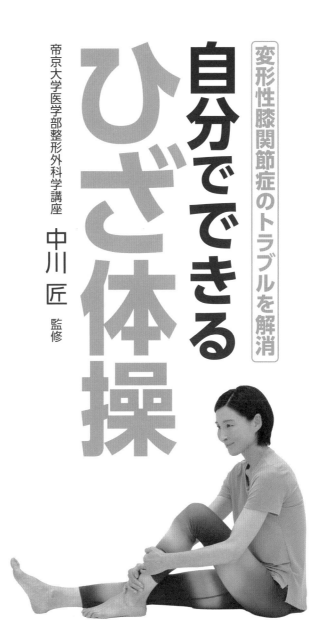

ひざの痛みは、ひざ体操で驚くほど解消できる！

あなたが悩んでいるひざの痛みやトラブルは、
3～5ページで紹介するような
症状ではありませんか？
この原因の多くは変形性膝《ひざ》関節症で、
なにもケアしなければ
症状が進むおそれがあります。
でも、うれしいことにひざの痛みは
ひざ体操で、解消できます。
しかもこのひざ体操はすべて
自宅で簡単にできるのです。

ひざ体操のメリット

簡単！

道具がいらない

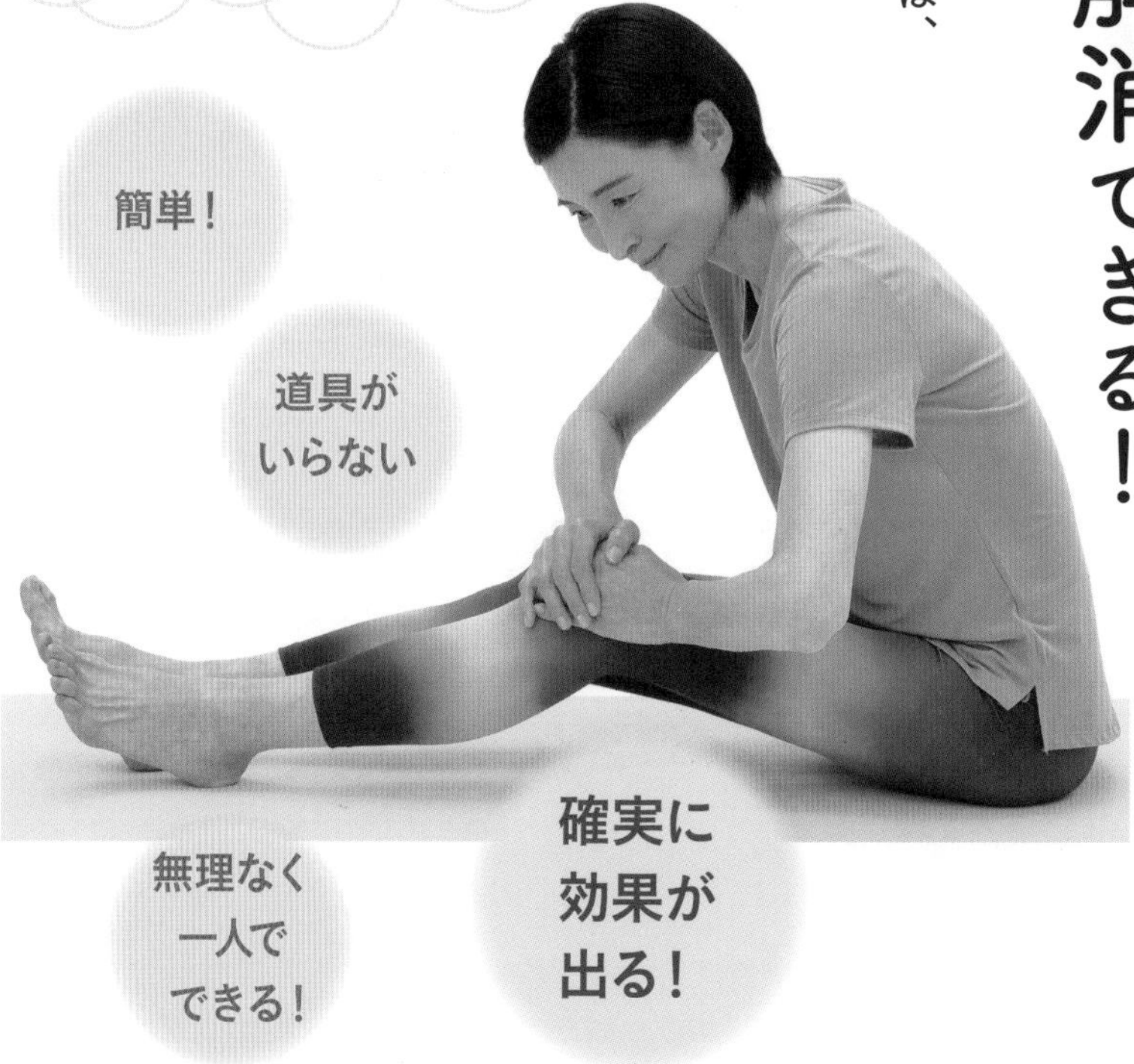

無理なく一人でできる！

確実に効果が出る！

ひざ体操の詳しいやり方は、Part.2 で！

動き始めに**ひざ**がズキン！
動いているうちに**痛み**が消える

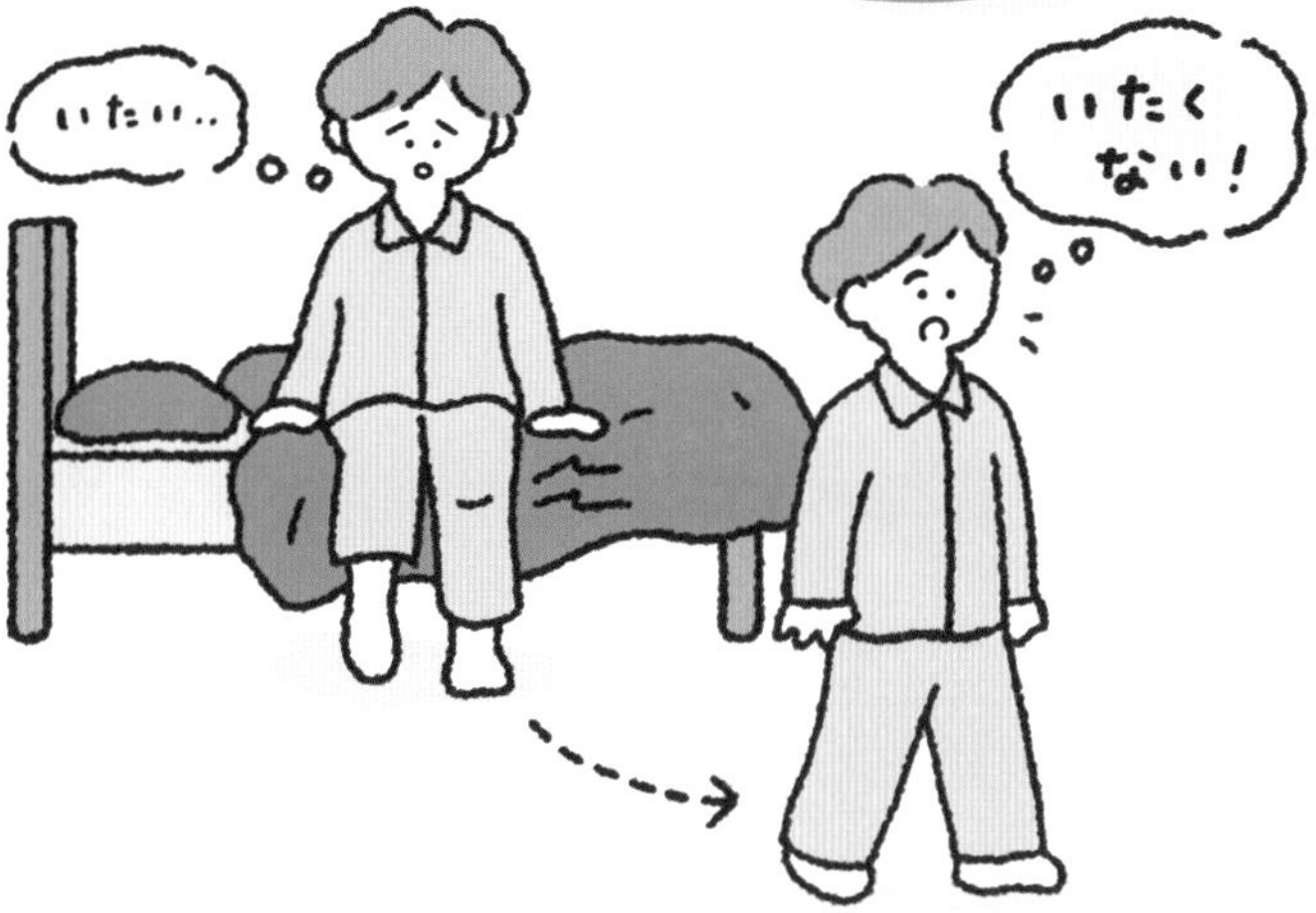

「この頃、**太った**な」
と思ったら
ひざが**痛く**なった！

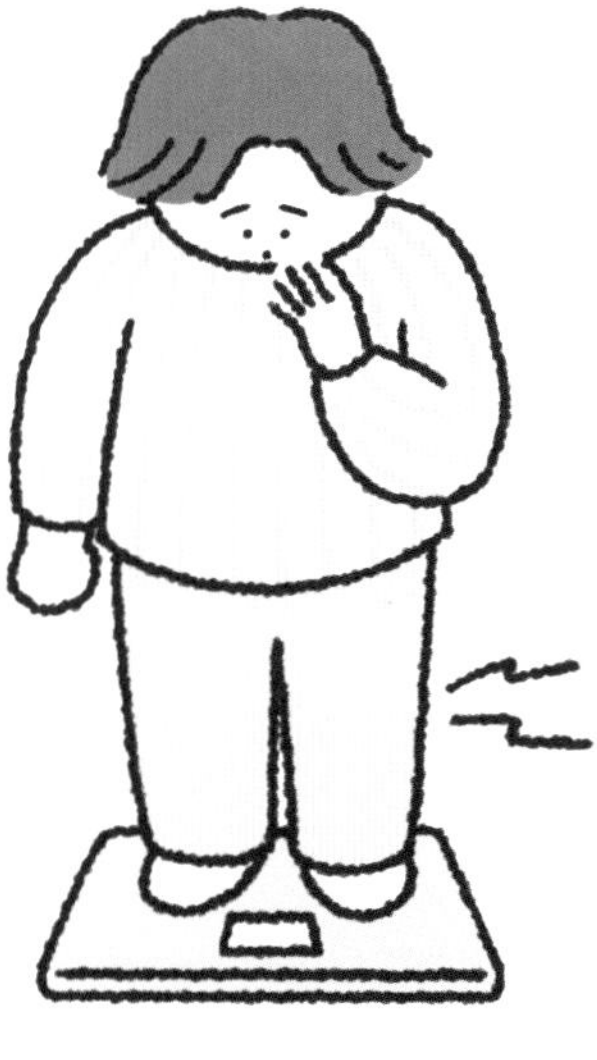

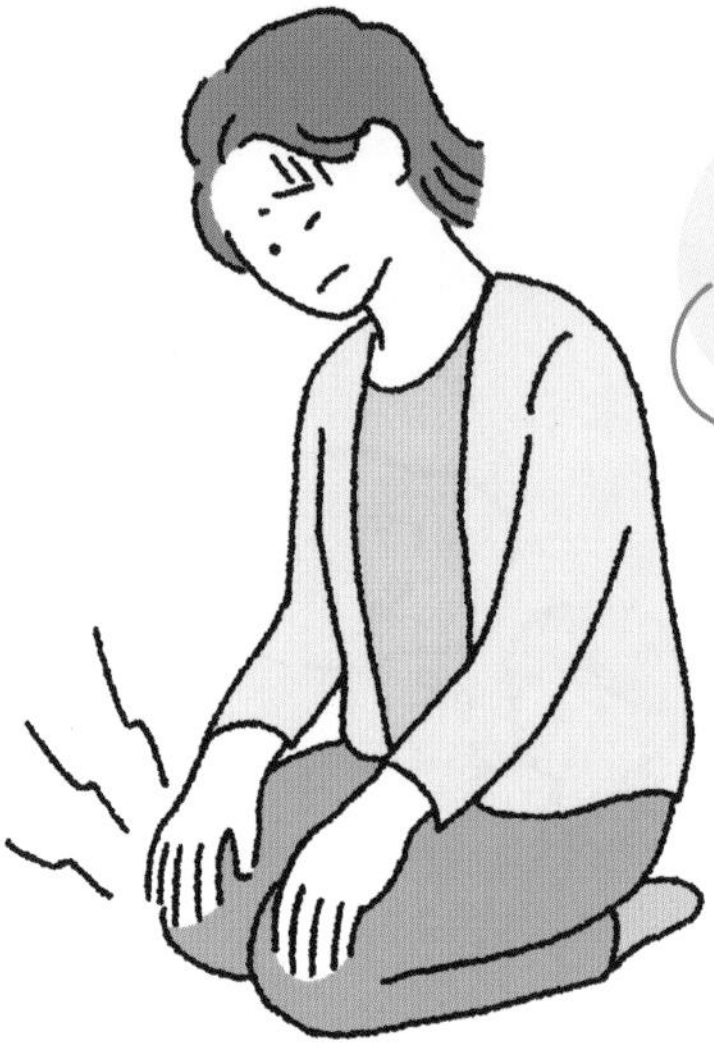

正座が
できない・続かない

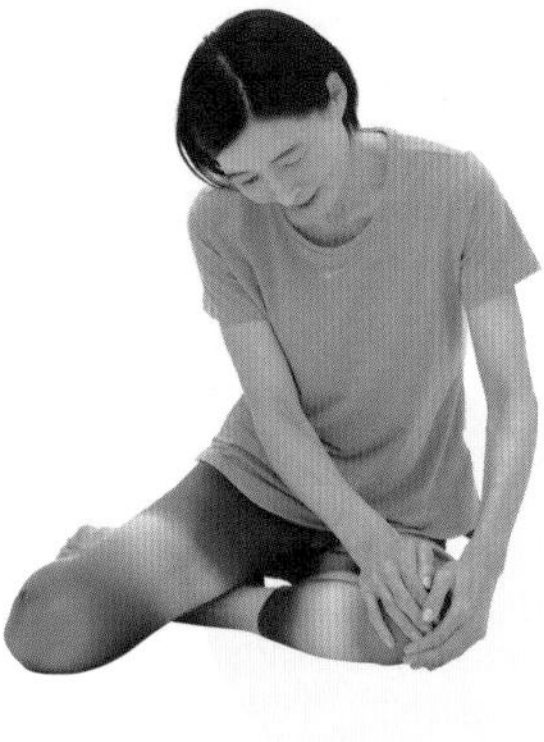

ひざが痛くて、
階段の昇り降りがつらい

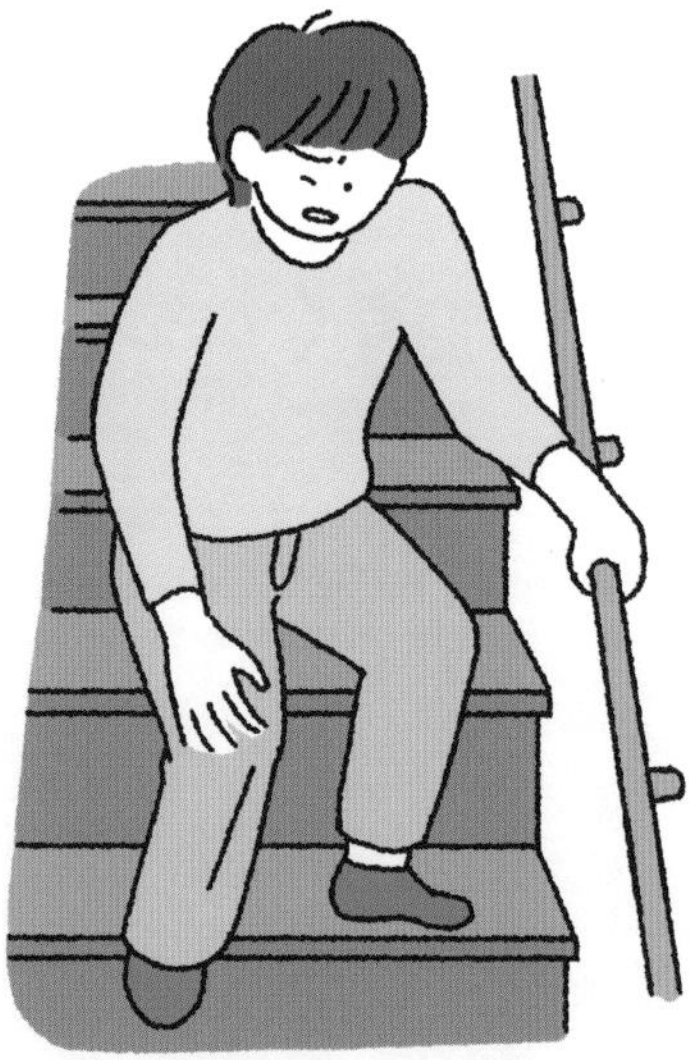

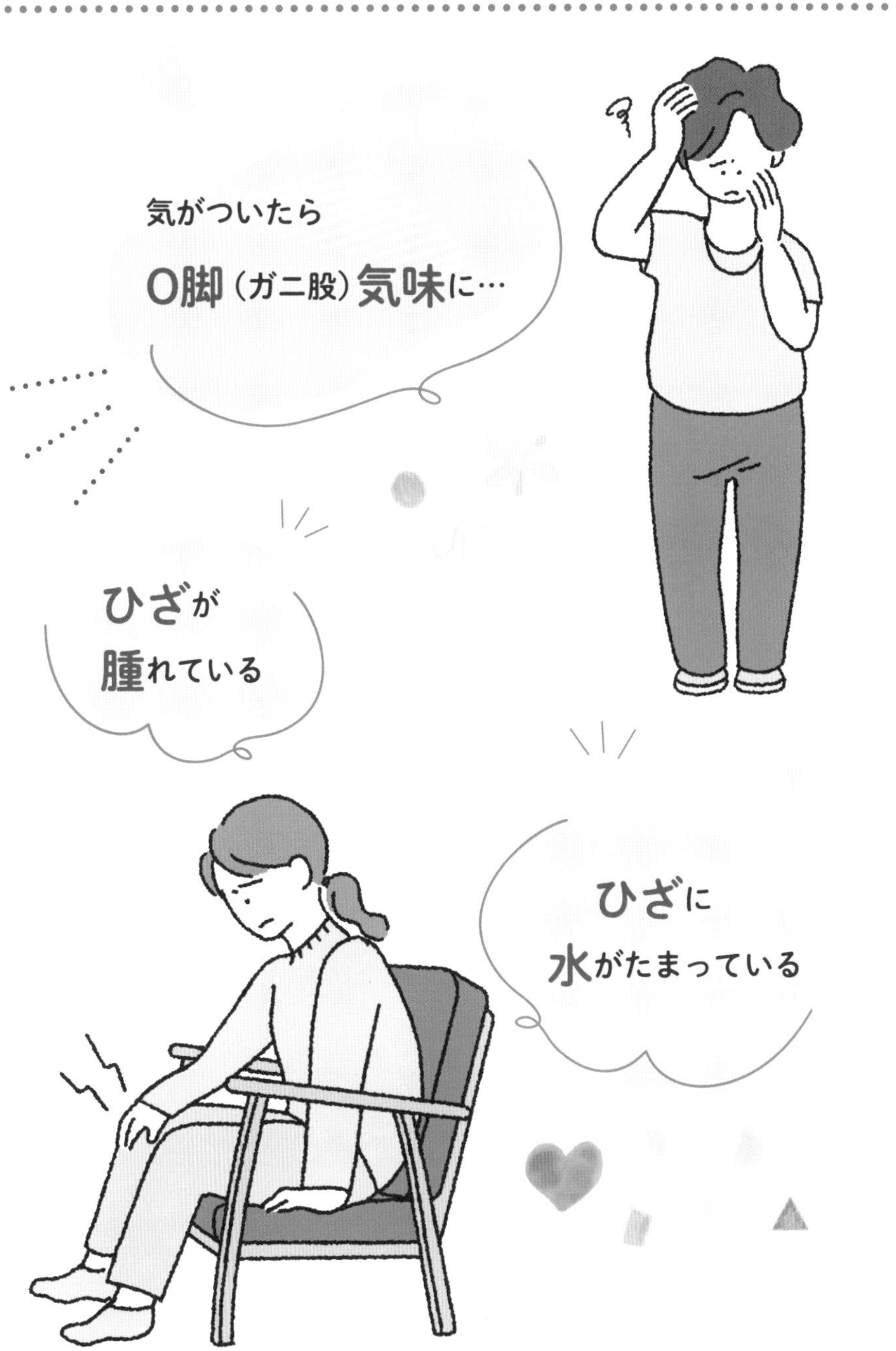
気がついたら
O脚（ガニ股）気味に…
ひざが
腫れている
ひざに
水がたまっている

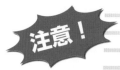

注意！ ひざの痛みを放置すると…

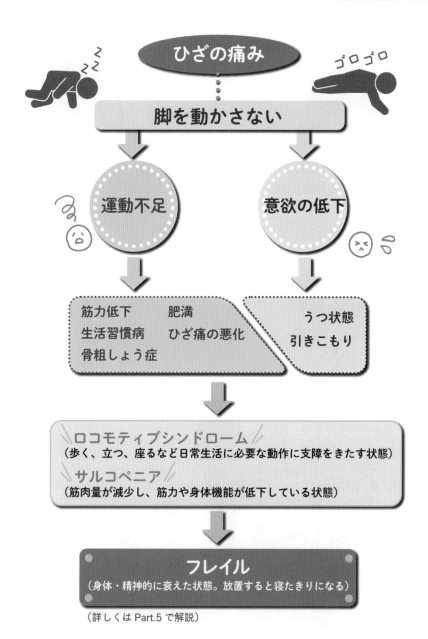

ひざの痛み

ゴロゴロ

脚を動かさない

↓

運動不足

筋力低下　肥満
生活習慣病　ひざ痛の悪化
骨粗しょう症

↓

意欲の低下

うつ状態
引きこもり

↓

ロコモティブシンドローム
（歩く、立つ、座るなど日常生活に必要な動作に支障をきたす状態）

サルコペニア
（筋肉量が減少し、筋力や身体機能が低下している状態）

↓

フレイル
（身体・精神的に衰えた状態。放置すると寝たきりになる）

（詳しくは Part.5 で解説）

はじめに

ひざの痛みの原因は、病気、ケガなど色々ありますが、中高年に最も多いのが変形性膝《ひざ》関節症という病気です。この病気のいちばんの要因が「加齢」で、ひざの関節軟骨が徐々にすり減り、関節が変形することで痛みが生じます。

私のひざ外来にもこの病気に悩む方がたくさん来られますが、気になるのは「ひざの痛みは老化現象なので仕方がない」「脚を動かすと悪化するので、動かさない方がよい」と思い込んでいる方が多いことです。ひざが曲げられない、体重がかけられないほどの痛みなら、鎮痛薬による治療が必要なこともありますが、安静は逆効果であることが多く、基本的にはひざは動かした方がよいのです。初期の変形性膝関節症なら「運動療法」（ひざ体操）で脚やお尻のまわりの筋力をつけ、ひざ関節にかかる負担を減らすだけで、痛みはほとんど解消されます。

本書で紹介するのが、この「ひざ体操」です。年齢や体力に関係なく実践できるプログラムを用意しましたので、どなたでもすぐに始めることができます。体操のやり方を紹介しているページにはQRコードを掲載しており、スマホやタブレットで読み込めば、実際の動きを動画でも確認できます。

歩くことは健康の源です。長く自分の足で歩くためにも、あなたの生活習慣の仲間に、ぜひ「ひざ体操」を加えてください。

帝京大学医学部整形外科学講座　中川　匠

●もくじ●

Part. 1

ひざの痛みの原因

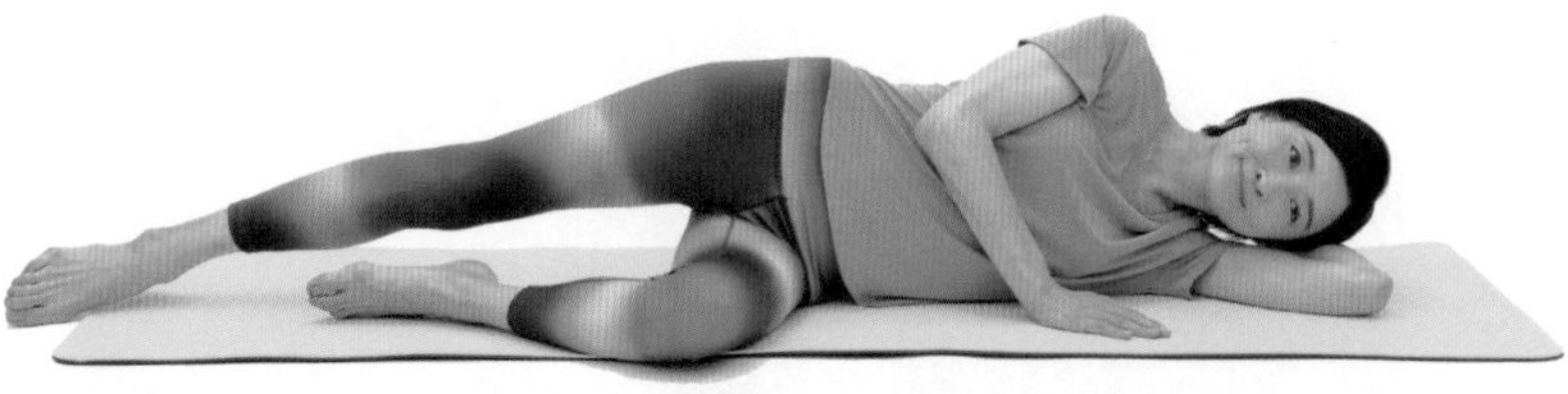

Part. 2

痛みを解消！
ひざ体操のやり方

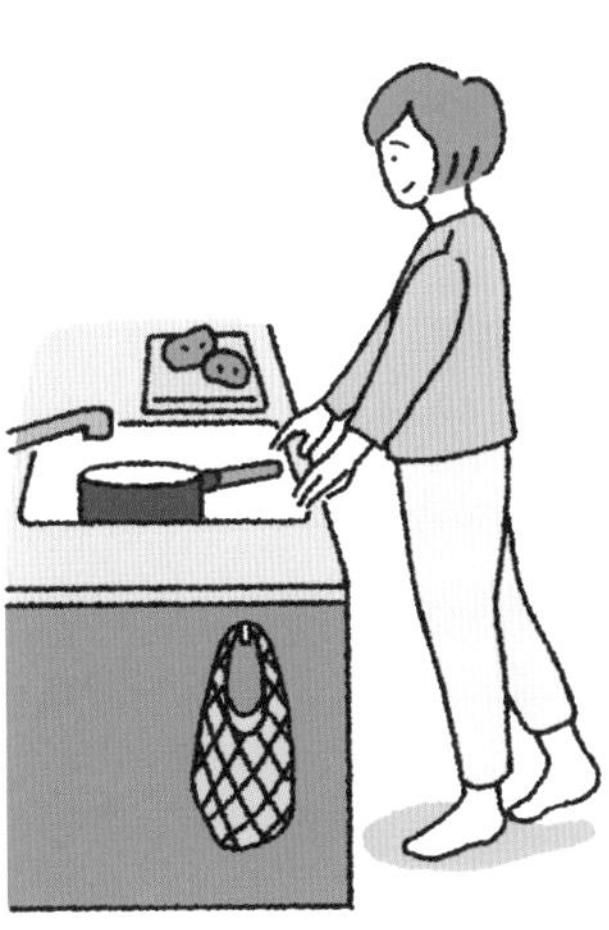

Part. 3

整形外科で受ける治療

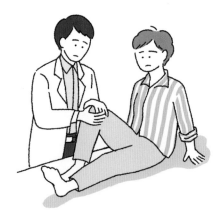

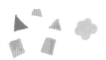

Part. 4

ひざに優しい生活習慣

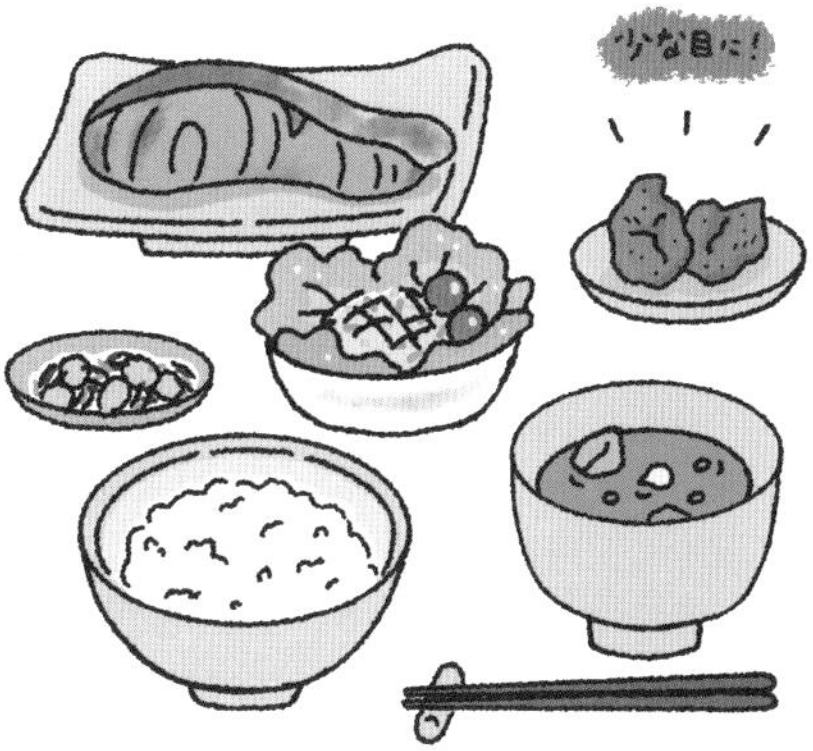

Part. 5

ロコモ・フレイルにならない！

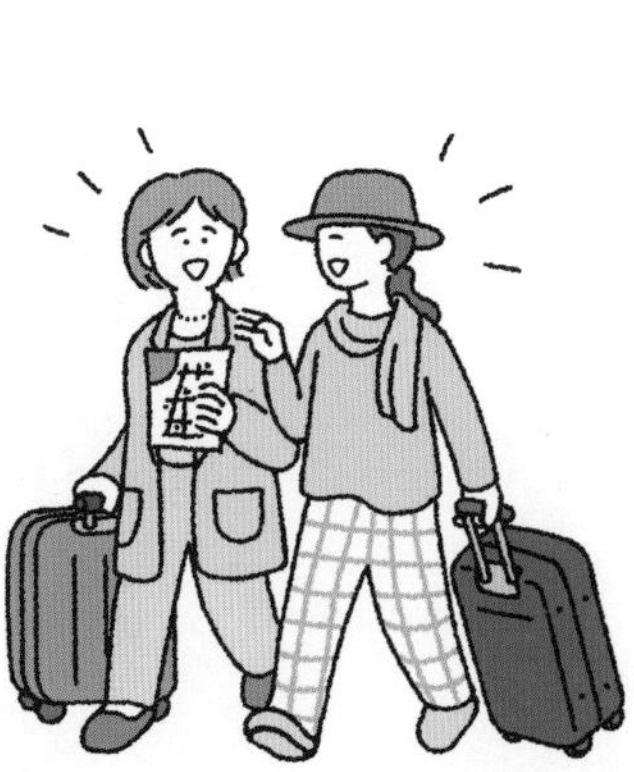

Part. 1

ひざの痛みの原因

ひざ痛の原因の多くを占める変形性膝《ひざ》関節症

50歳頃から増加し、女性に多い

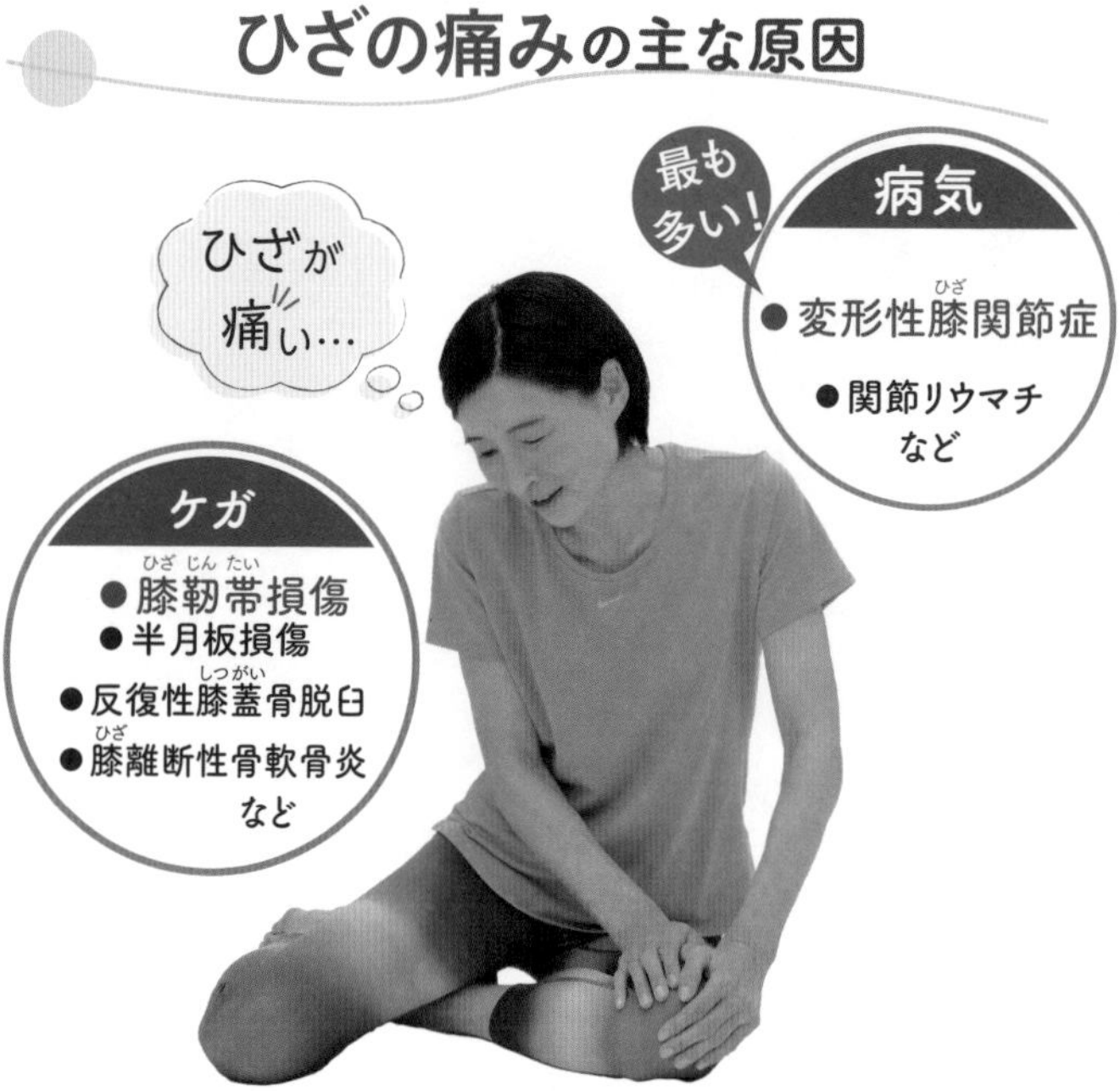

ひざの痛みの原因は大きく分けて二つあり、一つはひざの病気、もう一つは外的要因（ひざのケガ）によるものです。いちばん多いのは「変形性膝《ひざ》関節症」という病気で、ひざ関節（膝《しつ》関節）の軟骨がすり減ることで起こります。

国内では40歳以上の人のうち約55％にひざの痛みやこわばりといった自覚症状があり、その数は１８００万人に達するといわれています。※

この病気は女性に多く、加齢とともに増加します。左上のグラフを見てもわかるように50歳、

※出典：変形性膝関節症診療ガイドライン 2023。

変形性膝《ひざ》関節症は加齢とともに増える

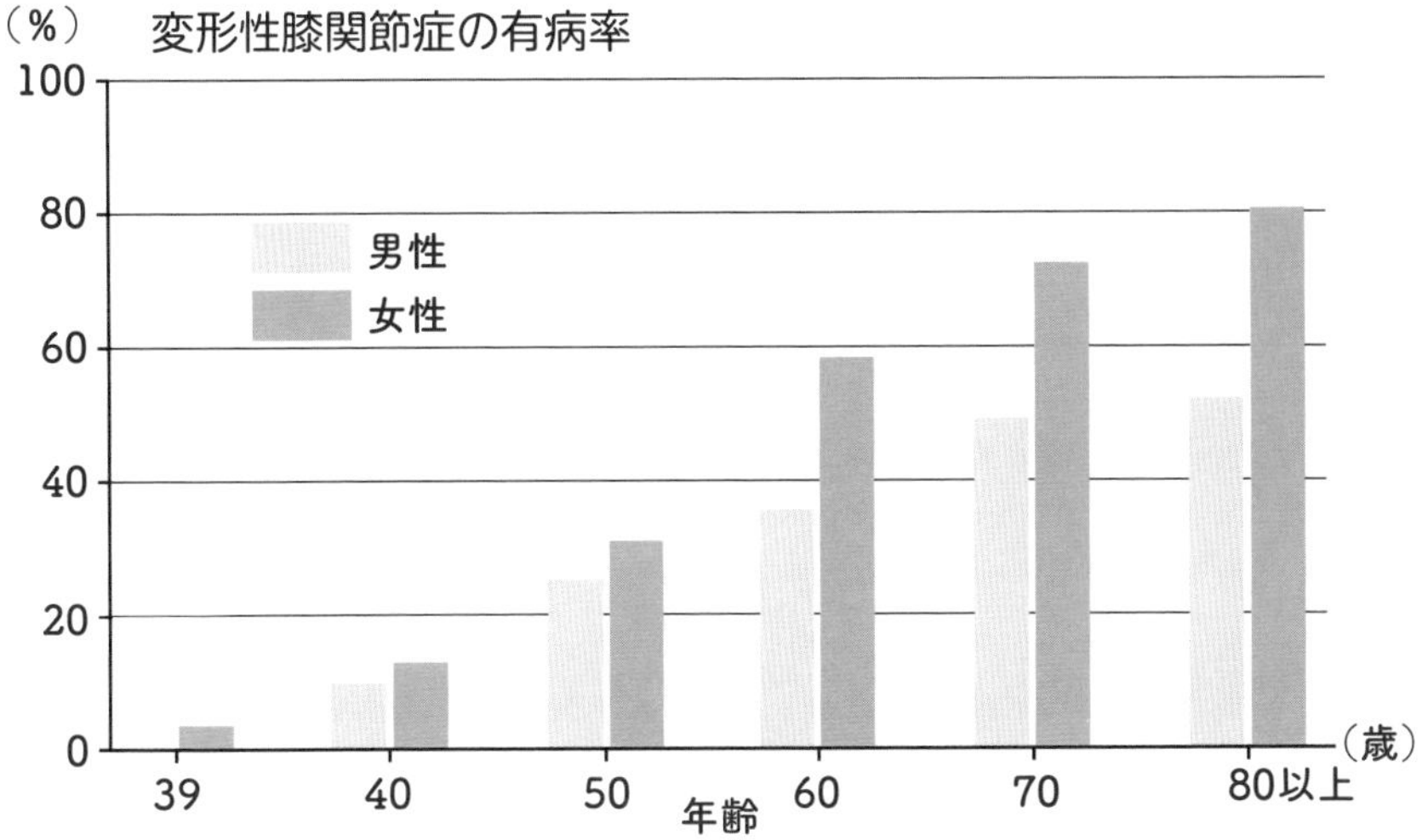

※ Yoshimura N,et al.:J Bone Miner Metab 27:620-628,2009 より引用、作成。

60歳、70歳、80歳と増え続け、80歳以上の女性の有病率は約80%です。

「関節リウマチ」といった病気もひざの痛みの原因疾患としてあげられます。

外的要因では、スポーツや交通事故、転倒などによる膝蓋骨《しつがい》骨折、膝靭帯《ひざじんたい》損傷、半月板損傷などがあります。他に、ひざのお皿（膝蓋骨）が繰り返し外れてしまう反復性膝蓋骨脱臼、骨と軟骨が外れてしまう膝《ひざ》離断性骨軟骨炎などもあります。こうしたケガがきっかけで、変形性膝関節症の発症が早まることも珍しくありません。

次ページから、ひざの痛みの原因で最も多い変形性膝関節症を中心に、ひざ関節とひざの痛みの関係について紐解いていきましょう。

ひざ関節のしくみと働き

ひざ関節が柔軟に動く理由とは？

「関節」とは、二つの骨がつながっている部分のこと。人の体には「あご」「肩」「肘」「ひざ」などいくつもの関節があり、様々な動作を可能にしています。「ひざ関節」は太ももの骨（大腿骨）とすねの骨（脛《けい》骨）の間にある関節で、「歩く」「走る」「座る」「しゃがむ」など、体を動かすために大切な役割を担います。

　その構造は、ひざ関節を挟んで上の大腿骨側は丸く、下の脛骨側は平らで、この二つをつないでいるのが靭帯《じんたい》（弾力性のある線維性の結合組織）です。ひざ関節には、関節の内側と外側に「側副靭帯」、前側と後ろ側に「十字靭帯」があり、この4つの靭帯が関節の動きを安定させています。また大腿骨と脛骨が向き合う部分は、厚さそれぞれ2〜3㎜の軟骨（骨格系の一部をなす支持組織）に覆われています。そのすき間を埋めるように、ひざの内側と外側にそれぞれ一つずつ、ローマ字のCのような形をした「半月板」（線維軟骨※）があります。これにはひざ関節への衝撃を和らげるクッションの役割があります。関節全体は「関節包」という袋状の被膜で覆われています。中は少量の関節液で満たされ、関節を動かす潤滑油のような役割があります。

※線維軟骨…脊椎など動きの少ない関節に存在し、骨と骨の間でクッションの役割をする。軟骨には他に、硝子軟骨、弾性軟骨がある。

ひざ関節の構造

正面

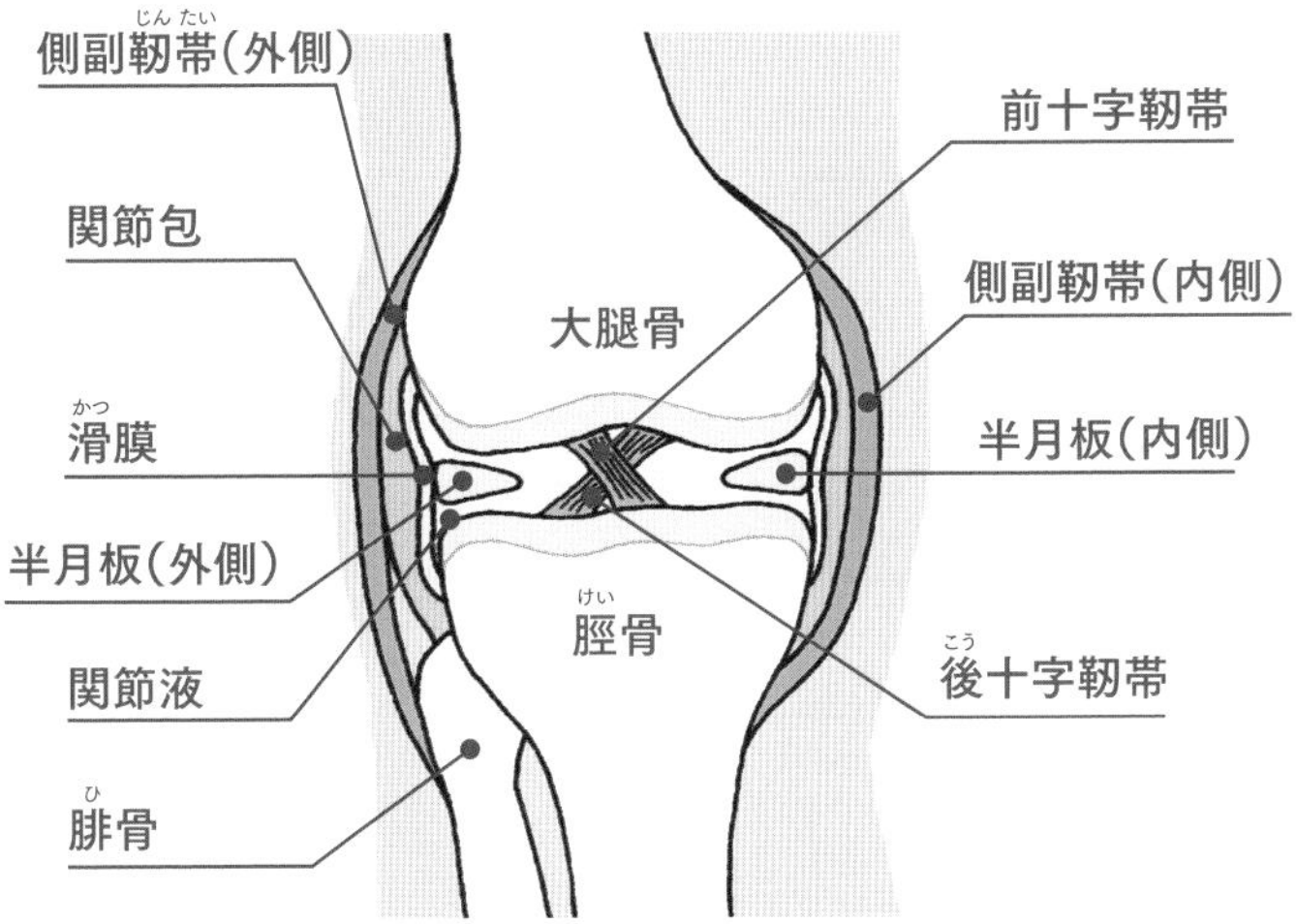

横

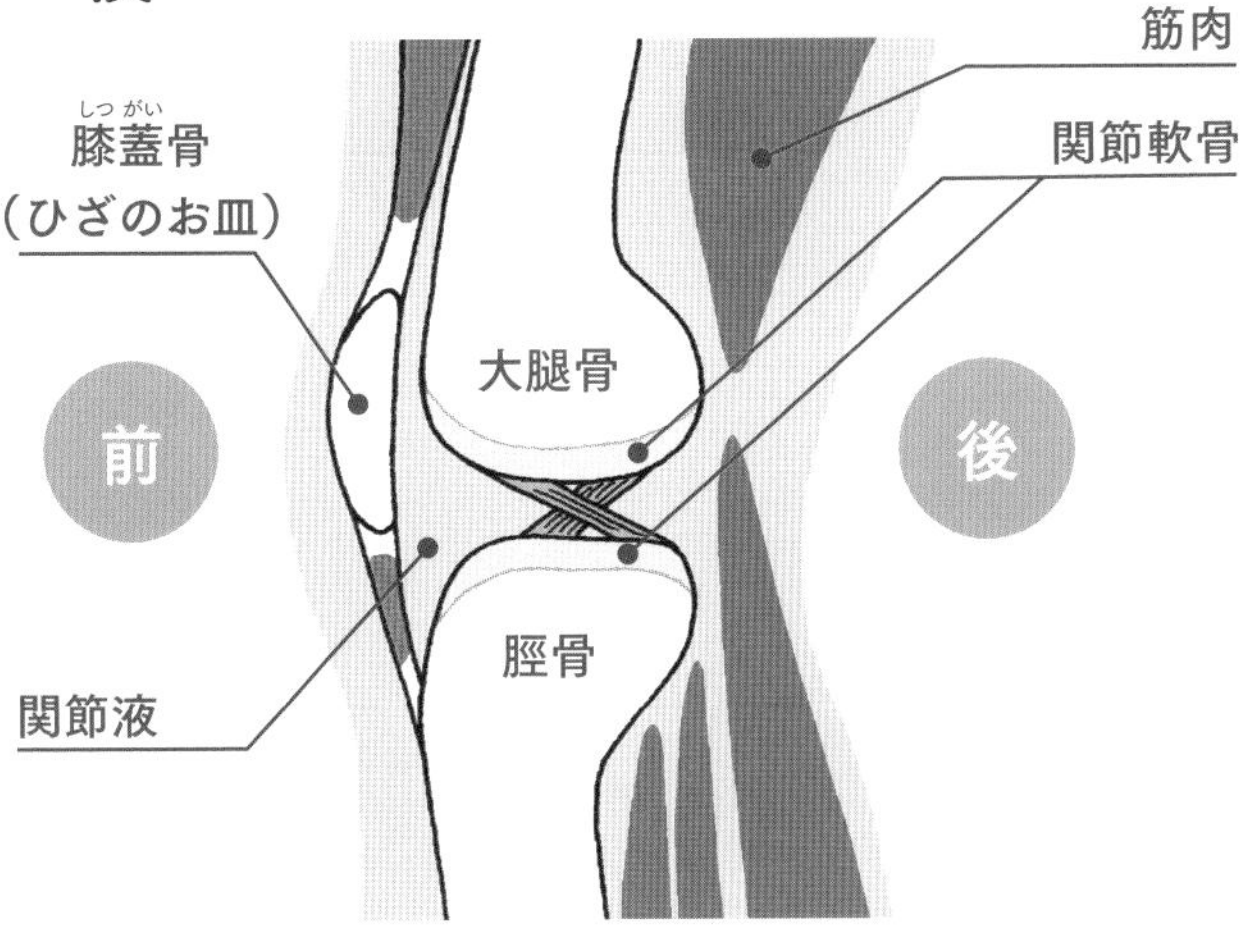

ひざ関節は骨、靭帯、軟骨、関節液などの共同作業によって、
正常に機能することができる。

主な原因は、加齢による関節軟骨のすり減り

ひざが痛む理由

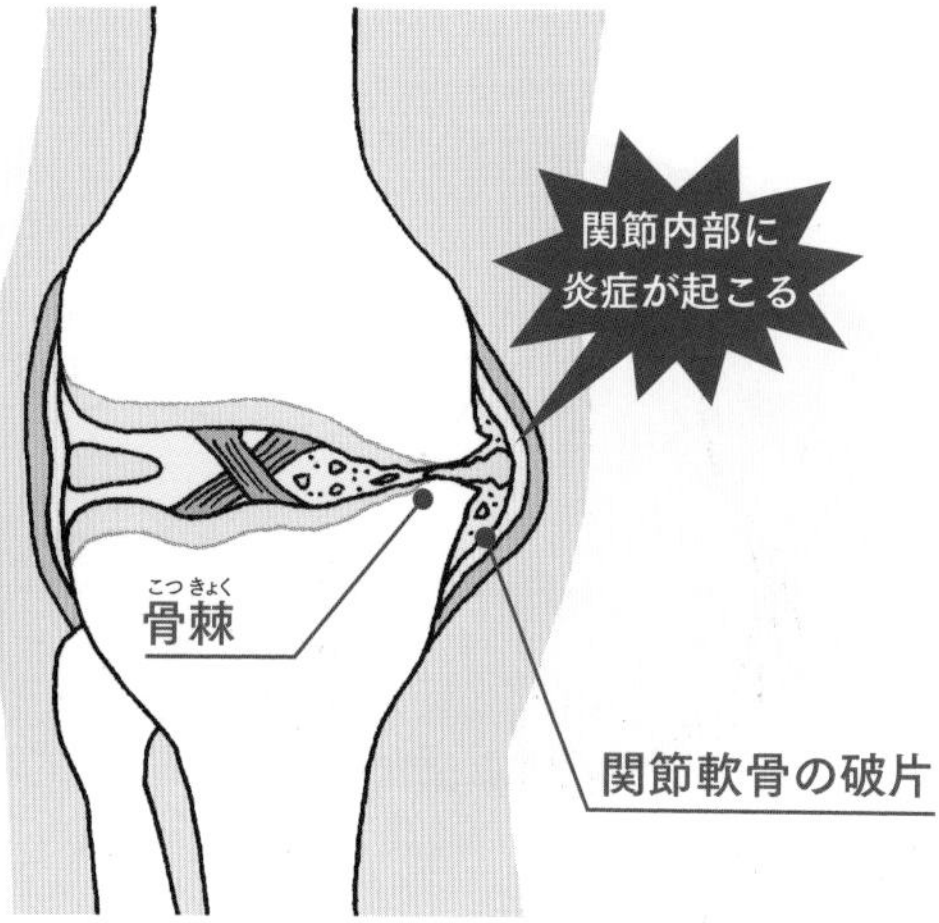

大腿骨と脛《けい》骨のすき間がなくなり接触すると、ひざ関節の変形と炎症が進み、痛みが強くなる。

関節軟骨のすり減りと筋力低下のWパンチ

変形性膝《ひざ》関節症は、大腿骨と脛《けい》骨の間で関節にかかる負荷を吸収する関節軟骨が徐々にすり減り、ひざの痛みや腫れなどを起こす病気です。

直接的な原因は、加齢による関節軟骨の老化です。関節軟骨は、骨と骨の間でクッションのような役割があり、これがすり減ると骨と骨のすき間が狭くなります。軟骨に神経はありませんので、すり減るだけでは痛みはありません。ところがすり減った軟骨の破片が関節の内側を覆う「滑《かつ》膜」を刺激して炎症が起こると、ひざ

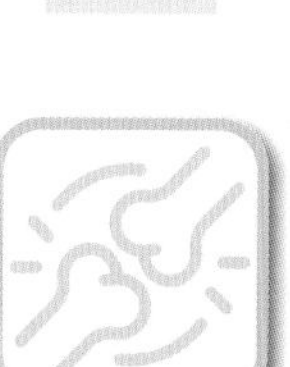

レントゲン写真でわかるひざ関節の変形

変形性膝《ひざ》関節症

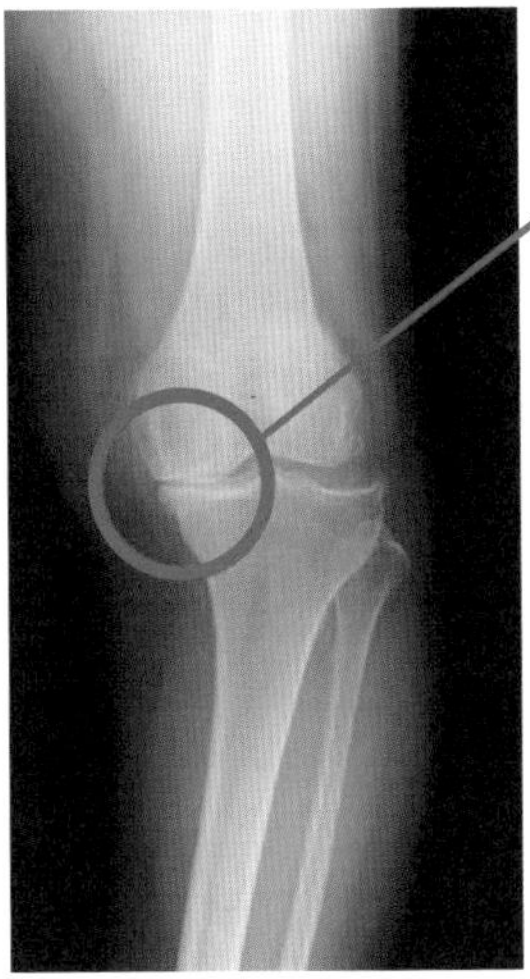

関節のすき間がなくなり、骨と骨がぶつかっている

正常なひざ関節（右）はすき間があるが、変形性膝関節症では大腿骨と脛《けい》骨の間が狭くなっているのがわかる（左）。

正　常

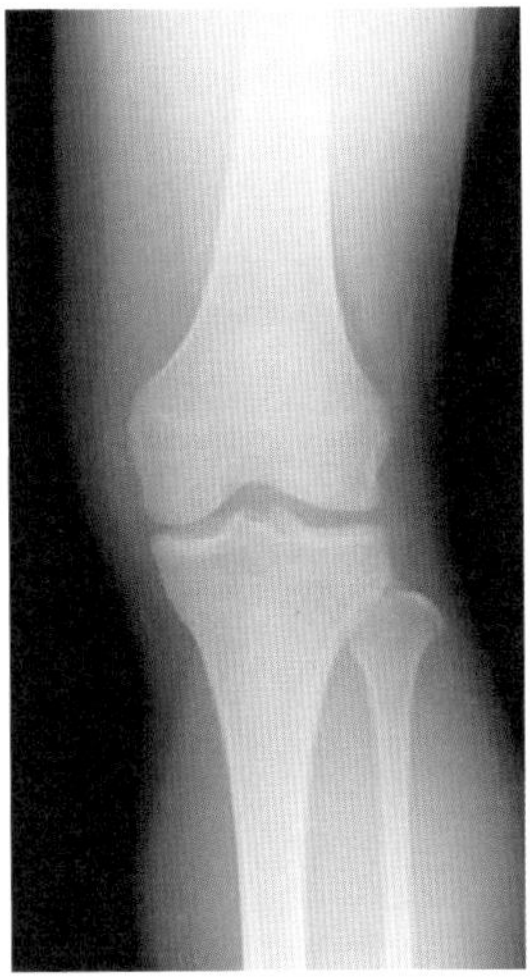

画像提供／中川 匠

に痛みやこわばりを感じるようになります。さらに関節軟骨のすり減りが進行すると、骨と骨が直接あたるようになります。すると骨の防御的な反応によって関節面の周辺に「骨棘《こつきょく》」（骨組織が異常に増殖した骨の棘《とげ》）ができたり、骨が硬くなったりします。軟骨と違って骨には多くの神経が走っているため痛みは強くなり、歩行やひざの屈伸といった日常動作に支障をきたすようになります。これに拍車をかけるのが、加齢や運動不足によるお尻や脚の筋肉の衰えです。ひざの動きをサポートしていた筋肉が痩せて筋力が低下することで、よりひざの負荷が増し、症状は悪くなります。

　変形性膝関節症は中高年のひざ痛の原因で最も多く、何十年も体を支えて働き続けてきたひざへの負荷の蓄積が、この病気となって表れていると考えるとわかりやすいでしょう。

変形性膝《ひざ》関節症の危険因子

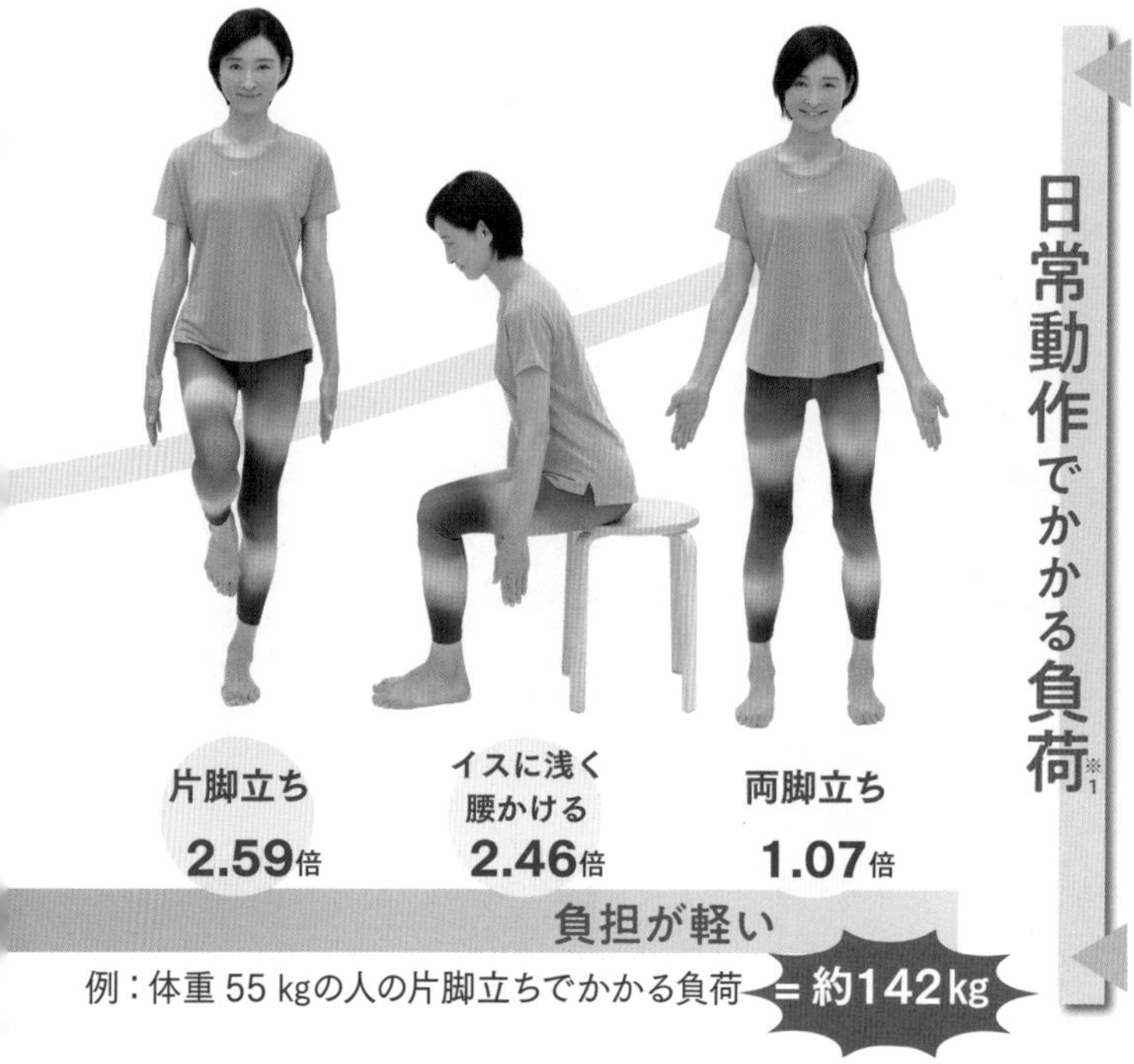

性別、肥満、過去のひざのケガも要注意

この病気にはいくつかの「なりやすさ」（危険因子）があります。一つは「女性であること」。理由は、女性は男性より筋肉が少なく、ひざにかかる負荷が筋力で吸収しづらいため、その分ひざの関節軟骨にかかる負担が大きいと考えられています。また閉経後の女性の場合、筋肉や骨の形成に必要な女性ホルモンの「エストロゲン」が減少することも、要因とされています。

国内で行われた疫学調査※2では、レントゲン検査で変形性膝《ひざ》関節症と診断された2530万人

※1　出典：Kutzner et al.j Biomechanics 43:2164-, 2010

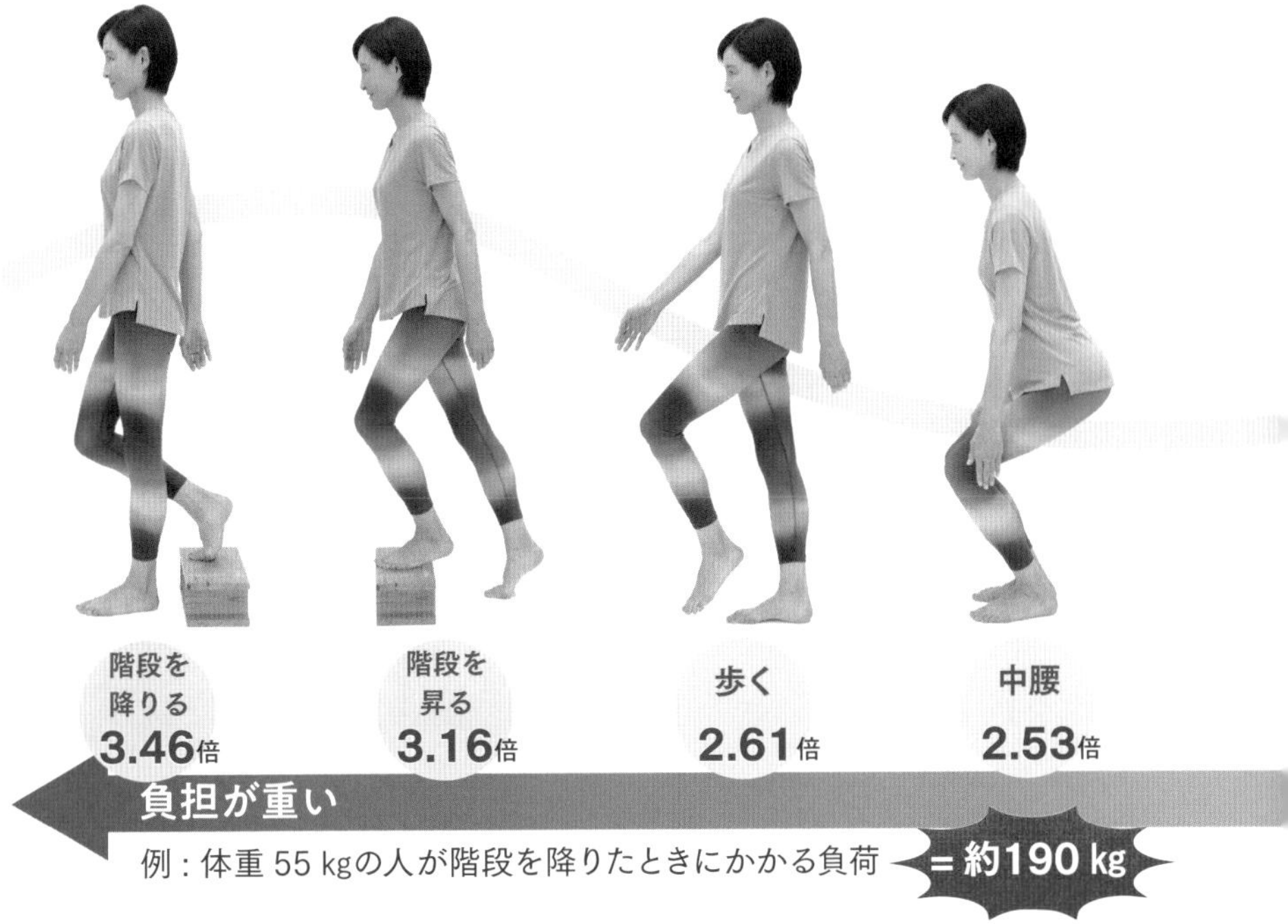

のうち、男性は860万人、女性は1670万人で、女性は男性の約2倍ということがわかりました。もう一つは「肥満」です。そもそもひざ関節は、私たちが想像するよりもはるかに大きな負荷を背負いながら機能しています。上の図を見てもわかるように、普通に立っているだけで、ひざには体重の1・07倍の負荷がかかり、片脚立ち、腰かける、歩くなど動作が加わると、より負荷が大きくなります。

　つまり体重が増える程、ひざの負担は増すということです。「太ったらひざが痛くなった」というのは、肥満と変形性膝関節症との関係をよく表した例といえるでしょう。逆に「痩せたらひざの痛みが軽くなった」というのも、ひざの負担が軽減した証ということです。他に、過去にスポーツや重労働などでひざを痛めている場合もなりやすい傾向があるため、要注意です。

※2　骨粗鬆《しょう》症及び変形性関節症の発症要因の解明：長期住民コホートの統合と追跡（ROAD）、Noriko　Yoshimura.

経過とともに症状が強くなる

進行すると、痛み、腫れなどつらい症状が顕著に

変形性膝《ひざ》関節症の初期症状で多いのは、例えば朝起きて、ベッドから降りて歩き出したときにひざに痛みを感じるけれど、動き出すと治まって、そのうち忘れてしまうというものです。他に、信号待ちをして歩き出したときにひざがこわばる、ひざが重くて歩きにくいなど、生活の中でひざに違和感を持つことが増えてきます。

　しかしこの時期は、動き始めだけ痛みをがまんすれば日常動作に支障はありませんので、ほとんどの人がやりすごしてしまいます。ところが

変形性膝《ひざ》関節症の症状の進み方

初期

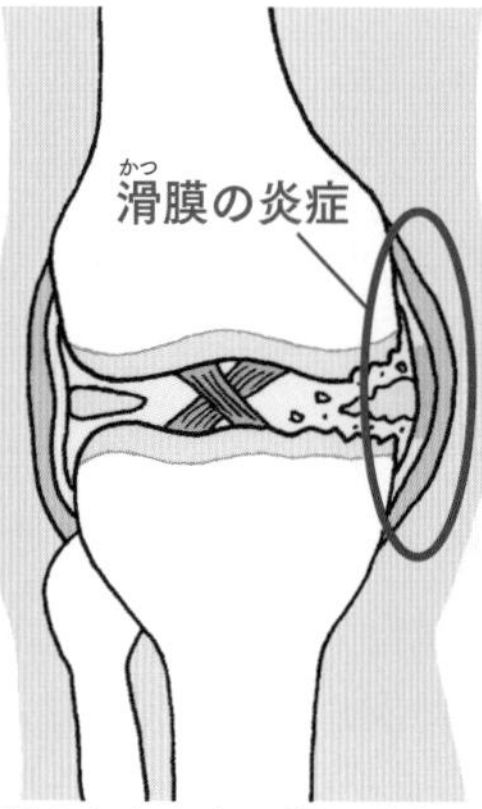

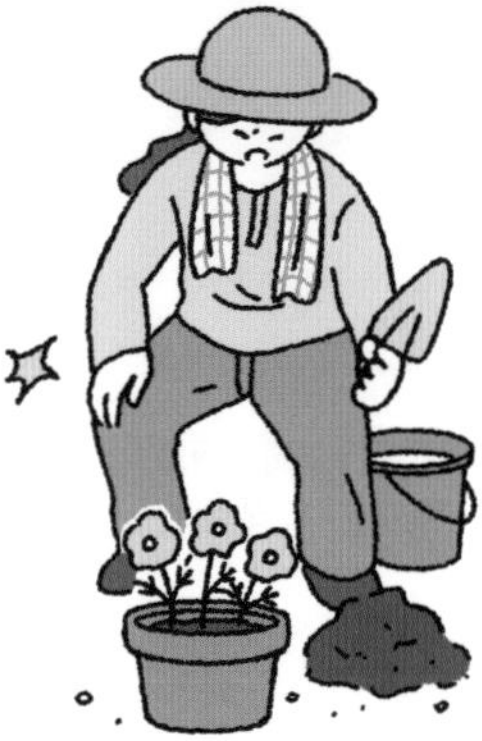

脚を動かしたときに痛みがあるが、動かしているうちに軽減する。

中期〜末期

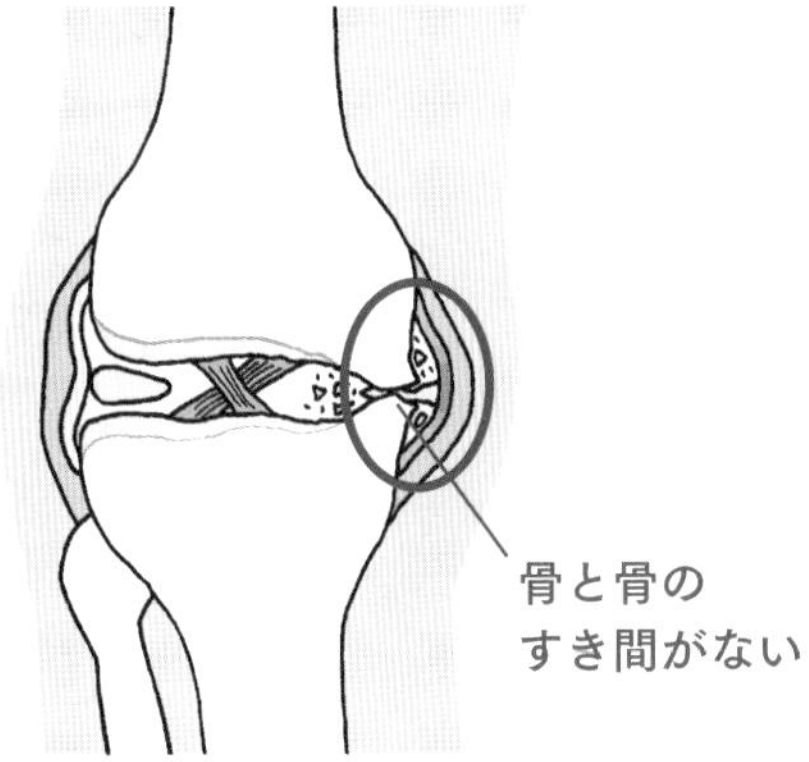

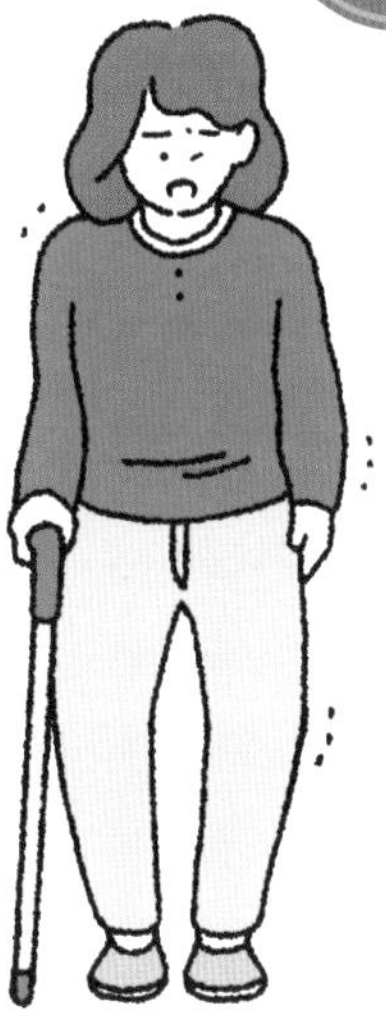

関節軟骨のすり減りで大腿骨と脛《けい》骨の間が狭くなり、やがて骨と骨があたるようになると痛みが強まる。歩行障害も顕著になり、生活に支障が出てくる。

進行すると、以前は少し時間が経てば消えていたひざ痛がなかなか消えなくなります。やがてしゃがんだり正座したり、階段の昇り降りなどの日常動作がつらくなります。自力での歩行が難しくなると、杖が必要になることもあります。

ひざ関節の内部では炎症が進み、ひざが腫れ、さわるとほてったような感じがします。「ひざに水がたまる」こともあり、これは滑《かつ》膜の炎症によって大量の関節液が作られ、ひざに関節液がたまるためです。ひざに水がたまると、膝蓋《しつがい》骨（ひざのお皿）がフワフワしたようになり、脚に力を入れようとしても入らなかったり、ひざがガクガクしてうまく歩けなかったりします。進行とともにこうした様々な症状が顔を出し、最終的には慢性的なひざの痛みによって、心身のダメージが大きくなり、日常生活の質が低下する危険性があります。

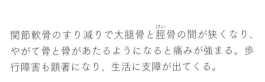

関節軟骨、軟骨下骨《かこつ》、半月板は三位一体

一つのパーツの障害から3つのパーツがダメになる

日常動作でひざが受ける衝撃を吸収しているのが関節軟骨、半月板、軟骨下骨《かこつ》です。健康なひざとは、この3つのいずれにもダメージがない状態をいいます。例えば関節軟骨がすり減ると変形性膝《ひざ》関節症になりますが、連鎖的に半月板や軟骨下骨の変性が進みます。半月板損傷がきっかけで関節軟骨や軟骨下骨が悪くなることもあります。半月板損傷の経験があると、変形性膝関節症になる時期が早まるともいわれます。

また骨粗しょう症※が進んだ高齢者に多いのが、軟骨下骨の脆弱《ぜいじゃく》性骨折です。これをきっかけに半月板や関節軟骨が傷み、自立歩行が難しくなることもあります。脆弱性骨折のきっかけでよくあるのが、長距離を歩いたり、山登りで勢いよく下山したりしたあとにひざがガクガクして激しい痛みが起こる「普段よりも歩きすぎたエピソード」。脆弱性骨折はレントゲンではわかりにくいため、ひざ痛の原因がわからないまま見すごされてしまうことがあり、骨の細胞が壊死《えし》する「骨《こつ》壊死」になって初めてわかることもあります。歩きすぎたあと急にひざが痛くなった場合、MRI検査（79ページ）で原因を確かめて、適切な治療を進めます。

※骨粗しょう症…骨の強度が低下してもろくなり、骨折しやすくなる病気。

関節軟骨、軟骨下骨《かこつ》、半月板は連鎖的に悪くなる

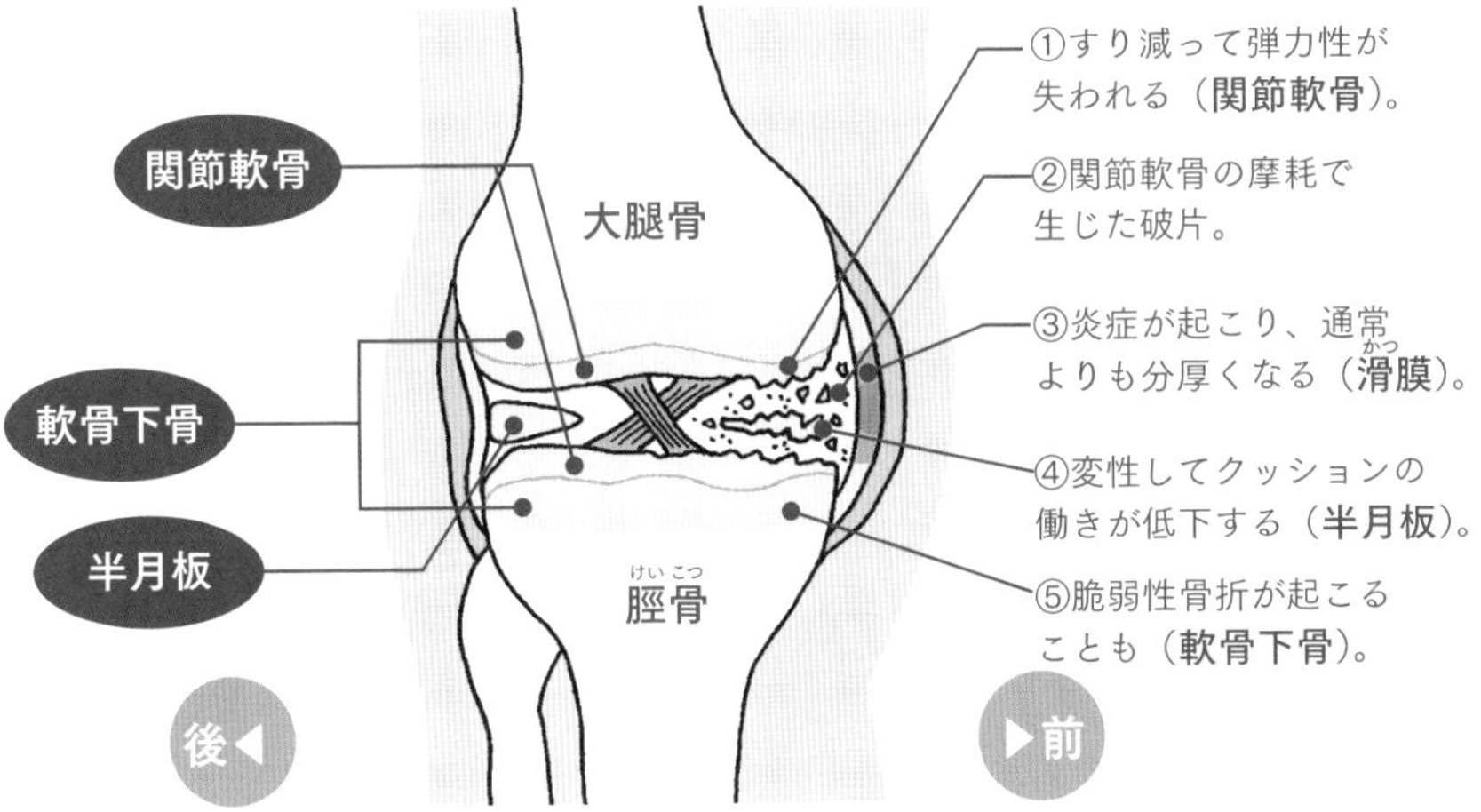
関節軟骨
軟骨下骨
半月板
大腿骨
脛骨《けいこつ》
後
前
①すり減って弾力性が失われる（関節軟骨）。
②関節軟骨の摩耗で生じた破片。
③炎症が起こり、通常よりも分厚くなる（滑膜《かつ》）。
④変性してクッションの働きが低下する（半月板）。
⑤脆弱性骨折が起こることも（軟骨下骨）。

関節軟骨、軟骨下骨、半月板のいずれかのダメージがきっかけで、それぞれの変性が進む。

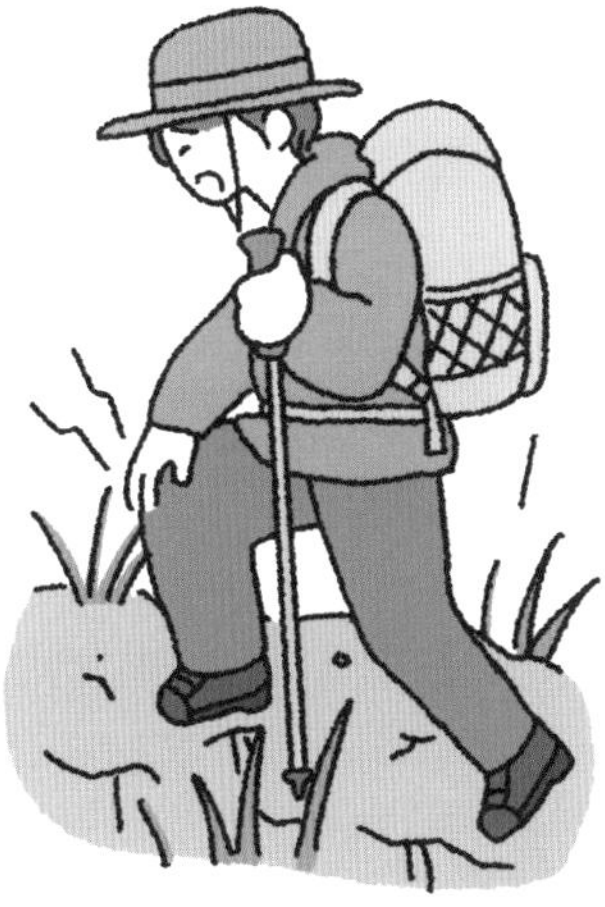

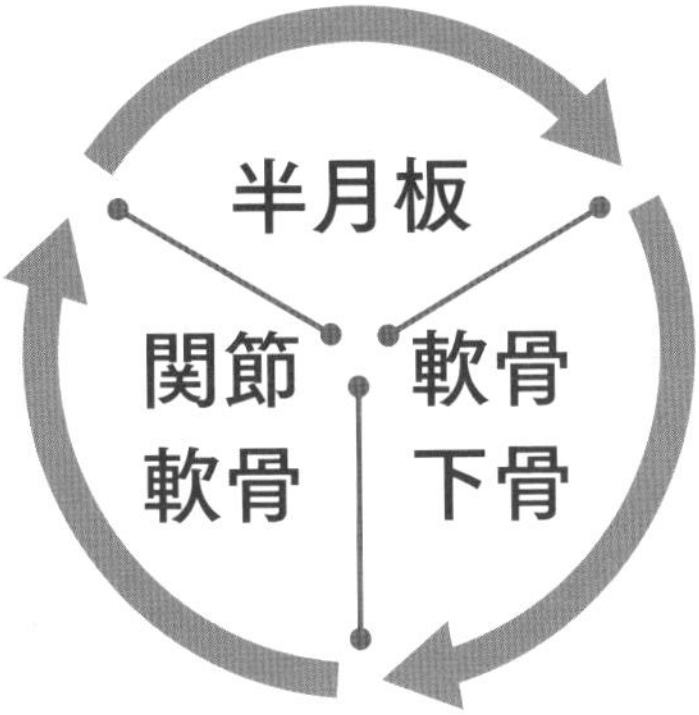
半月板
関節軟骨
軟骨下骨

ハイキングなどで山道を無理して歩いたあと、ひざに激痛がある場合、軟骨下骨の脆弱性骨折の可能性も。

変形性膝《ひざ》関節症以外の

ひざ痛の原因になる主な病気やケガ

次のような病気やケガもひざ痛の原因になります。外的要因（ひざのケガ）が原因で起こる「半月板損傷」「膝靭帯《ひざじんたい》損傷」は、適切に治療しなければ変形性膝《ひざ》関節症に進行する危険性が高まります。

半《はん》月《げつ》板《ばん》損《そん》傷《しょう》

半月板とは、大腿骨と脛《けい》骨の間の内側と外側に一つずつあるＣ型の軟骨の板。ひざへの衝撃を和らげるクッションやひざの動きを安定させる役目があります。この半月板が傷んだりズレたりするのが半月板損傷で、若い人ではスポーツなどによるケガでなることが多く、中高年では加齢により変性した半月板に、日常動作でちょっとした力が加わったことでなることもあります。

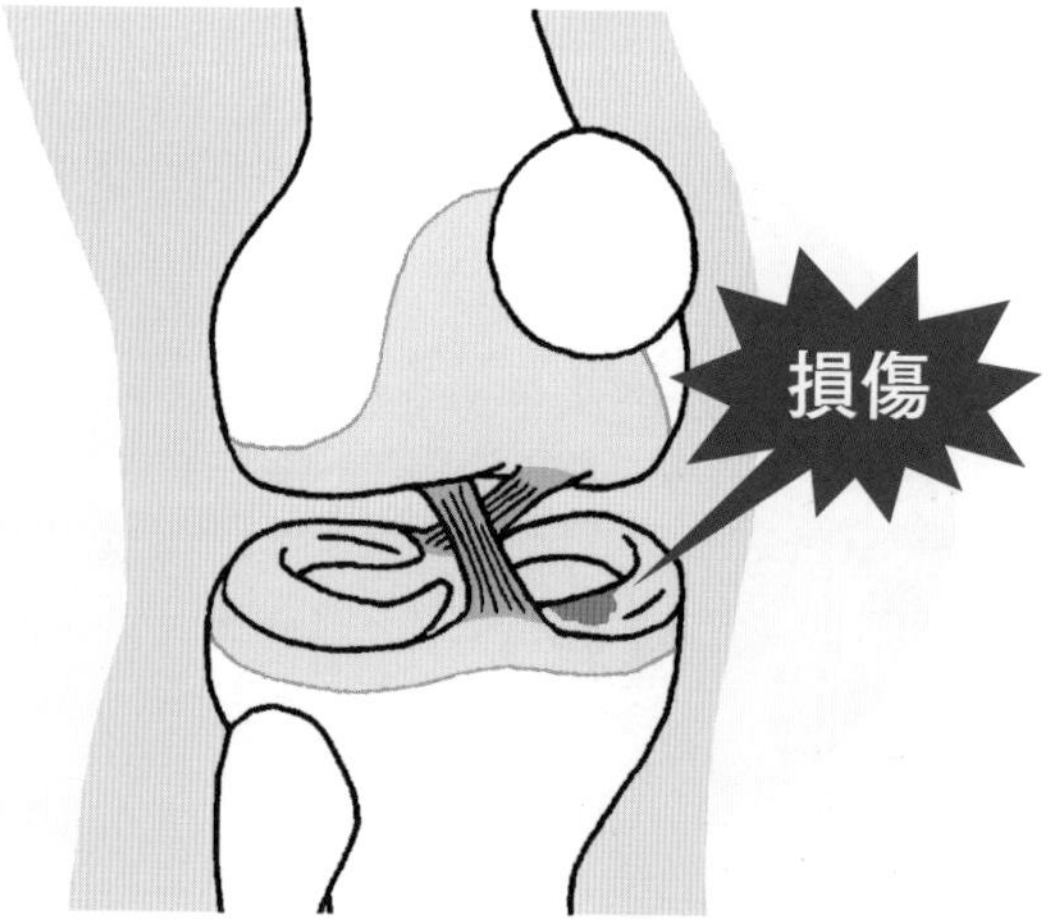

ひざの特発性骨壊死《とくはつせいこつえし》
(大腿骨内顆《ないか》骨壊死)

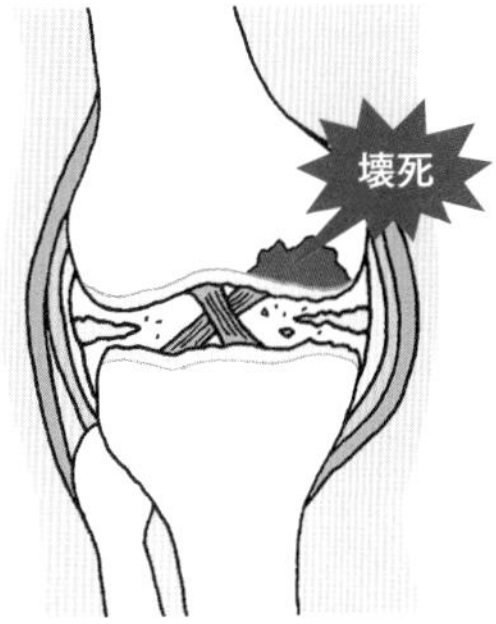

60 代以降の女性に多く、主に体重のかかる大腿骨の内側の「顆部《かぶ》」に骨壊死《えし》が生じます。加齢により脆弱《ぜいじゃく》になった骨に負荷がかかることで、顆部に小さな骨折(軟骨下骨折)が生じることがきっかけになります。その小さな骨折が治りきらずに骨壊死が引き起こされると病変が広範囲になります。発症時にひざに激痛を伴うことが多く、変形性膝《ひざ》関節症の進行過程で合併することもあります。発症時のレントゲン撮影でわからないことも多く、後日、MRI 検査を受けて診断がつくこともあります。

偽痛風《ぎつうふう》

痛風は、血液中に溶けきれなくなった尿酸が結晶化し、関節などの組織に炎症を引き起こす病気のこと。尿酸の結晶が関節にたまり炎症が起こると、足の親指のつけ根やひざ関節などに炎症が起き、痛みが生じます。

一方偽痛風は、ピロリン酸カルシウム二水和物 (CPPD) の関節軟骨や周囲組織への沈着が原因で、痛風と同じような関節炎がひざ関節によく起こります。

関節《かんせつ》リウマチ

関節内の滑《かつ》膜に炎症が起こり、関節の腫れ、痛み、こわばり、変形などが生じる自己免疫疾患※。手首や手指の関節によく起きますが、ひざ関節にも見られます。関節の炎症が長期間続くと、徐々に関節軟骨や骨が破壊され、関節の変形や脱臼、関節の曲げ伸ばしが難しくなる拘縮《こうしゅく》などを引き起こし、生活に支障をきたします。

※自己免疫疾患…免疫システムに異常が生じて自分自身の体の一部を攻撃してしまう病気の総称。

膝靭帯損傷《ひざじんたいそんしょう》

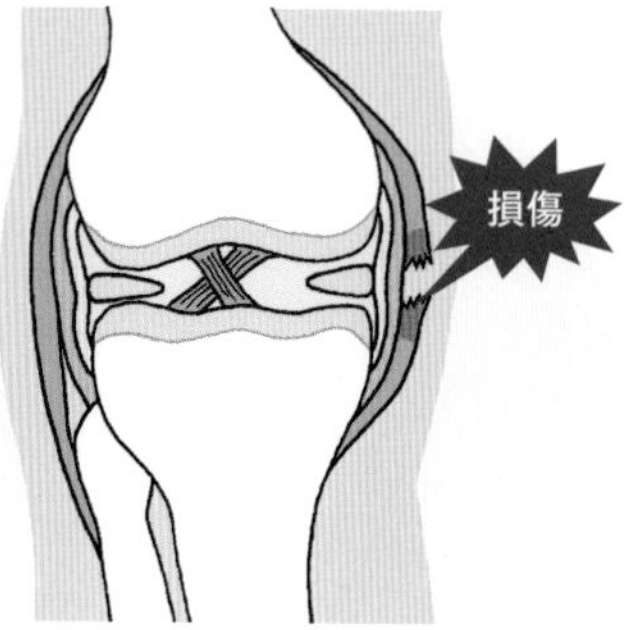

靭帯《じんたい》とは、二つの骨を結合する線維性の強靱な結合組織の束。ひざ関節には内側と外側に側副靭帯、ひざの中央に前後して交差する十字靭帯があり、関節の動きを安定させています。スポーツや事故などで強い力がひざに加わると、その外からの力の方向に応じて種々の靭帯損傷が生じます。最も頻度が高いのは内側の側副靭帯損傷で、衝撃が強いと複数の靭帯に損傷が及ぶこともあります。

反復性膝蓋骨脱臼《はんぷくせいしつがいこつだっきゅう》

膝蓋《しつがい》骨脱臼は、ジャンプや着地などでひざを伸ばす大腿四《し》頭《とう》筋が強く収縮したときに起こります。一度治っても繰り返すのが「反復性膝蓋骨脱臼」で、初回の脱臼は10代の女性に多く、その後20～50%の人が繰り返します。この病気になる人は、膝蓋骨や大腿骨の形の異常、大腿四頭筋の作用する方向と膝蓋靭帯の方向が異なっていることなど、生まれつきの素因を持っていることが多いといわれます。

膝離断性骨軟骨炎《ひざりだんせいこつなんこつえん》

関節の中に骨軟骨がはがれ落ちてしまう障害で、小・中学生に多く発症。ひざ関節では大半が大腿骨の内側に起こります。原因は、スポーツなどによる外傷によって軟骨の下の骨に負荷がかかること。血流障害により軟骨下の骨が壊死《えし》すると、骨軟骨片が骨から分離し、進行すると関節内で動き回ります。初期は運動後にひざの不快感や鈍痛が見られ、経過とともに痛みが強まります。骨軟骨が動き回ることによってひざの曲げ伸ばしのときの引っかかり感やズレ感が生じ、最後はひざの曲げ伸ばしが制限されてしまいます。

Q 母は肥満気味で、変形性膝《ひざ》関節症でした。遺伝するのでしょうか？

A なりやすい遺伝子は発見されていますが、遺伝を気にするより肥満や運動不足の解消を。

近年のゲノム解析（生物の遺伝情報を総合的に解析すること）の結果から、変形性膝《ひざ》関節症など関節性の病気になりやすい遺伝子が相次いで発見されています。しかし、変形性膝関節症は他の遺伝性疾患に比べると遺伝による影響は少ないといえるでしょう。それよりも母親が生活習慣による肥満の場合、同じ生活習慣を受け継いだ子どもが肥満になったり母親がO脚なら、その体型を子どもが受け継いだりすることはあります。

今現在、母親と同じような生活習慣を続けていて肥満が気になるなら、まずは食生活を変えて（106ページ～）肥満を予防しましょう。それとともに、ウォーキングなどの運動で脚の筋肉を鍛えるとよいでしょう。ひざに痛みを感じたら、早めに次の章の「ひざ体操」を始めて、ひざ関節を守りましょう。

O脚気味でひざにこわばりや痛みがあるなら、ひざ関節の負担を減らすインソール（足底板、85ページ）の利用がおすすめです。これによりひざ関節の内側にかかる負担が減り、変形性膝関節症による痛みを和らげることができます。

Q 若い頃に半月板を損傷し、そのときは湿布や痛み止めの内服薬で治りました。最近、ひざの痛みが出てきましたが、関係ありますか？

A 過去のケガが変形性膝《ひざ》関節症のリスクを高めることがあります。

半月板は、関節軟骨、軟骨下骨《かこつ》と協力しながらひざ関節への衝撃を吸収する役目を担います（16ページ）。半月板が傷んだり、位置がずれたりするのが「半月板損傷」です。

若い人ではスポーツ、中高年以降では、老化によって半月板の強度が低下して、日常動作やちょっとした運動が原因になることもよくあります。

一度損傷した半月板が自然に回復することはまれで、半月板損傷の経験者は、関節軟骨や軟骨下骨に負担がかかりやすく、時間の経過とともに変形性膝関節症のリスクが高まることに注意しましょう。現在、ひざの痛みがあるなら早めに整形外科を受診して、半月板などの軟部組織の状態がよくわかるMRI検査を受けるとよいでしょう。それにより次の治療法が見えてきます。

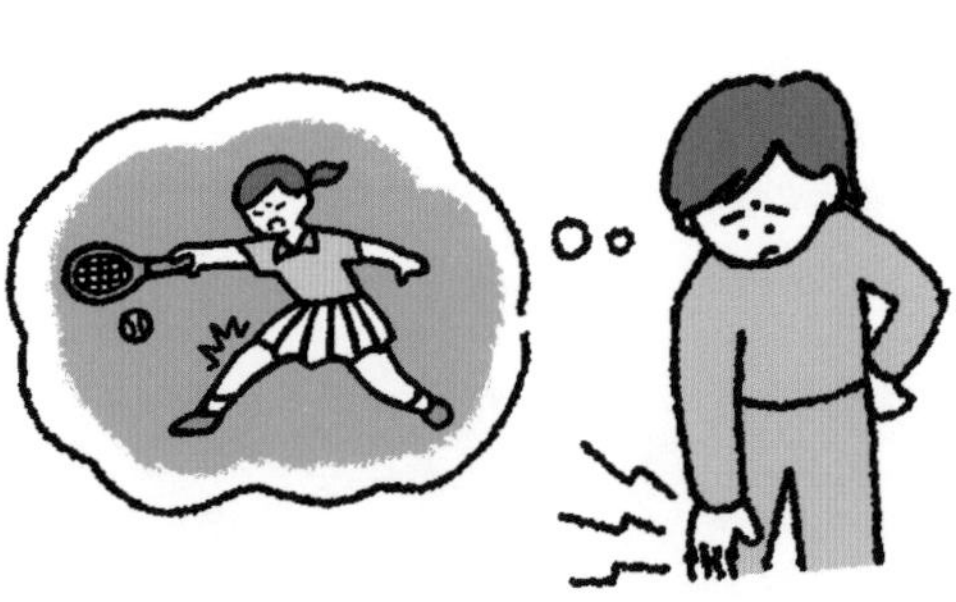

Part. 2

痛みを解消！
ひざ体操のやり方

ひざの痛みはひざ体操で解消！

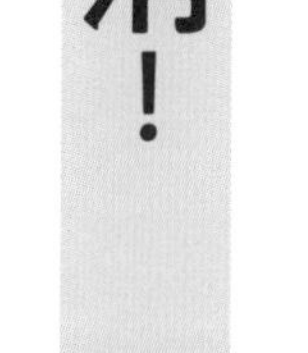

ひざ痛を強化する悪循環を断ち切る「ひざ体操」

①「動き始めたときだけ、ひざが痛む」
②「歩くのがつらいので、出歩きたくない」
③「手すりや杖がないと歩けない」

など、ひざ痛のレベルは人によって様々です。①の人も放置すれば、②③に進む可能性は高いといえます。ひざ痛の解消には「ひざ体操」が有効です。なぜなら、一度すり減った軟骨の再生は難しく、症状の進行を止めるには運動で脚の筋力をつけたり、ひざ関節の可動域を広げたりすることが最善だからです。ひざが痛いからと脚を動かさないでいると、ひざの動きを支える様々な筋肉が痩せて筋力が低下してひざに負担がかかり、ひざ痛は悪化します（左図）。ひざ関節も硬くなり（拘縮《こうしゅく》）、より動かしにくくなります。さらにひざが痛いからと体を動かさずに食べてばかりいると肥満が引き起こされることが多く、注意が必要です。体重が増えるとますますひざへの負担は増し、ひざ関節の腫れや水がたまるなど、トラブルは増加します。

ひざ痛の解消は、この悪循環に「ひざ体操」を組み込んで、ひざの動きを支える筋肉を鍛え、ひざへの負担を減らすこと。これによりひざの炎症は徐々に治まり、ひざ痛は改善されます。

ひざ痛のサイクルと断ち切り方

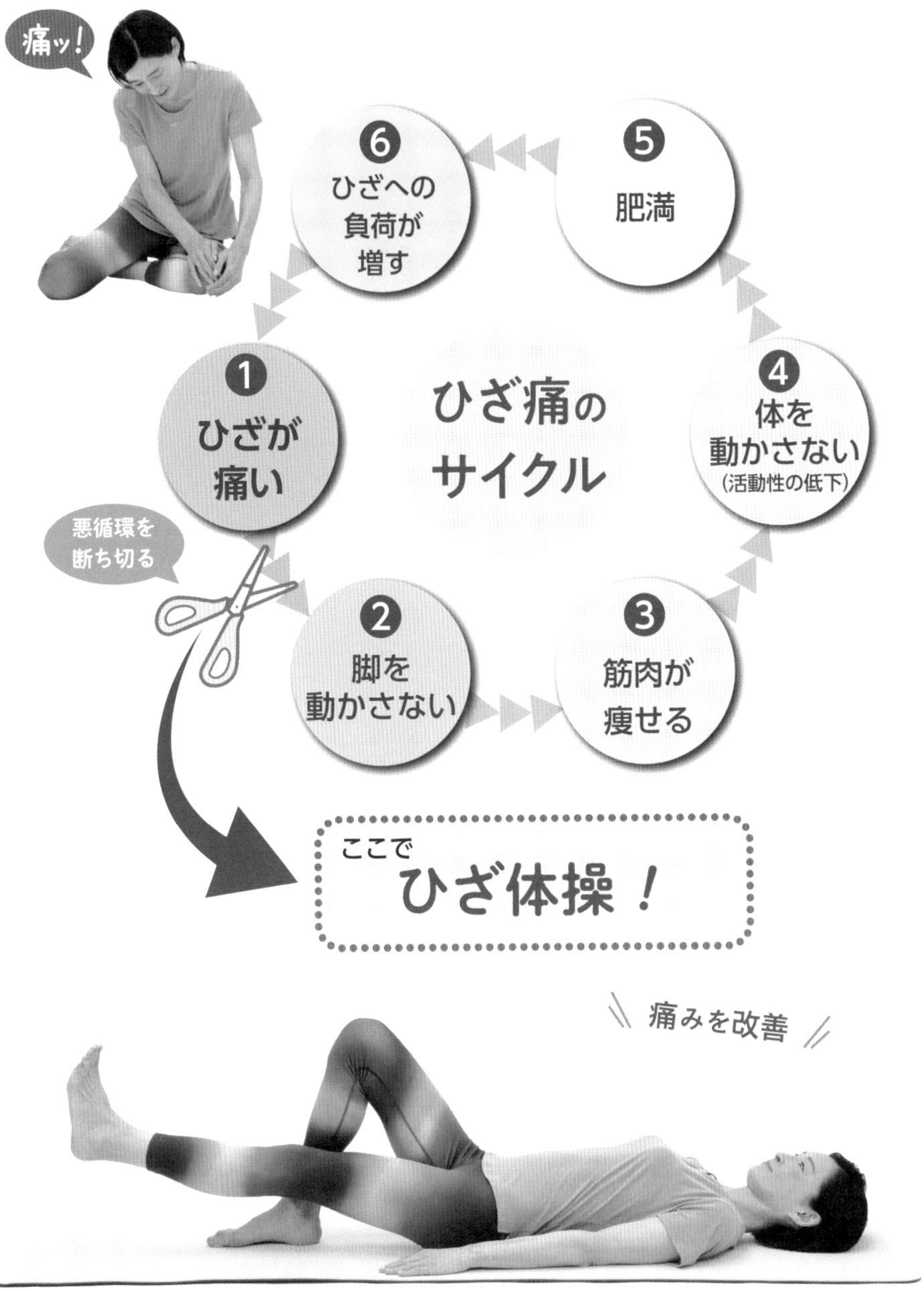

ひざ体操を始める前に

ひざ痛の状態に合わせて無理なく進める

変形性膝《ひざ》関節症の治療の土台は「病気の理解」「減量」「運動療法※」の3つです。つまり、この病気のメカニズムをよく理解して、肥満気味の人は食事や間食を見直して体重を落とし、「ひざ体操」をしっかりやることで、特別な医療を受けなくてもたいていのひざ痛は解消されるということです。

しかし今現在「ひざが痛くて歩けない」「ひざに水がたまってひざがガクガクする」という人は、「体操で脚を動かすなんて怖くて…」と躊躇《ちゅうちょ》するかもしれません。

その場合は、迷わず整形外科を受診してください。レントゲンの画像から、ひざ痛の原因が変形性膝関節症かどうか、さらにおおよその進行レベルもわかります。

整形外科では多くの場合、痛みの緩和のために鎮痛薬の内服や貼り薬などの薬物治療（81ページ〜）を行います。これにより一時的に痛みがラクになったら、ひざ体操を始めましょう。

そうして「鎮痛薬を飲まなくてもひざ痛が気にならない」「今日は貼り薬を貼らなくても痛くない」など、痛みに変化が見られたら、薬物治療を中止して、ひざ体操だけ続けましょう。

※運動療法は「国際変形性関節症学会（OARSAI）、米国整形外科学会（AAOS）、日本整形外科学会が発表したガイドラインにも明記され、「可動域拡大」「筋力強化訓練」「有酸素運動」の３つを行うことを推奨しています。

ひざ体操スタートチャート

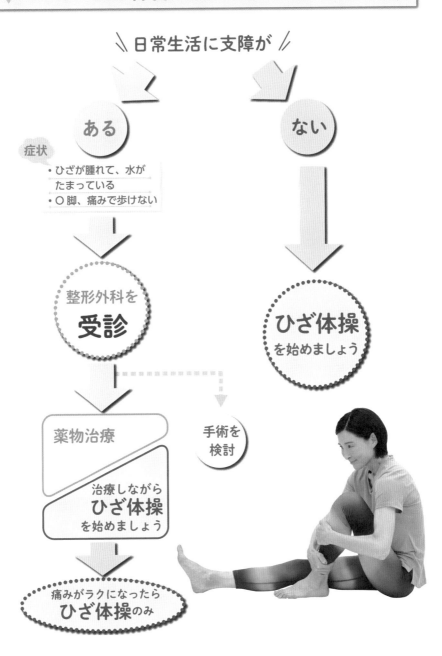

日常生活に支障が

ある

症状
- ひざが腫れて、水がたまっている
- O脚、痛みで歩けない

↓

整形外科を
受診

↓

薬物治療

治療しながら
ひざ体操
を始めましょう

↓

痛みがラクになったら
ひざ体操のみ

（受診 → ）手術を検討

ない

↓

ひざ体操
を始めましょう

ひざ体操の効果的なやり方と注意点

鍛える筋肉を意識しながらまずは1カ月続けて

ひざ体操の効果は、早い人では1週間～10日程度で表れますが、遅い人では3カ月以上かかることもあります。効果が表れる時期には個人差がありますが、着実に筋肉は鍛えられています。すぐに効果を感じられなくても、まず1カ月は続けましょう。ひざ体操の記録をつけることも長続きのコツです（65ページ）。

また、ひざ体操をやるときは、例えば「大腿四頭筋《しとう》が硬くなっている感じがする」など、効いている筋肉を意識すると効果的です。

Check!

ひざ体操を行うときの注意

持病がある人は

ひざ痛の他に股関節や腰、首などに痛みがある場合は、整形外科医に相談してから行う。他に高血圧、心臓病などの慢性疾患がある場合も、かかりつけ医に相談を。

無理をしない

ひざ体操は、無理なく続けることで効果が出る。早く治したい一心で、いくつもの体操メニューを詰め込むなど、無理をしないこと。

痛みが強いときは

ひざの痛みが強いとき、体調が思わしくないときは、休んでOK。

いつもと違う痛みや腫れがあるときは

ひざが腫れている、水がたまっている、急に痛みがひどくなったなど、いつもと違うときはひざ体操を休んで、整形外科を受診して。

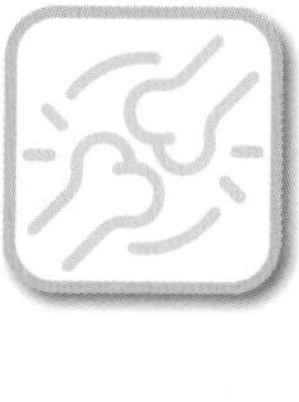

ひざ体操で鍛える主な筋肉や関節

ひざの動きを助けるのは、主にお尻や太もも、ひざのまわりの筋肉です。

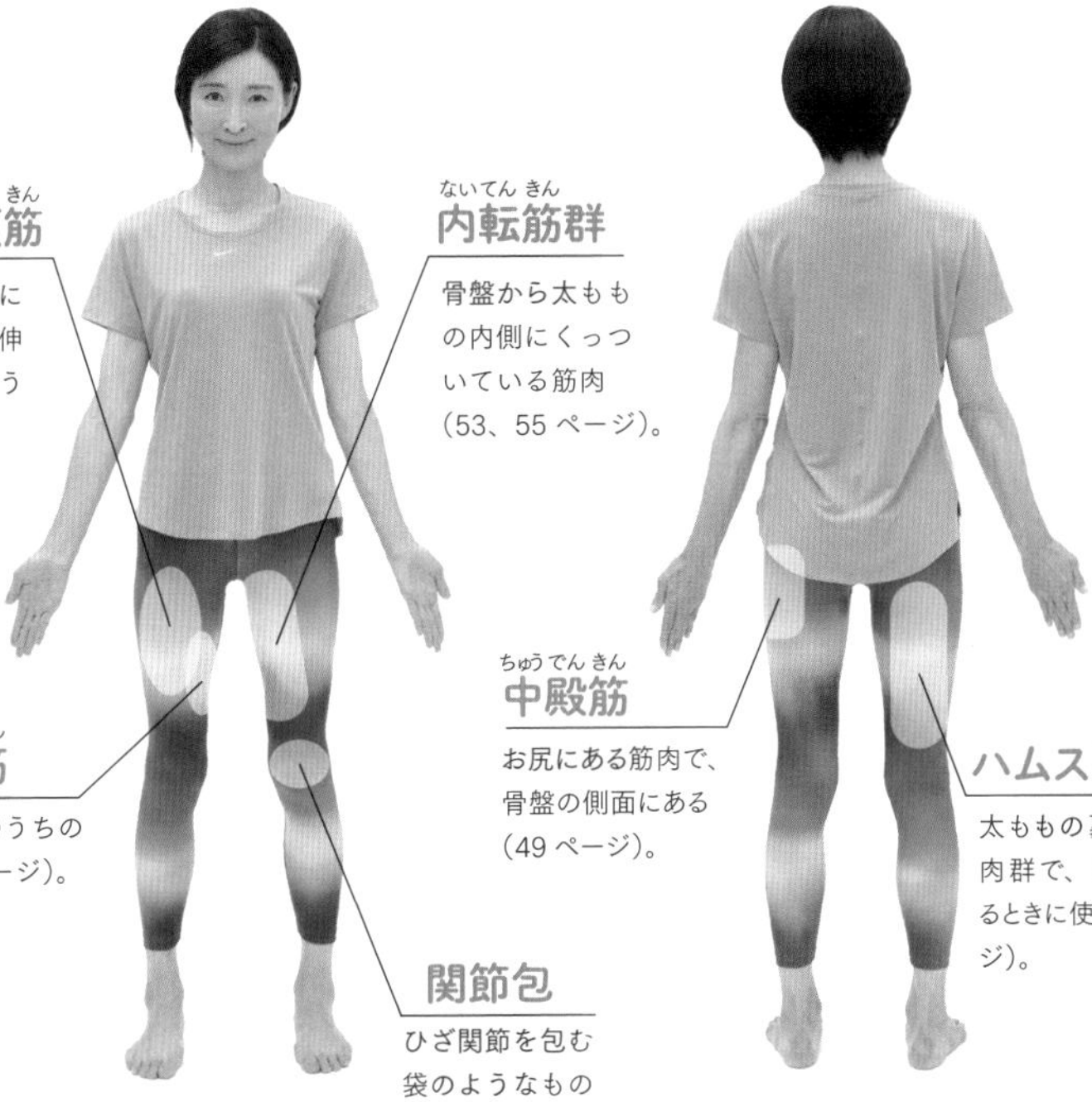
大腿四頭筋《だいたいしとうきん》
太ももの前側にあり、ひざを伸ばすときに使う（45ページ）。
骨盤から太ももの内側にくっついている筋肉（53、55ページ）。
内側広筋《ないそくこうきん》
大腿四頭筋のうちの一つ（53ページ）。
ひざ関節を包む袋のようなもの（51ページ）。
中殿筋《ちゅうでんきん》
お尻にある筋肉で、骨盤の側面にある（49ページ）。
ハムストリング
太ももの裏にある筋肉群で、ひざを曲げるときに使う（43ページ）。

ひざ体操を効果的にやるために

1日3セット

時間を決めてやっても、体操しやすいタイミングでやってもOK（38ページ）。また、痛みのないほうのひざの筋力をつけてバランスをとることもひざ痛の解消と予防になります。なお最初は「基本のひざ体操①～④」の中からやりやすそうな体操を一つ行い、慣れてきたら増やすようにすれば無理なく進められます。

慣れてきたら回数を増やす

筋力がついてくると、3セットでは物足りなさを感じます。回数を増やしてより筋力アップを目指しましょう。

楽しくやる

ひざ体操の時間に好きな音楽を聴くなど、楽しいことに関連づけると習慣化しやすいのでおすすめ。

4つのステップ

Step 1 目標を立てる

「ひざ痛が治ったらやりたいこと」があるとやる気が出ます。目標を書き出して、モチベーションを上げましょう。

Step 2 「集中型」「分散型」。続けやすい方で

《集中型》
例えば「10時、15時、21時はひざ体操の時間」と、時間を決めて集中した方が、メリハリがついて長続きする。

《分散型》
時間を決めるとプレッシャーになるので、生活の中で体操を行いやすい自由なタイミングでひざ体操を行う。

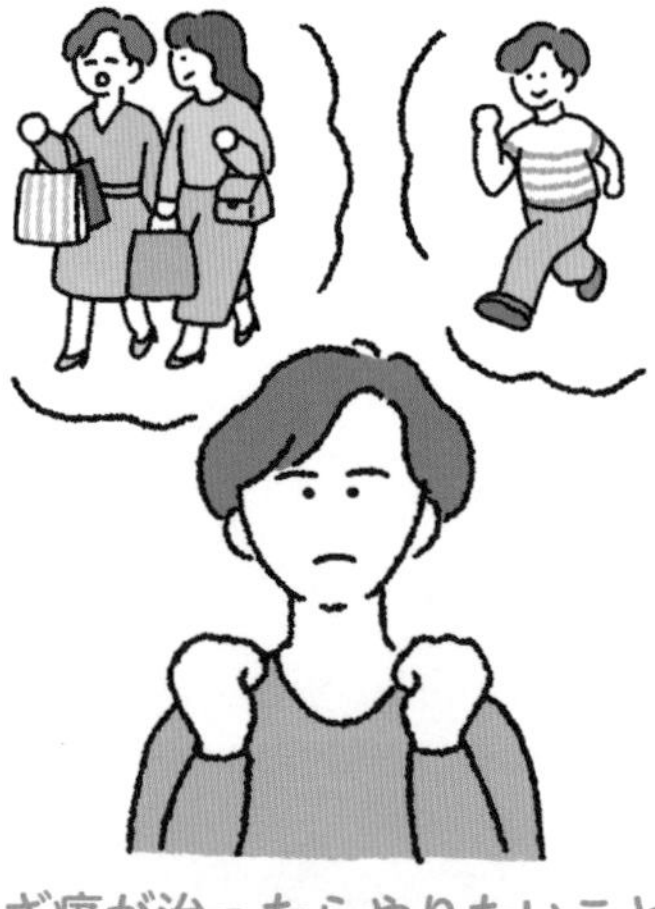

ひざ痛が治ったらやりたいこと

- 友達（家族）と出かけたい
- 旅行やハイキングに行きたい
- ジョギングを始めたい
- 杖なしで歩きたい

ひざ体操を成功させる

Step 3 ひざ体操のやり方を覚える

本書を見ながらひざ体操をひと通りやって、やり方をマスターする。やり方を覚えれば、いつでもスムーズにひざ体操を行うことができる。

Step 4 ひざ体操スタート！

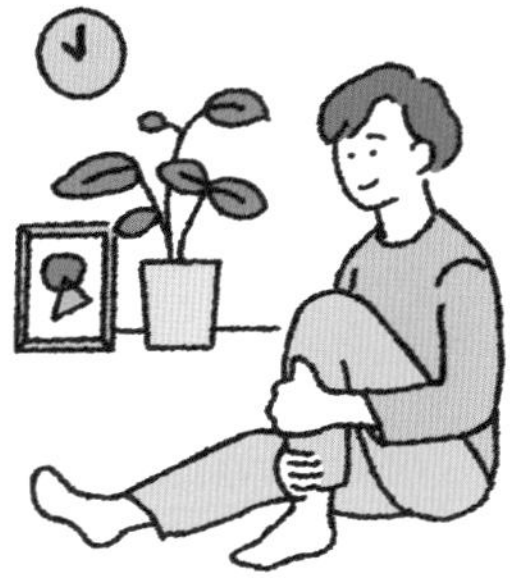

《集中型》

自分で決めた時間にひざ体操を行う。体操の時間以外でも、例えばイスに座っているときに「脚上げ体操」（46ページ）など、できる体操をやっても◎。

《分散型》

起きたときと寝る前に、布団の上でできる「脚上げ体操」（44ページ）「横上げ体操」（48ページ）「屈伸体操」（50ページ）、家事がすんでひと息ついたらダイニングのイスに座って「脚上げ体操」（46ページ）、TVを見ながらリビングで「クッション体操」（52ページ）というように、生活シーンに取り入れやすい体操を選んで行う。

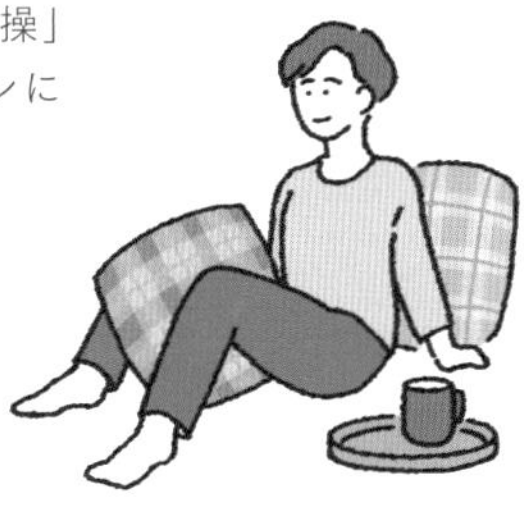

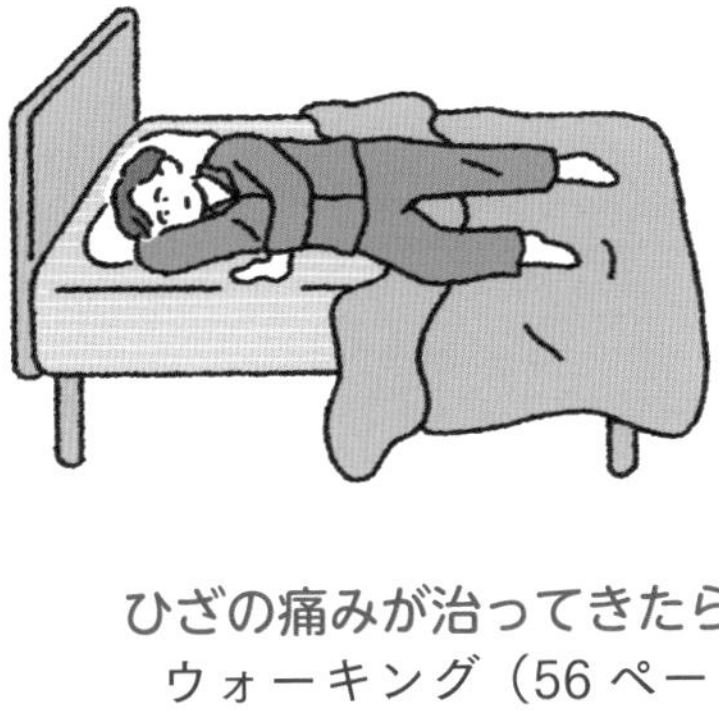

ひざの痛みが治ってきたら

ウォーキング（56ページ）やスクワット（60ページ）など、軽い運動を始める。

ひざ体操
準備編

ひざの状態に合わせた

ひざ体操の進め方

ひざ体操を無理なく進めるためには、ひざの状態に合った体操から始めること。まず脚上げ体操（44 ページ）をやってみて。5 秒キープできた人は基本のひざ体操、できなかった人は、押しつぶし体操から始めます。

脚上げ体操でひざの状態を check！

1

仰向けに寝て、右脚を立て、左脚は伸ばす。

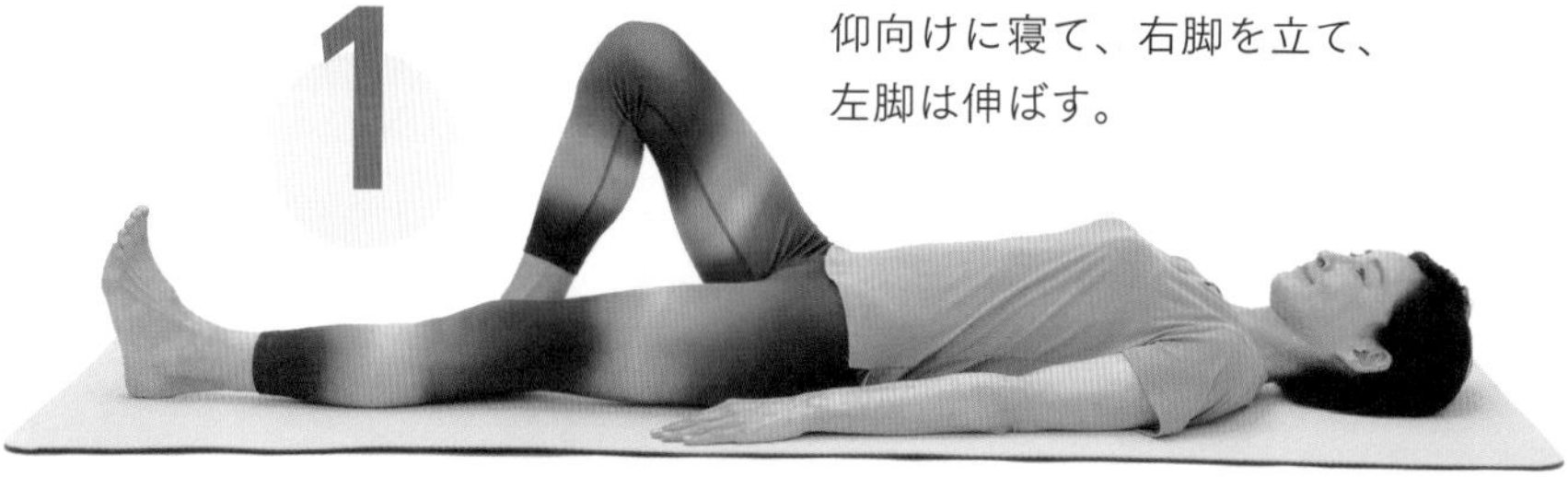

2

左脚を床から約 10 ㎝上げたまま 5 秒キープ。右脚も同様に行う。

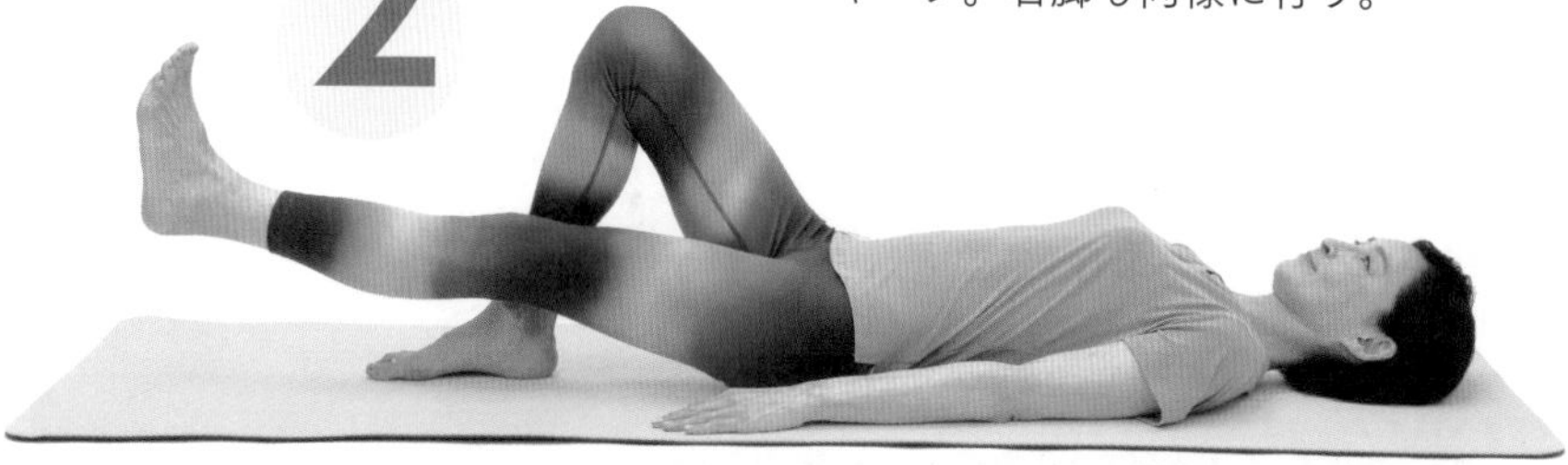

ひざ体操のときにあるとよいもの

●秒針のついた時計
キープ時間を計るのに便利。

●クッションや座布団
クッション体操をやるときに必要。なければ 8 つ折りのバスタオルでも。

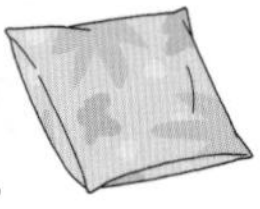

●ヨガマット
床で体操するときに敷くと、体が痛くなく、冷えない。

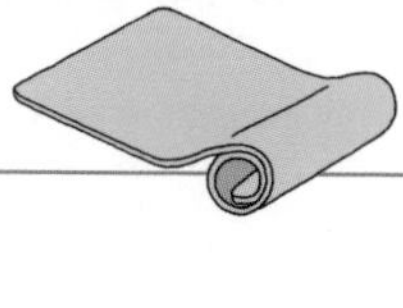

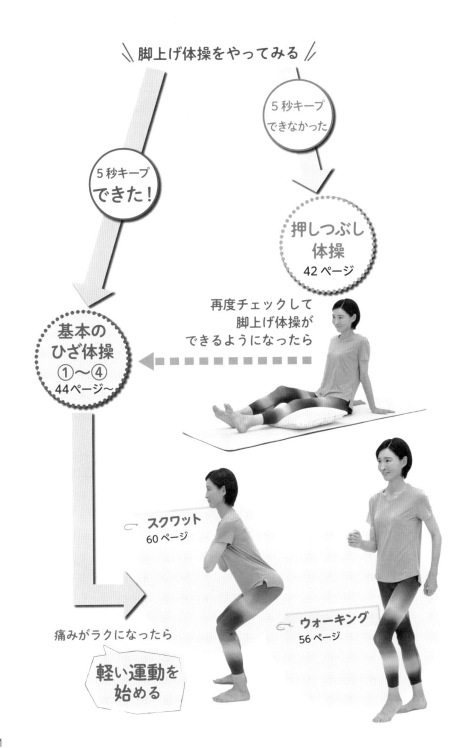

脚上げ体操をやってみる

5秒キープ
できた！

↓

基本のひざ体操①〜④
44ページ〜

5秒キープ
できなかった

↓

押しつぶし体操
42ページ

再度チェックして
脚上げ体操が
できるようになったら

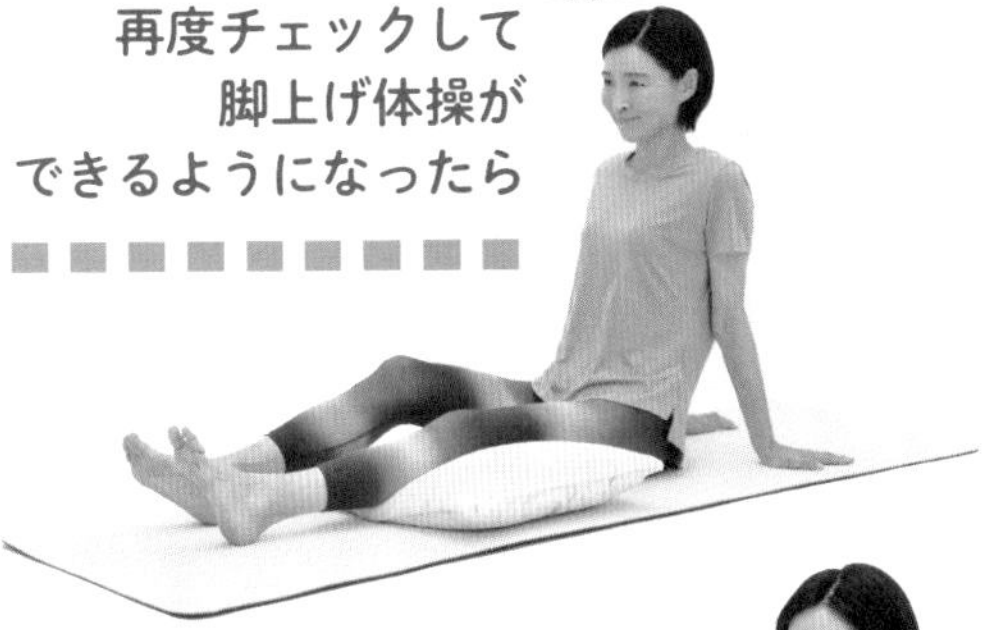

→ 基本のひざ体操①〜④

痛みがラクになったら

軽い運動を始める

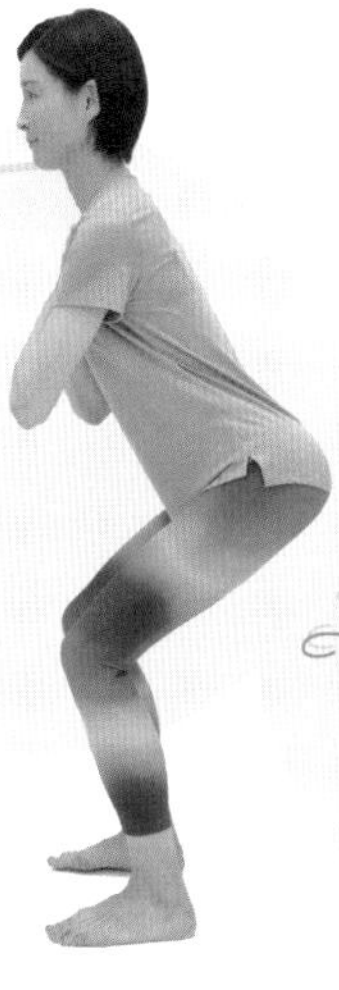

スクワット
60ページ

ウォーキング
56ページ

ひざ体操
準備編

ひざの状態をチェックして５秒キープできなかったら

押しつぶし体操

1日 3セット　1セット＝（5秒キープ＋3秒休み）×20回を両脚

脚上げ体操をやって、5秒キープできなかった人は「押しつぶし体操」で、ひざまわりの筋力をつけることから始めます。その後ときどき脚上げ体操をやってみて、5秒キープできるようになったら基本のひざ体操へステップアップ。

1 床に座って両ひざを伸ばし、左脚の下にクッションを置く。両手は後ろにつく。

用意するもの

- クッション（または座布団）
- （あれば）ヨガマット

※座布団を利用する場合は、二つ折りにして厚みを出す。

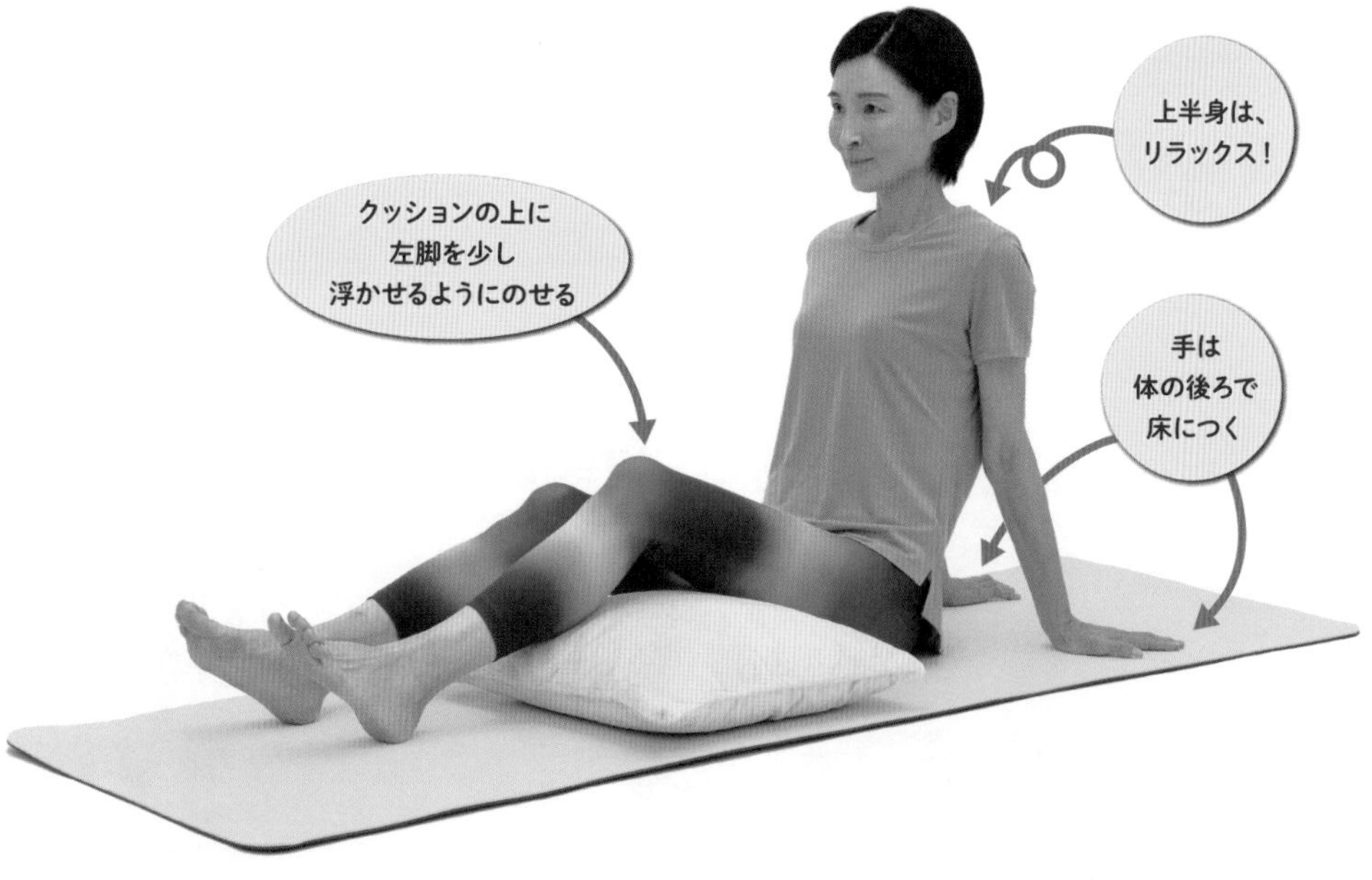
クッションの上に
左脚を少し
浮かせるようにのせる
上半身は、
リラックス！
手は
体の後ろで
床につく

2

左脚全体でクッションを押しつぶすように下ろして5秒キープ、3秒休む。これを20回繰り返す。右脚も同様に20回。クッションを押しつぶしたときに、太ももの裏側の筋肉が伸びているのを意識して。

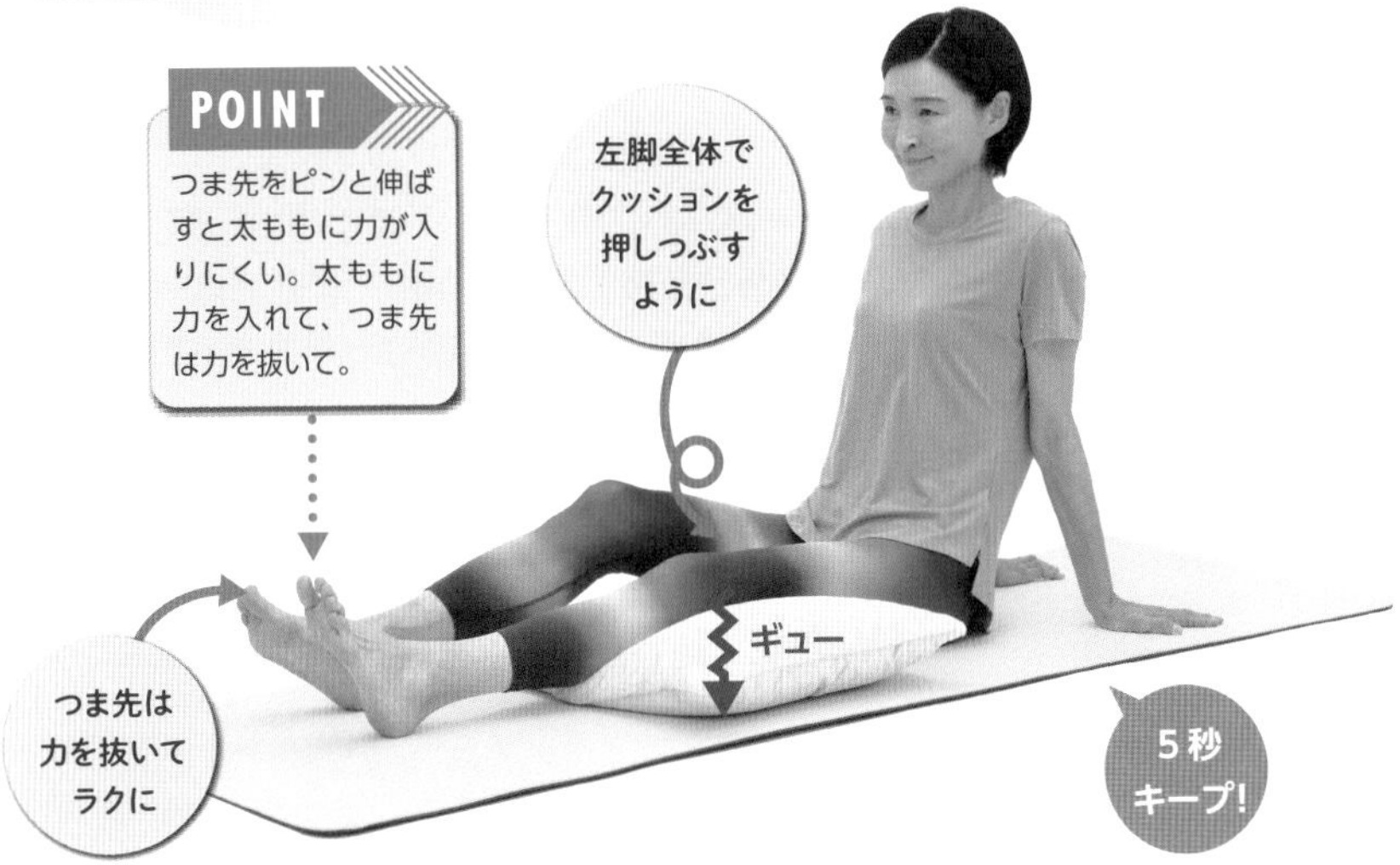
POINT
つま先をピンと伸ばすと太ももに力が入りにくい。太ももに力を入れて、つま先は力を抜いて。
左脚全体でクッションを押しつぶすように
ギュー
つま先は力を抜いてラクに
5秒キープ!

鍛えられる筋肉 ハムストリング

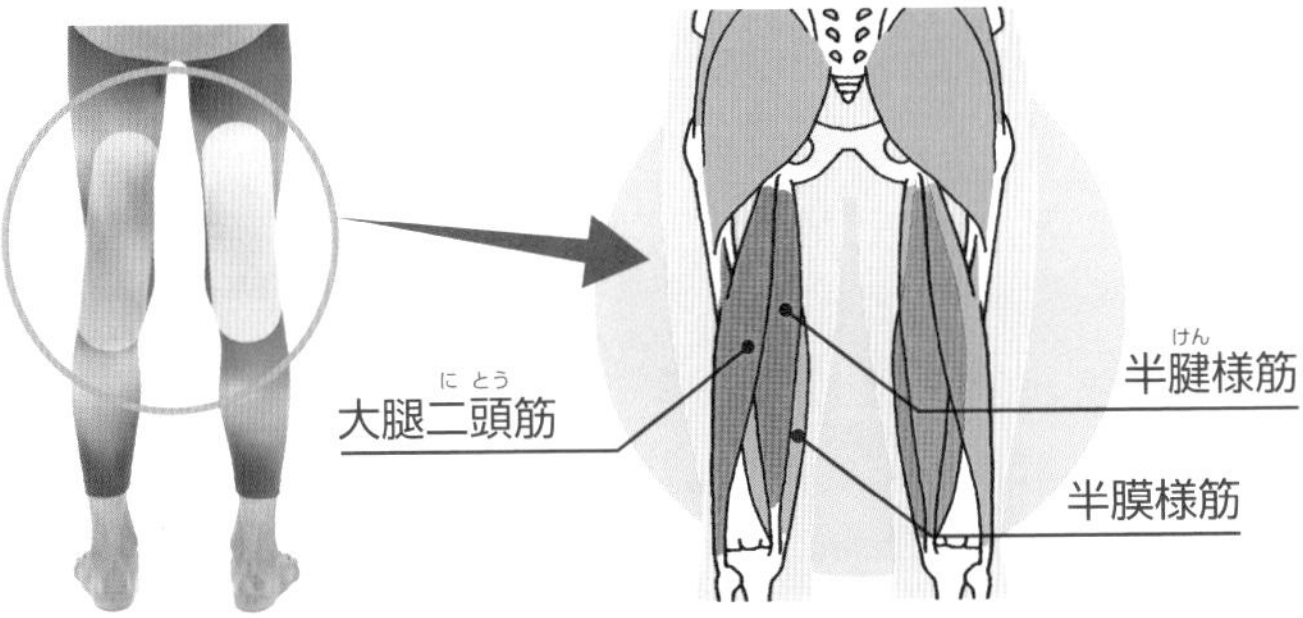
大腿二頭筋《にとう》
半腱様筋《けん》
半膜様筋

太ももの裏側にあり、大腿二頭筋、半腱様筋、半膜様筋を合わせた筋肉群。主にひざを曲げるときや股関節を後ろに反らすときに働き、ここが硬くなるとひざ関節が伸びにくくなり、痛みが生じやすい。ハムストリングを伸ばして柔軟にすることで、ひざを曲げる力がついて、歩き出しがラクになる。

基本のひざ体操 ①

寝てできる

脚上げ体操

▶ 動画で check!

1日 3セット 1セット=（5秒キープ+3秒休み）×20回を両脚

「脚上げ体操でひざの状態を check！」（40ページ）で5秒キープできた人はここからスタート。太ももの前側の筋肉（大腿四頭《しとう》筋）にアプローチして筋力をつけ、ひざ関節の負担を減らします。床でやる場合、ヨガマットがあるとラク。ベッドや布団の上でやってもOK。

用意するもの

● （あれば）ヨガマット

1

仰向けに寝て、右ひざを立て、左脚は伸ばす。

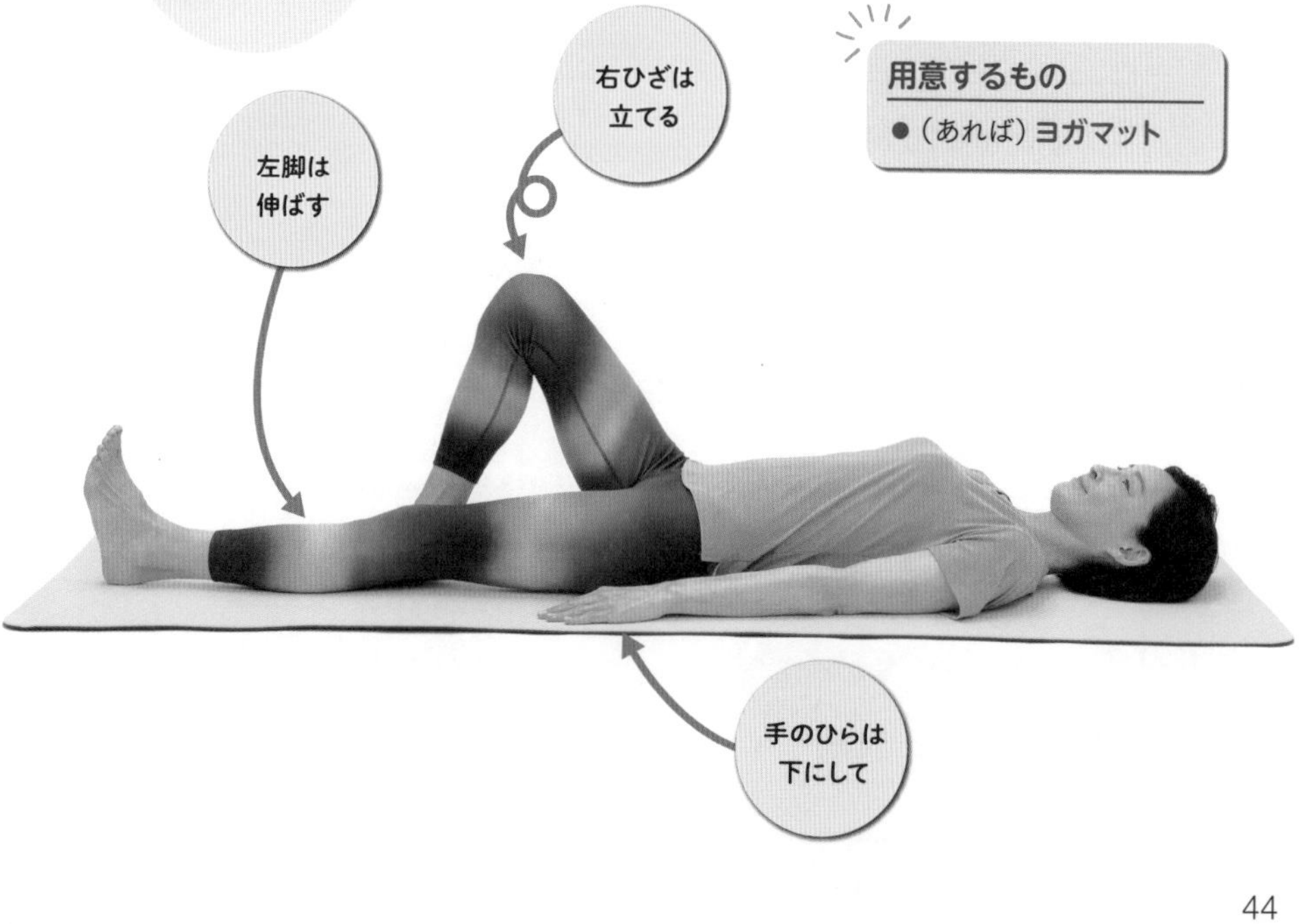

右ひざは立てる
左脚は伸ばす
手のひらは下にして

2

左脚を床から約 10 ㎝上げたまま 5 秒キープ、下ろして 3 秒休み。これを 20 回繰り返す。左右入れかえて右脚も同様に。

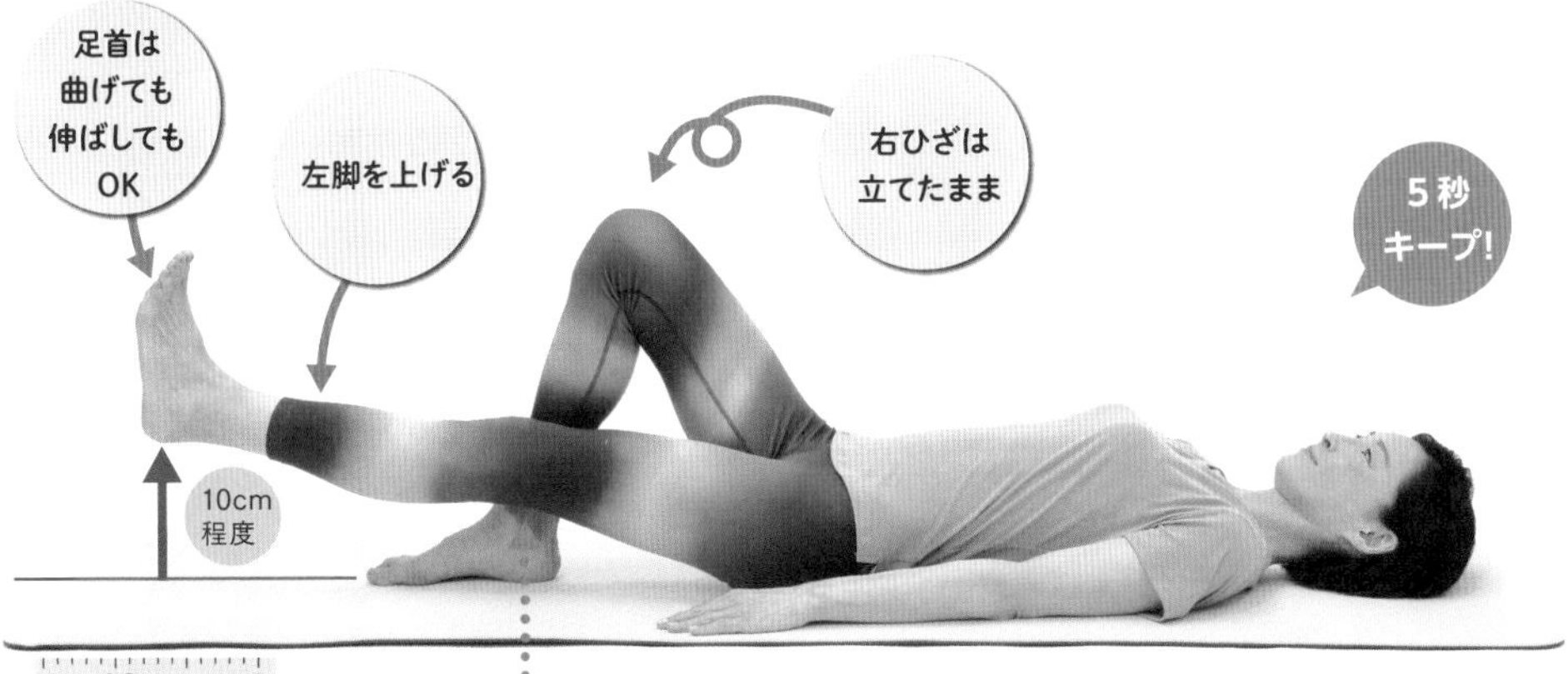

高さ 10cm の目安

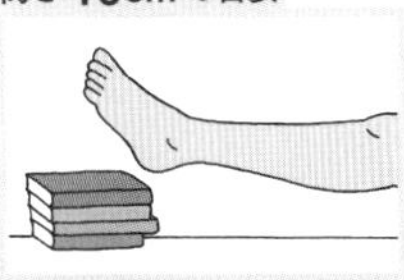

足首のあたりに 10 ㎝程度に積み上げた本などを置くと、高さの目安がわかる。

POINT

上げる側の脚は、ひざをしっかり伸ばすと、効果的に大腿四頭筋に力が入る。

鍛えられる筋肉 大《だい》腿《たい》四《し》頭《とう》筋《きん》

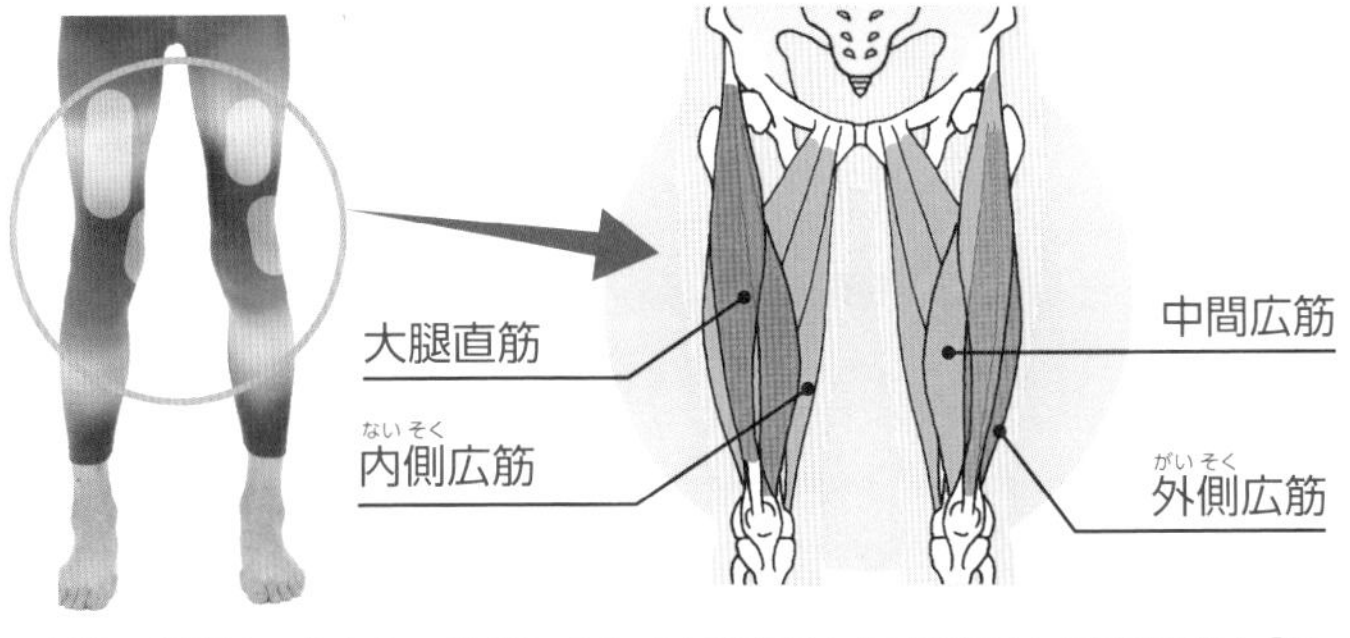

大腿四頭筋は、太ももの前側にある「大腿直筋」「中間広筋」「内側広筋」「外側広筋」の集まり。脚の中でも大きな筋肉群で「歩く」「立つ」「走る」など、下半身のほとんどの動きに関わる。ここを鍛えるとひざ関節の負荷が減り、ひざ痛が軽減される。

基本のひざ体操 ①

座ってできる

脚上げ体操

動画で check!

1日 3セット

1セット=（5秒キープ+3秒休み）×20回を両脚

脚上げ体操は、イスに座ってやることもできます。「スペースがない」など、寝てできる脚上げ体操（44ページ）ができないときに。

1

イスに腰かけて軽く背筋を伸ばし、座面の両脇をつかむ。

用意するもの

- 安定したイス（パイプイスはNG）

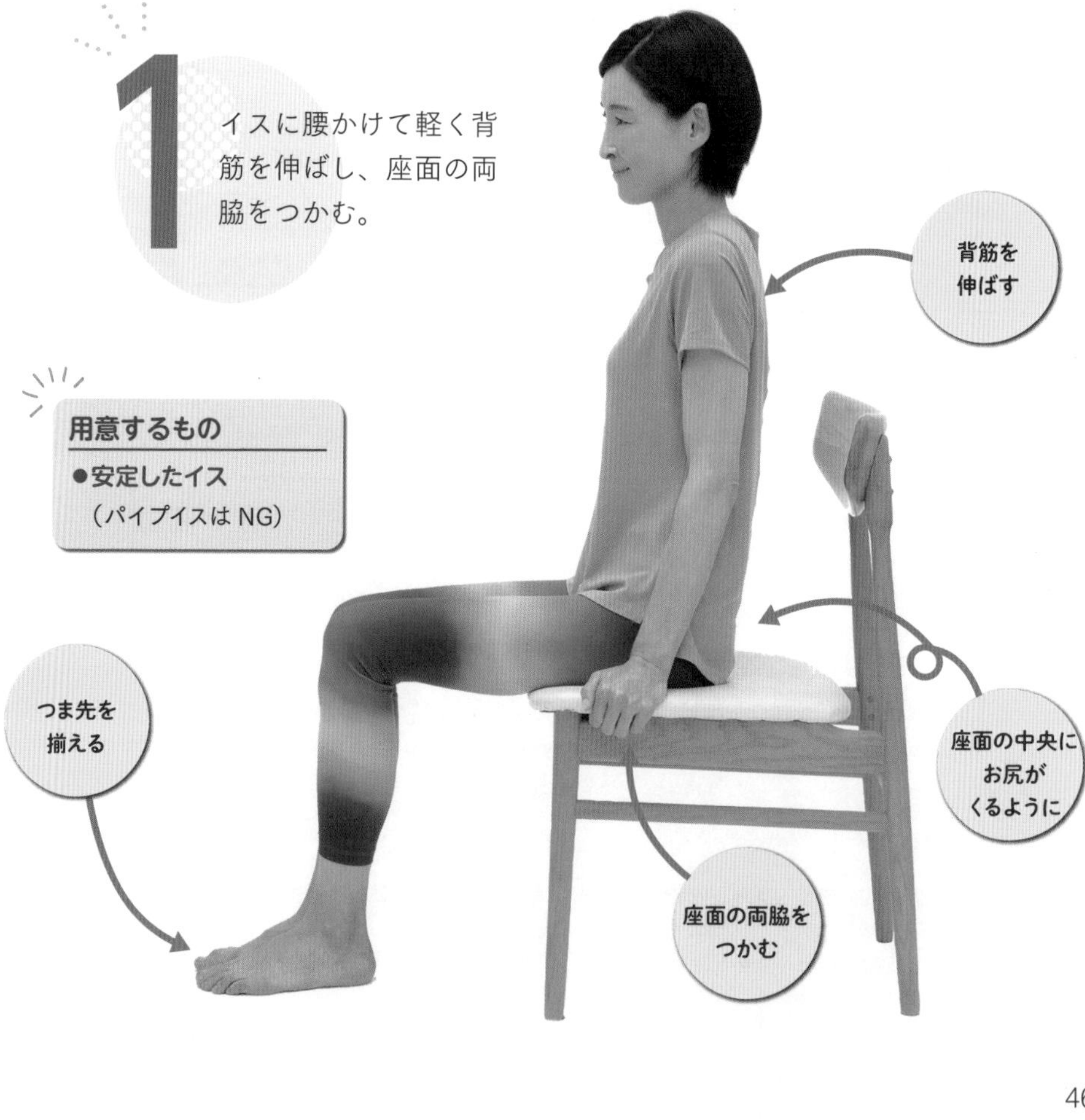

背筋を伸ばす
座面の中央にお尻がくるように
座面の両脇をつかむ
つま先を揃える

2

左脚を前に伸ばし、床から20cm程度上げたまま5秒キープ、下ろして3秒休み。これを20回繰り返す。右脚も同様に。

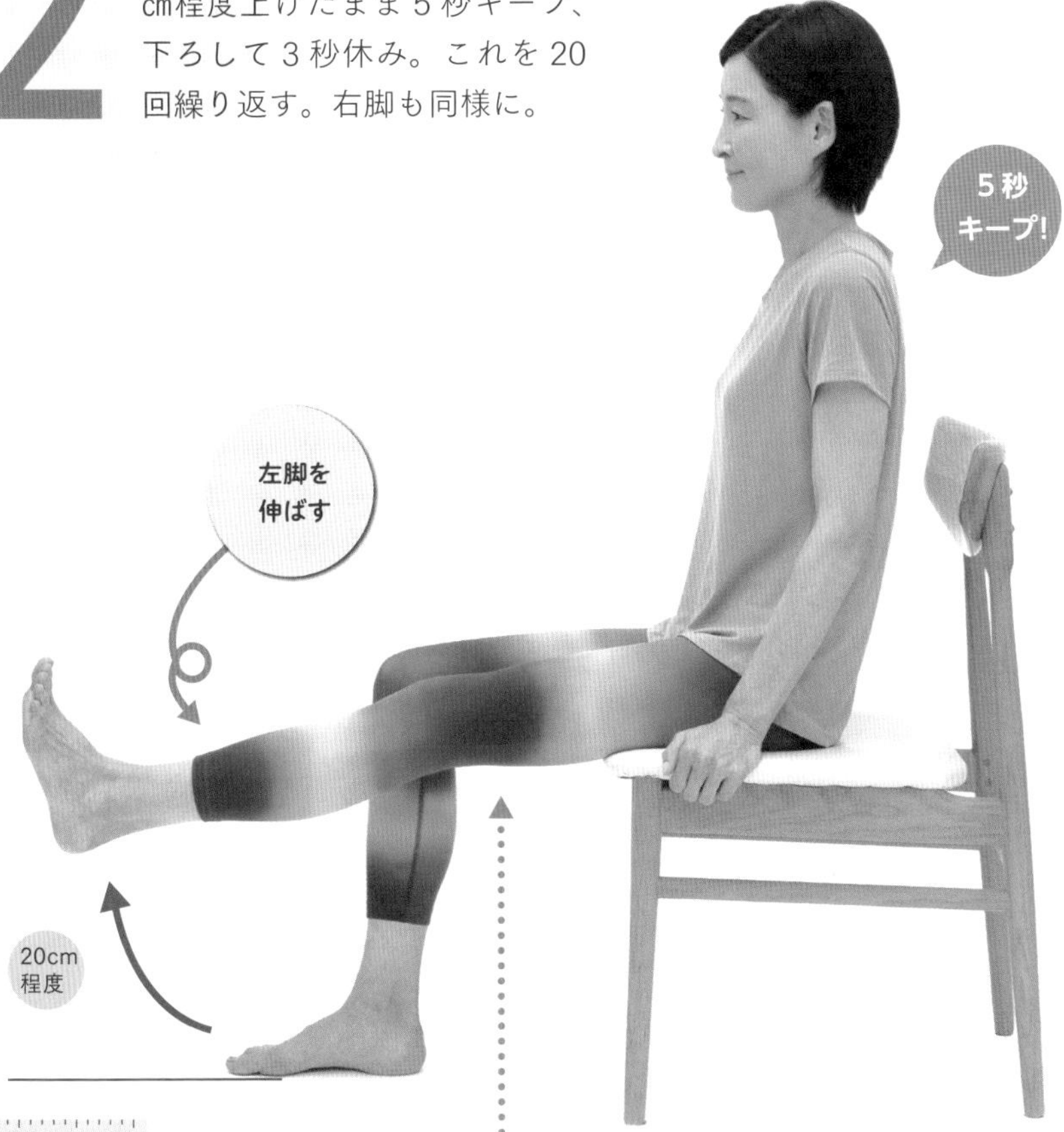

POINT

脚を上げたときに太ももを触って、大腿四《し》頭《とう》筋がピンと張っていることを意識する。

高さ 20cm の目安

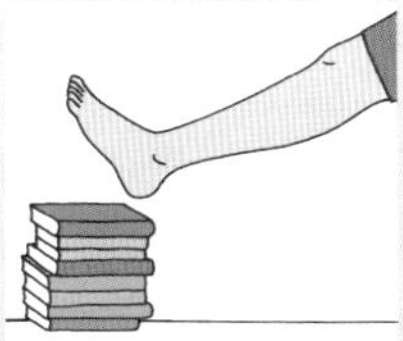

足首の横に20㎝程度に積み上げた本などを置くと高さの目安がわかる。

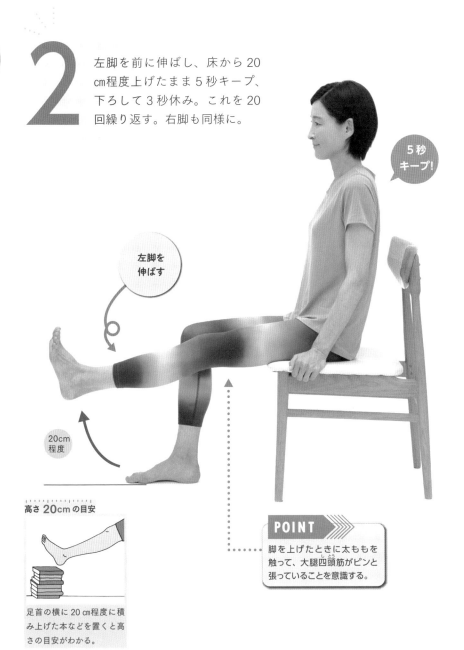

動画でcheck!

基本のひざ体操 ❷

横上げ体操

1日 3セット

1セット＝(5秒キープ＋3秒休み) ×20回を両脚

横向きに寝て、腕枕の姿勢でできる体操。ベッドの上やリビングで横になってTVを見ながら簡単にできます。お尻の脇の中殿筋を鍛えて、ひざへの負担を減らします。

用意するもの

● (あれば) ヨガマット、枕、クッション

1

片側を下にして横向きに寝る。下側のひざを軽く曲げ、上側の脚は伸ばしたまま下ろす。

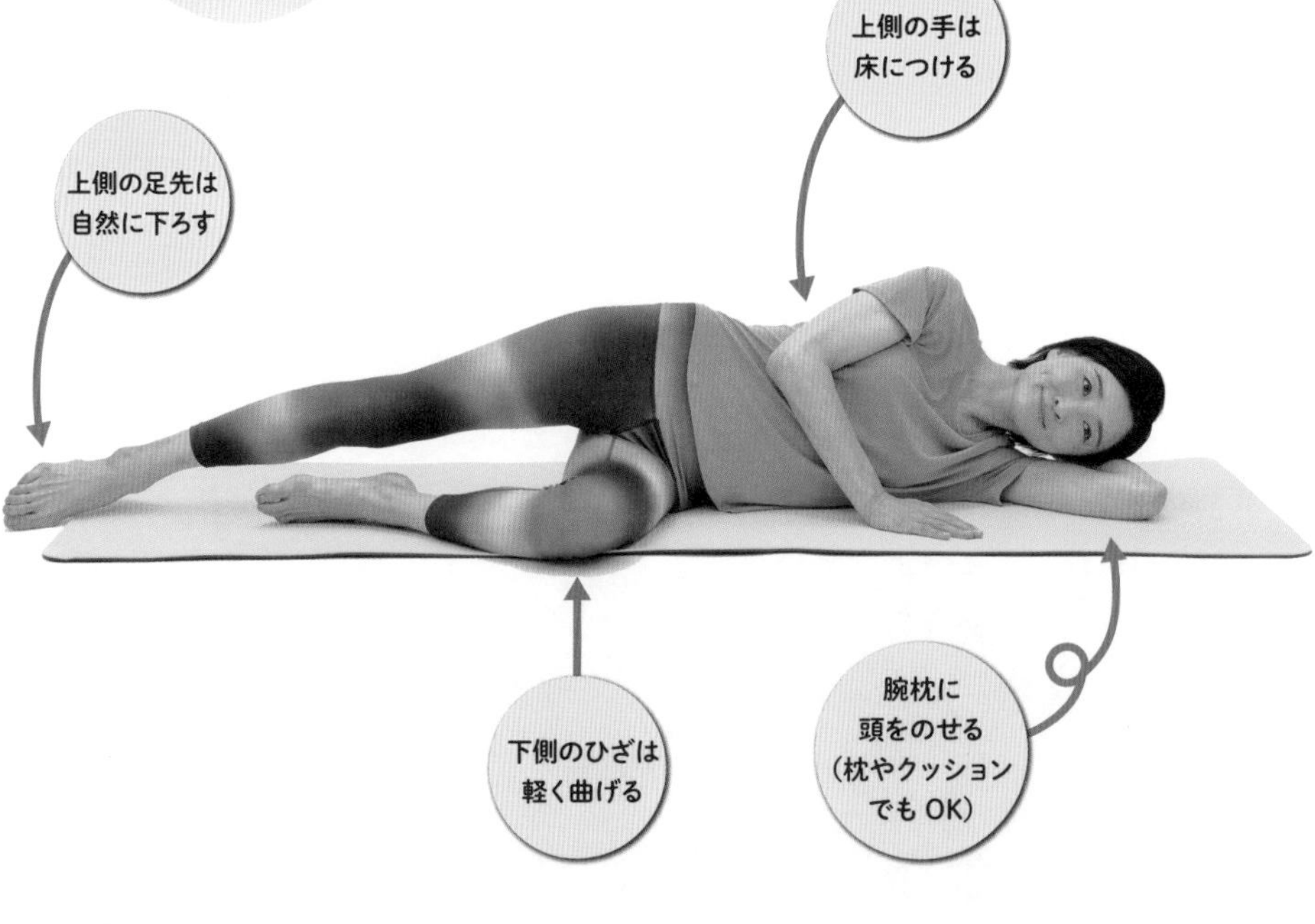

上側の手は床につける
上側の足先は自然に下ろす
下側のひざは軽く曲げる
腕枕に頭をのせる(枕やクッションでもOK)

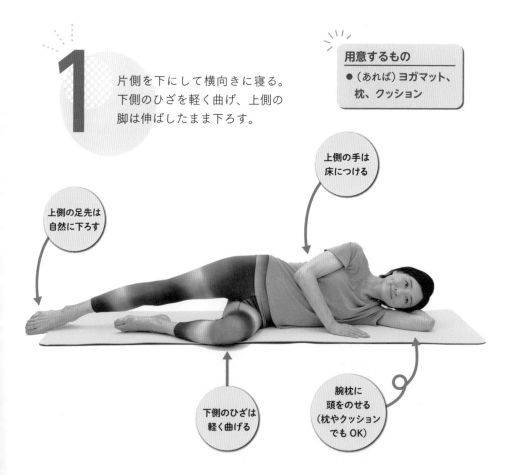

2

上側の脚を床から10㎝程度上げて5秒、下ろして3秒休む。これを20回繰り返す。反対側の脚も同様に。

POINT

脚を上げるときは、体の後方に向けて上げるように意識する。脚を上げたとき、手でお尻の側面（中殿筋）を触ると、筋肉が張っている感じがわかる。

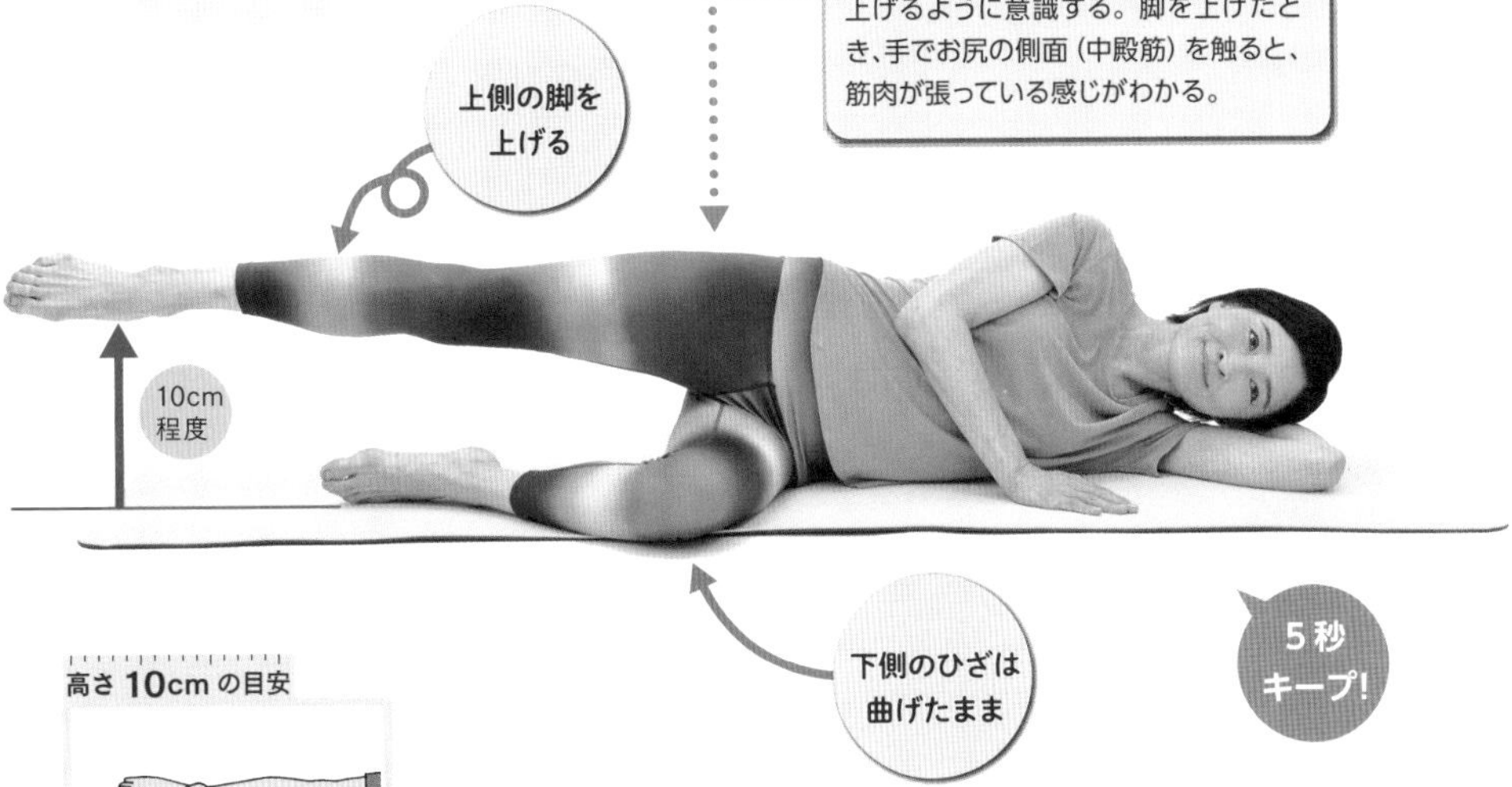
上側の脚を上げる
10cm程度
下側のひざは曲げたまま
5秒キープ!

高さ 10cm の目安

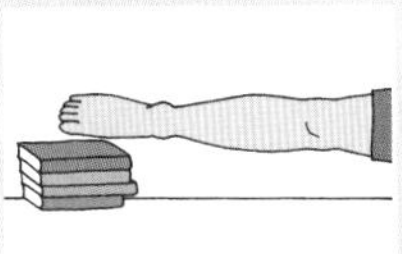

足首のあたりに10㎝程度に積み上げた本などを置くと、高さの目安がわかる。

鍛えられる筋肉　中《ちゅう》殿《でん》筋《きん》

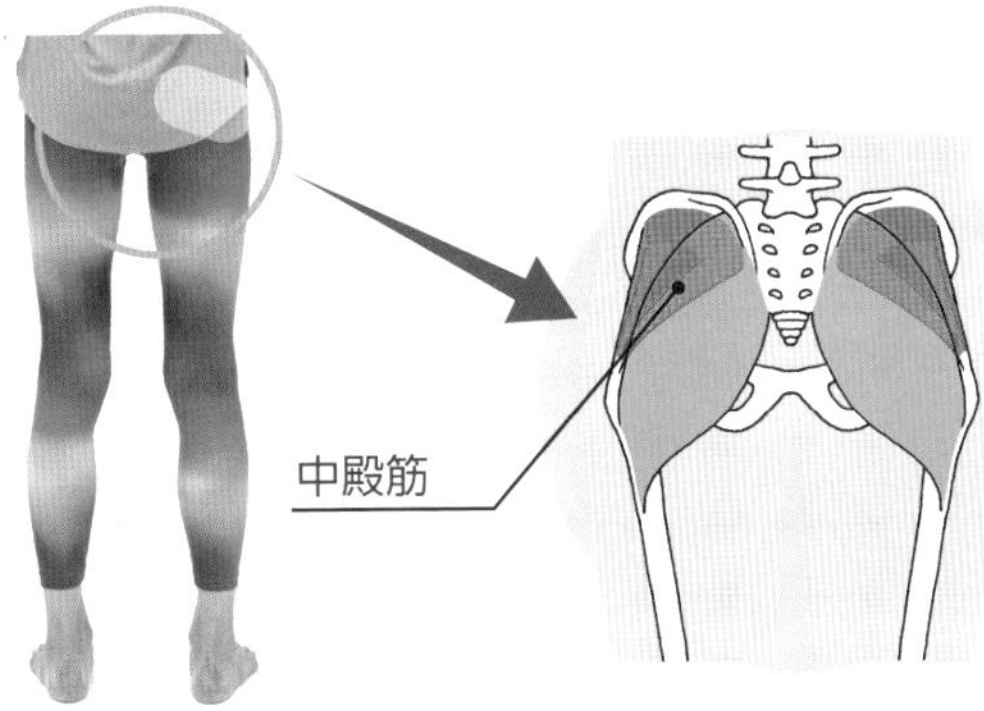
中殿筋

中殿筋は骨盤の外側にあり、歩行や片脚立ちの他、太ももを開いたときに骨盤を安定させる働きがあり、ここが弱るとひざへの負担が増え、ひざの変形を強め痛みが生じる。また中殿筋の筋力が不十分だと、太ももの外側に伸びる大腿筋膜張筋が緊張し、ひざの外側に負担がかかり痛みが強まる。中殿筋を鍛えると歩行が安定し、ひざ痛も改善される。

基本のひざ体操 ③

屈伸体操

▶ 動画で check!

1日 3セット	1セット＝10秒キープ×20回を両脚

床に座ってひざを屈伸するだけの簡単な体操です。硬くなった大腿四頭《しとう》筋やハムストリングを伸ばし、ひざを動かしやすくします。

用意するもの

● （あれば）ヨガマット

1

床に座って右脚は伸ばす。左ひざを約90度に曲げて、両手でひざを抱える。

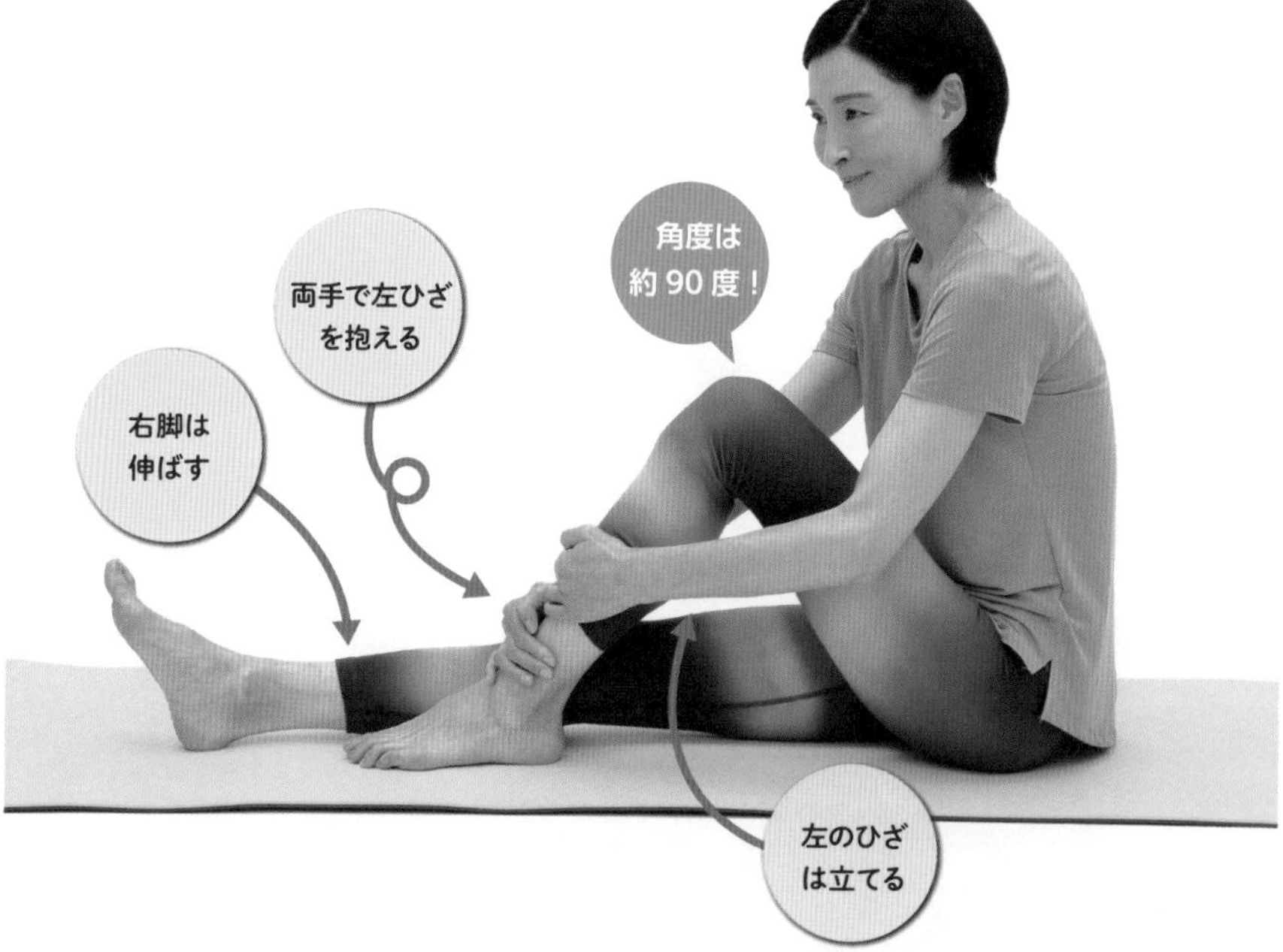

角度は約90度！
両手で左ひざを抱える
右脚は伸ばす
左のひざは立てる

2

抱えたひざを胸の方に引き寄せ、10秒キープ。**1**と**2**を20回繰り返す。右脚も同様に。

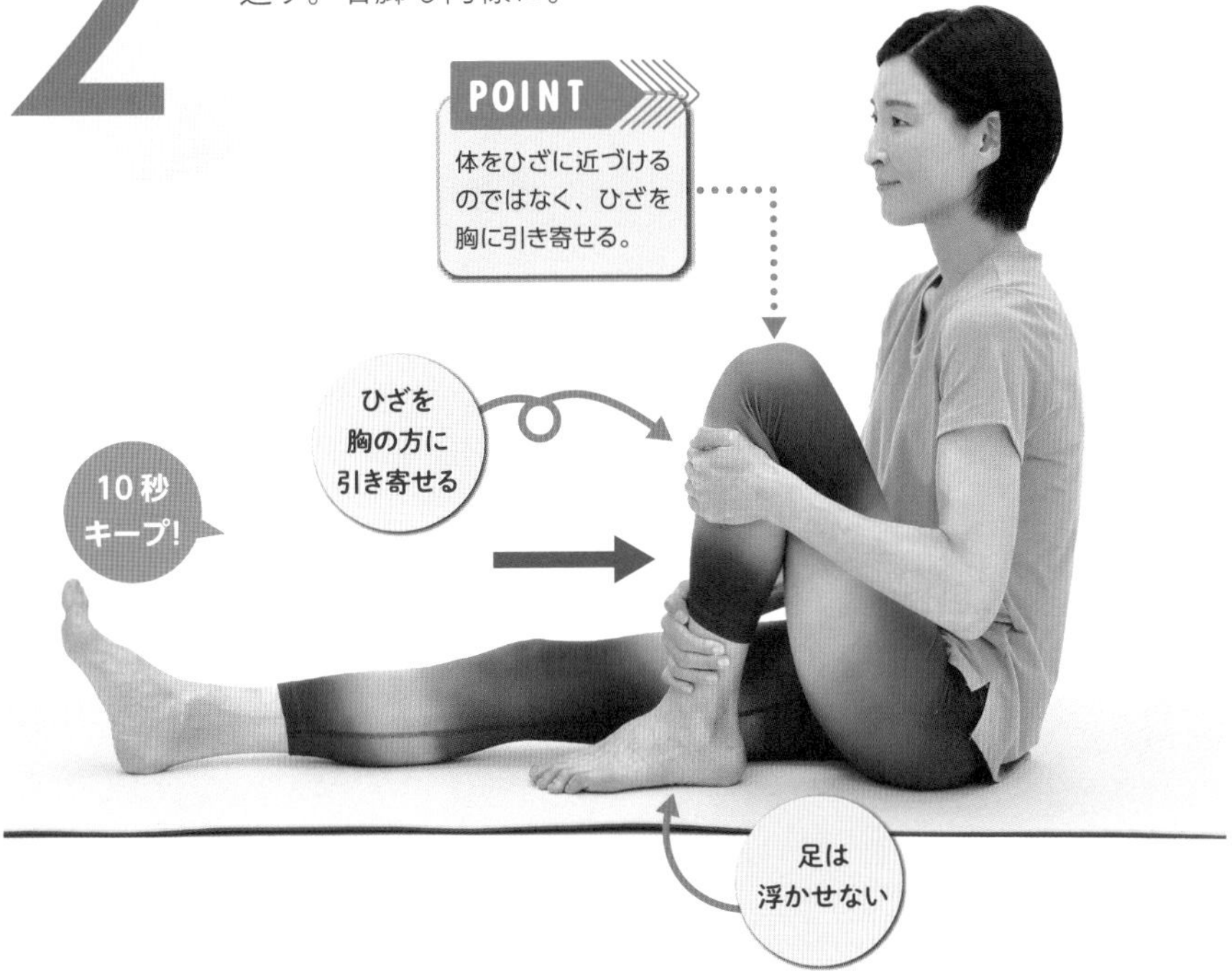

体をひざに近づけるのではなく、ひざを胸に引き寄せる。

足は浮かせない

鍛えられる筋肉　関《かん》節《せつ》包《ほう》・大《だい》腿《たい》四《し》頭《とう》筋《きん》

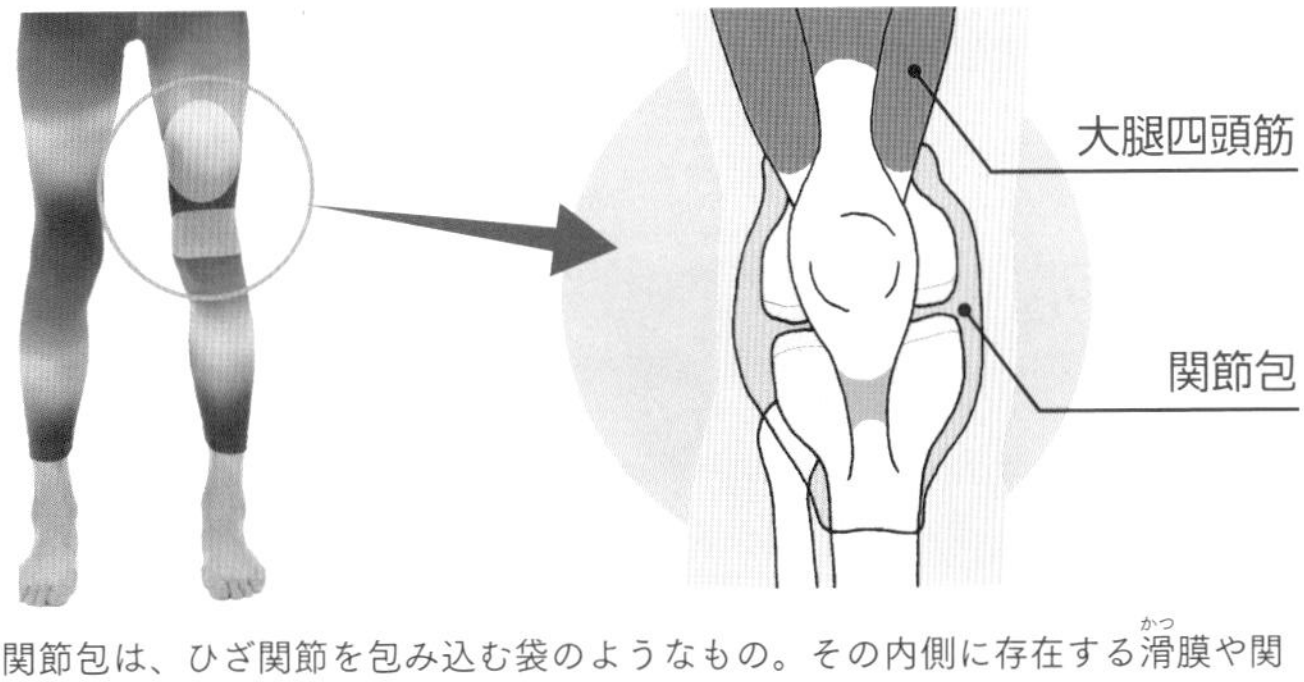

関節包は、ひざ関節を包み込む袋のようなもの。その内側に存在する滑《かつ》膜や関節液のおかげでひざはスムーズに動くが、硬くなるとひざ関節の動きに支障が出る。関節包と大腿四頭筋をしっかり動かし柔軟にすることで、ひざ関節の可動域が広がり、動かしやすくなる。

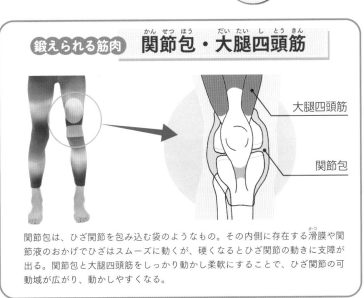

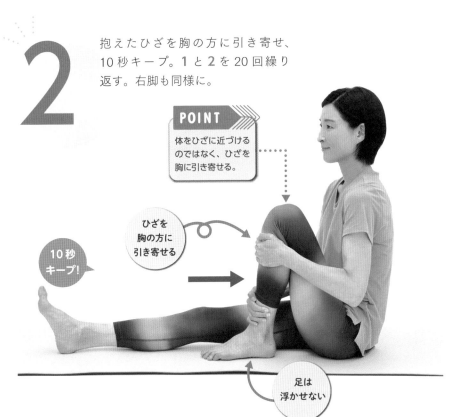

基本のひざ体操④

床に座ってできる

クッション体操

1日 3セット　1セット＝（5秒キープ＋3秒休み）×20回

クッションを利用して太もも内側の筋肉を鍛え、膝蓋骨《しつがい》を安定させます。クッションの代わりに座布団を代用してもOK。

1

床に座って両脚を前に出し、ひざを立てる。両手は体の後ろで床につく。両ひざでクッションを挟む。

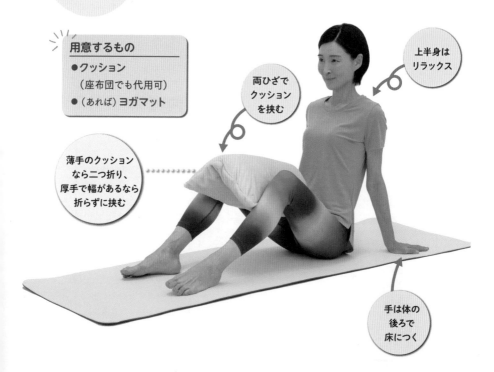

薄手のクッションなら二つ折り、厚手で幅があるなら折らずに挟む

用意するもの
- クッション（座布団でも代用可）
- （あれば）ヨガマット

上半身はリラックス

2

両方の太ももを内側に寄せるように力を入れて５秒キープ、３秒休み。これを 20 回繰り返す。

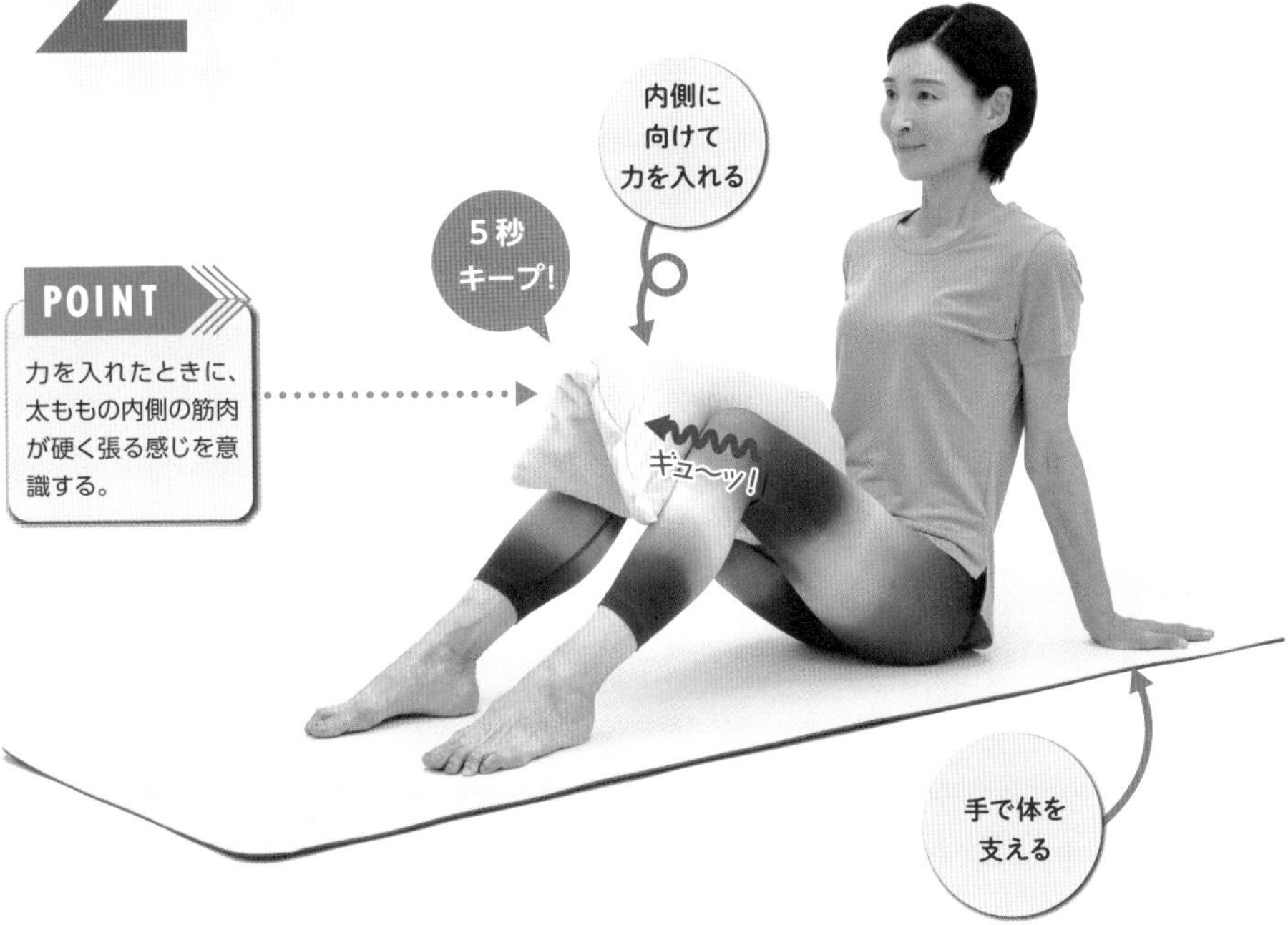

POINT

力を入れたときに、太ももの内側の筋肉が硬く張る感じを意識する。

鍛えられる筋肉 内側広筋《ないそくこうきん》・内転筋群《ないてんきんぐん》

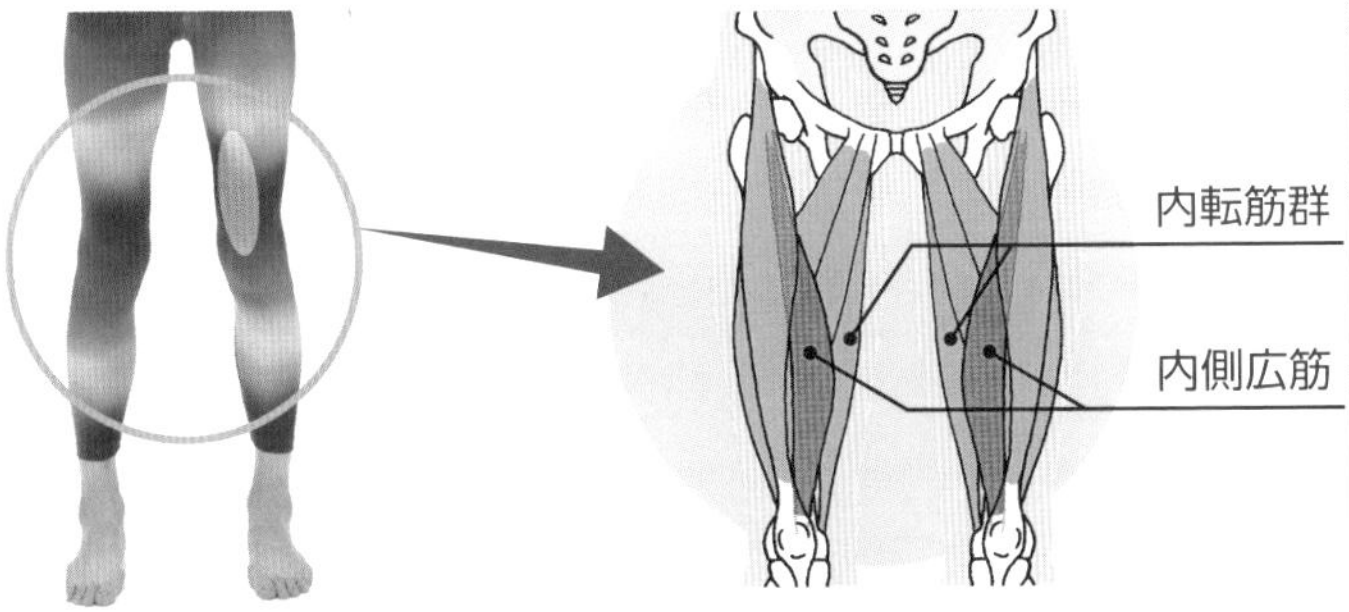

大腿四頭《しとう》筋は、「大腿直筋」「中間広筋」「内側広筋」「外側広筋」の４つの筋肉の集合体。そのうちの内側広筋が弱るとひざのお皿（膝蓋《しつがい》骨）がガクガクするなど動きが不安定になり、ここを意識して鍛えると、ひざのお皿の動きが安定する。この体操で、内転筋群（55 ページ）も鍛えられる。

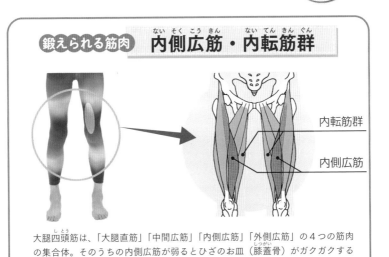

基本のひざ体操④

イスに座ってできる

クッション体操

動画でcheck!

1日 3セット	1セット=（5秒キープ+3秒休み）×20回を両脚

前項のクッション体操の応用編。大腿四頭《しとう》筋と内転筋群を鍛え、ひざ関節の動きを安定させます。

1

イスに腰かけて、両手で座面をつかむ。ひざの間にクッションを挟む。

用意するもの

- 安定したイス（パイプイスはNG）
- クッション（座布団や小さめのバランスボールでも代用可）

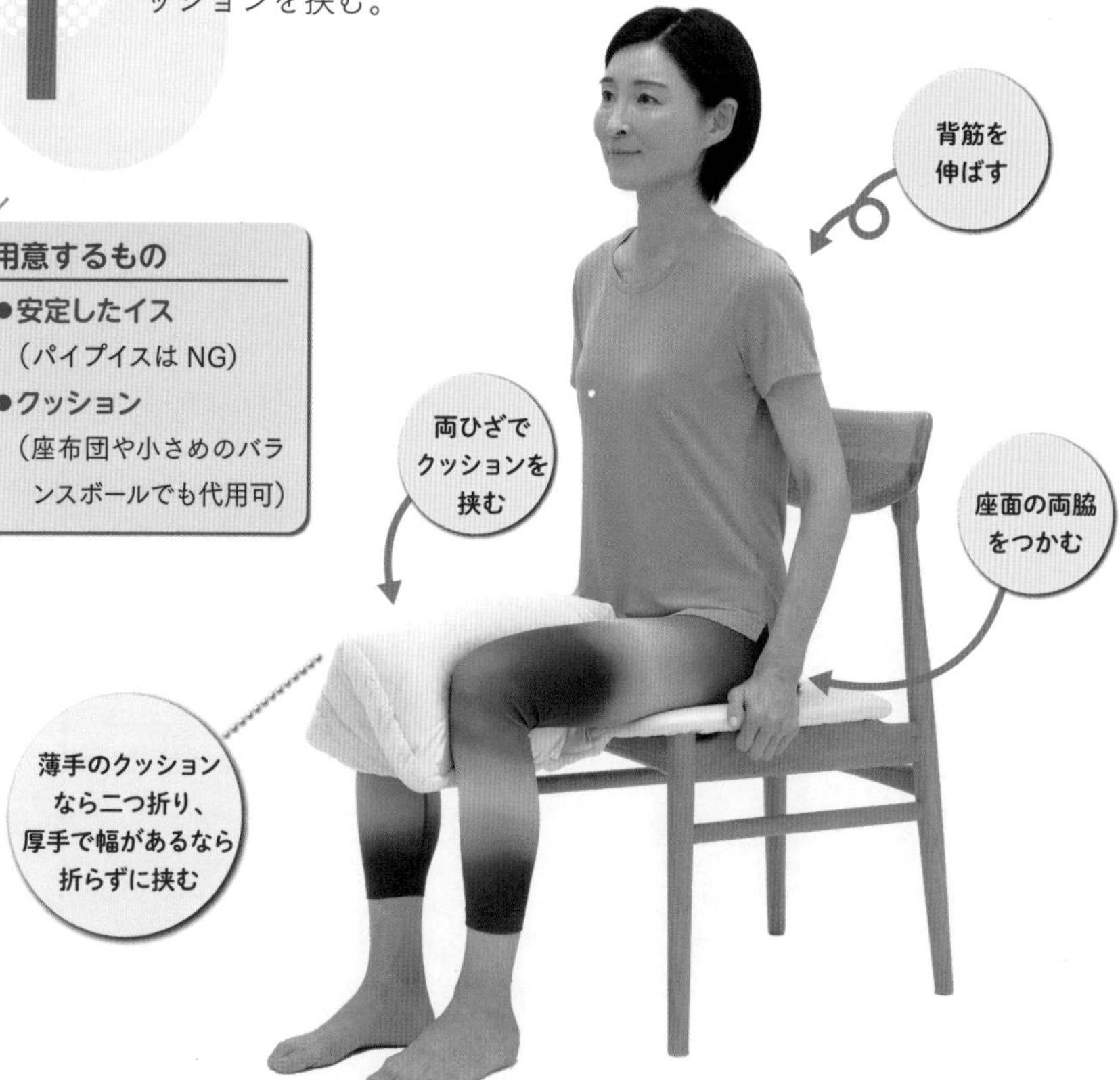

背筋を伸ばす
両ひざでクッションを挟む
座面の両脇をつかむ
薄手のクッションなら二つ折り、厚手で幅があるなら折らずに挟む

2

クッションを押しつぶすように太ももに力を入れたら、左脚を前に伸ばして5秒キープ、下ろして3秒休み。これを20回繰り返す。右脚も同様に。

POINT

伸ばした方の太ももを触って、太ももの上と内側の筋肉が張っていることを意識する。

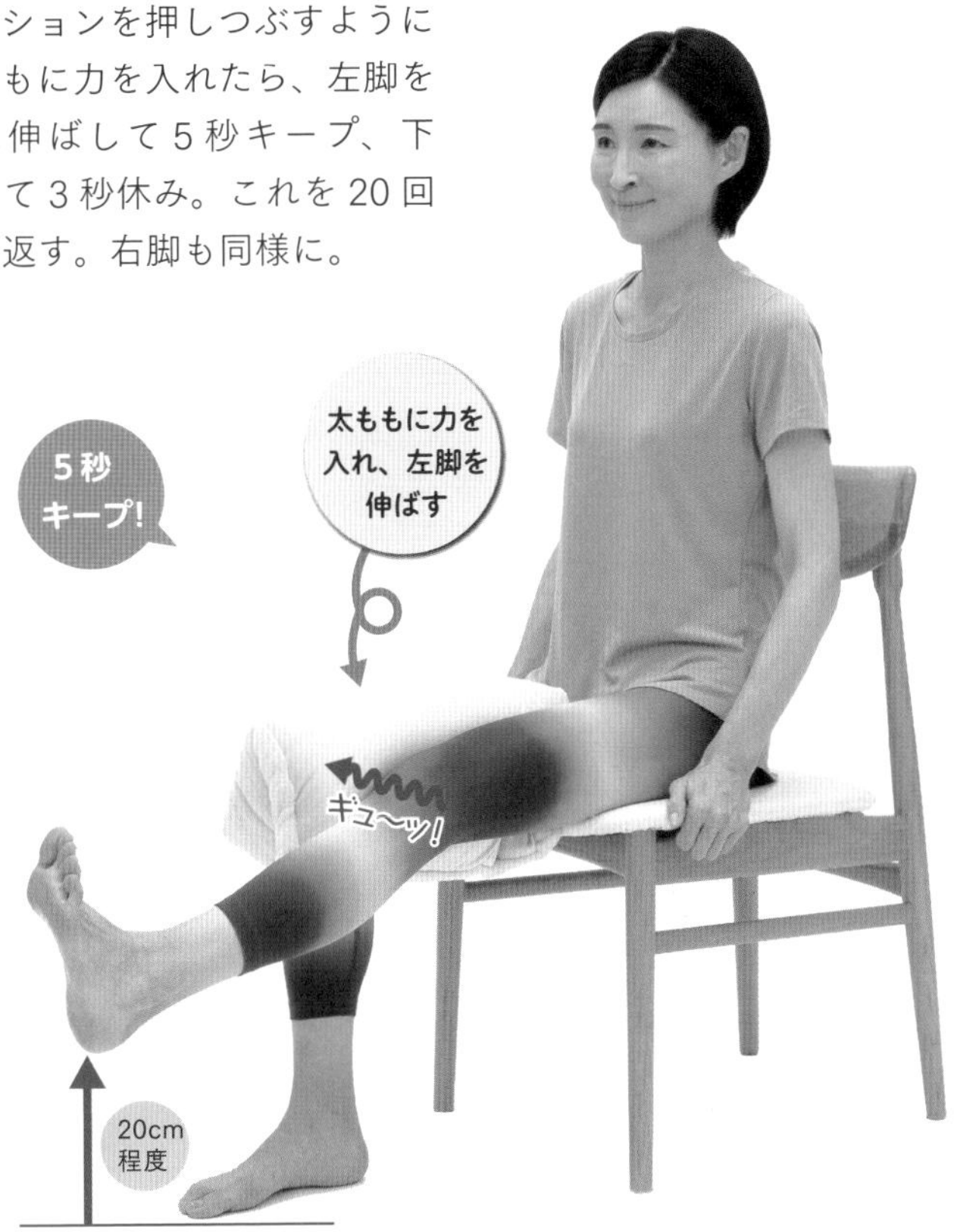

高さ 20cm の目安

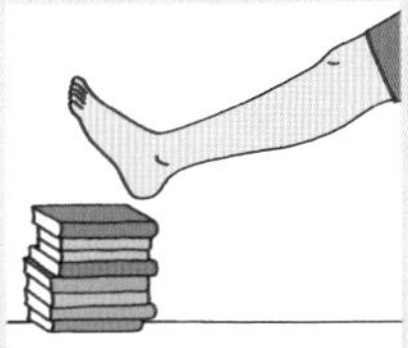

足首の横に20㎝程度に積み上げた本などを置くと高さの目安がわかる。

鍛えられる筋肉 大《だい》腿《たい》四《し》頭《とう》筋《きん》・内《ない》転《てん》筋《きん》群《ぐん》

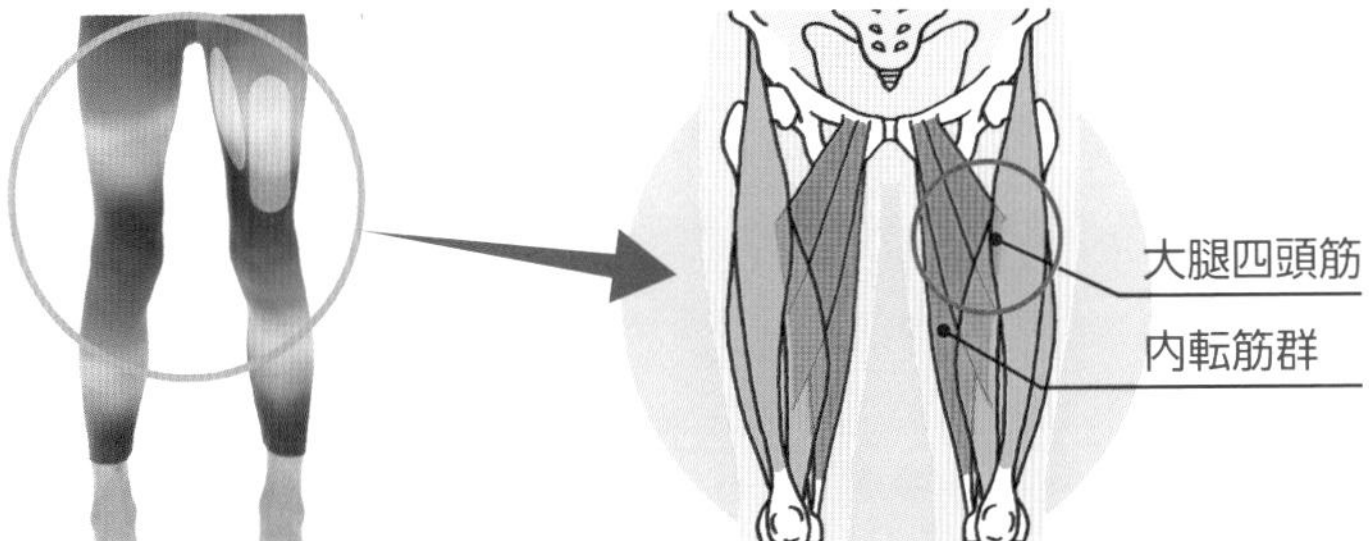

内転筋群は、股関節の付け根から太ももの内側・ひざの内側にかけて走行する筋肉（恥骨筋、短内転筋、長内転筋、大内転筋などで構成）。大腿四頭筋とともに内転筋群を鍛えて柔軟にすることで、ひざの内側の痛みが軽減する。

運動を始めよう！

今までひざの痛みで運動から遠ざかっていた人も、痛みがラクになったら、積極的に動きましょう。おすすめは軽いウォーキングなどの有酸素運動※や、スクワットなど手軽にできる筋トレです。

痛みがラクになってきたら ウォーキング

ひざへの負担を減らすだけでなく、心肺機能の向上、ストレス発散、脂肪の燃焼など、いくつもの効果が期待できます。無理なく、楽しく続けましょう。

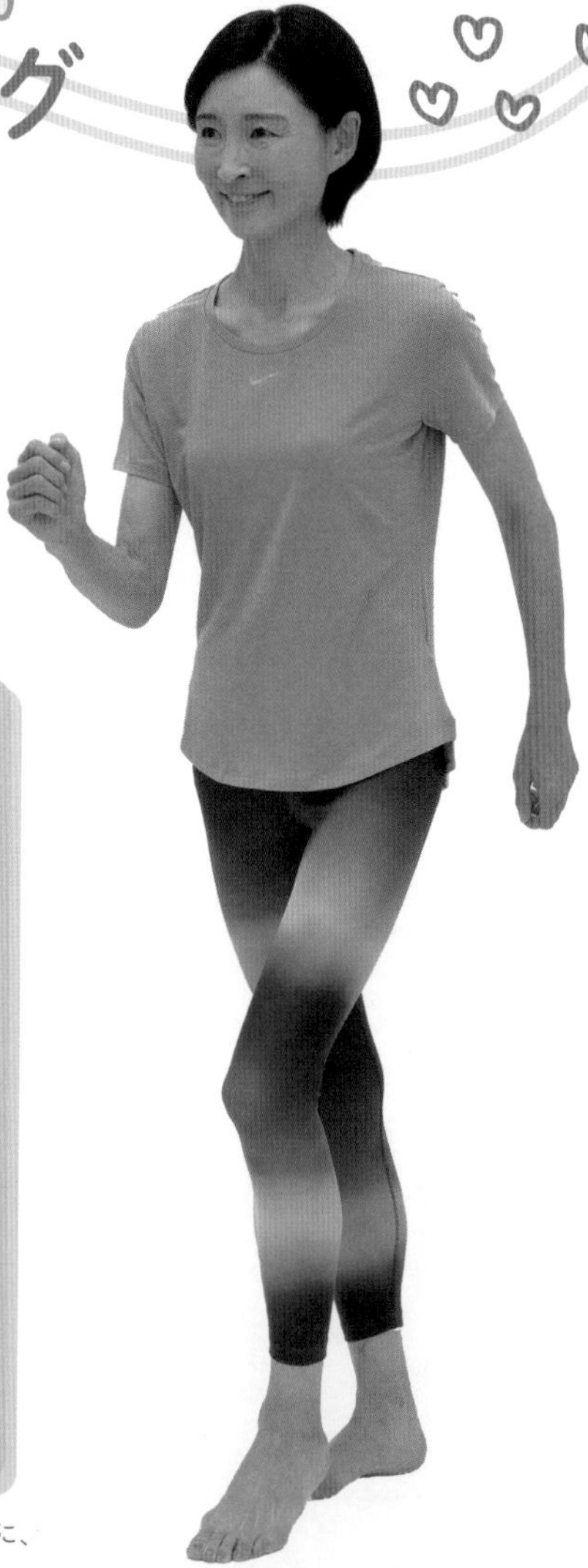

Check！

ウォーキングするときの 注意

- 高血圧や糖尿病など慢性疾患で治療中の場合、主治医に相談を
- お腹が空いていないときに行う
- 腰や股関節、脚に痛みがあるときは休んで、整形外科を受診して
- 履き慣れたシューズで、転倒予防を心がけて
- 水分摂取を忘れずに

※有酸素運動…筋肉を収縮させる際のエネルギーに、酸素を使う運動。

楽しみながら無理なく軽い運動を続ける

ひざ体操の効果が出て、ひざ痛がラクになったら、運動を始めましょう。おすすめは「ウォーキング」で、最初は5分程度、慣れてきたら徐々に時間を伸ばして20〜30分を目安に行います。歩く習慣をつけることで脚に筋力がつき、ひざ関節の負担が軽くなります。また脂肪燃焼効果によって肥満が予防できることで、ひざの負担を減らします。

無理に毎日やらなくても、週3回程度でもOK。「ウォーキングをやらない日はひざ体操」と組み合わせてもよいでしょう。

これとともに、手軽にできて脚の筋肉を強化できる「片脚立ち」(58ページ)、「スクワット」(60ページ)もおすすめです。

ウォーキングにひざ体操を組み合わせても!

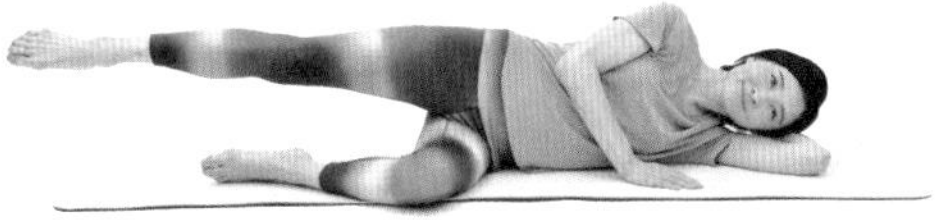

ウォーキングとひざ体操の組み合わせ方は生活スタイルに合わせて無理なく、間に休みを挟んでもOK。大切なのは「続けること」。

	月	火	水	木	金	土	日
例1	ひざ体操	ウォーキング	ひざ体操	お休み	ウォーキング	ひざ体操	お休み
例2	15分ウォーキング 朝と寝る前にひざ体操						

痛みがラクになってきたら

片脚立ち

「片脚立ち」は、簡単にできる筋肉トレーニングです。バランスをくずしてもすぐにつかまれるよう、テーブルなどの前で行います。

1

しっかりしたテーブルなどの前に立ち、左脚を軽く曲げ、つま先を少し浮かせる。そのまま30秒キープ、左右交互に2回。

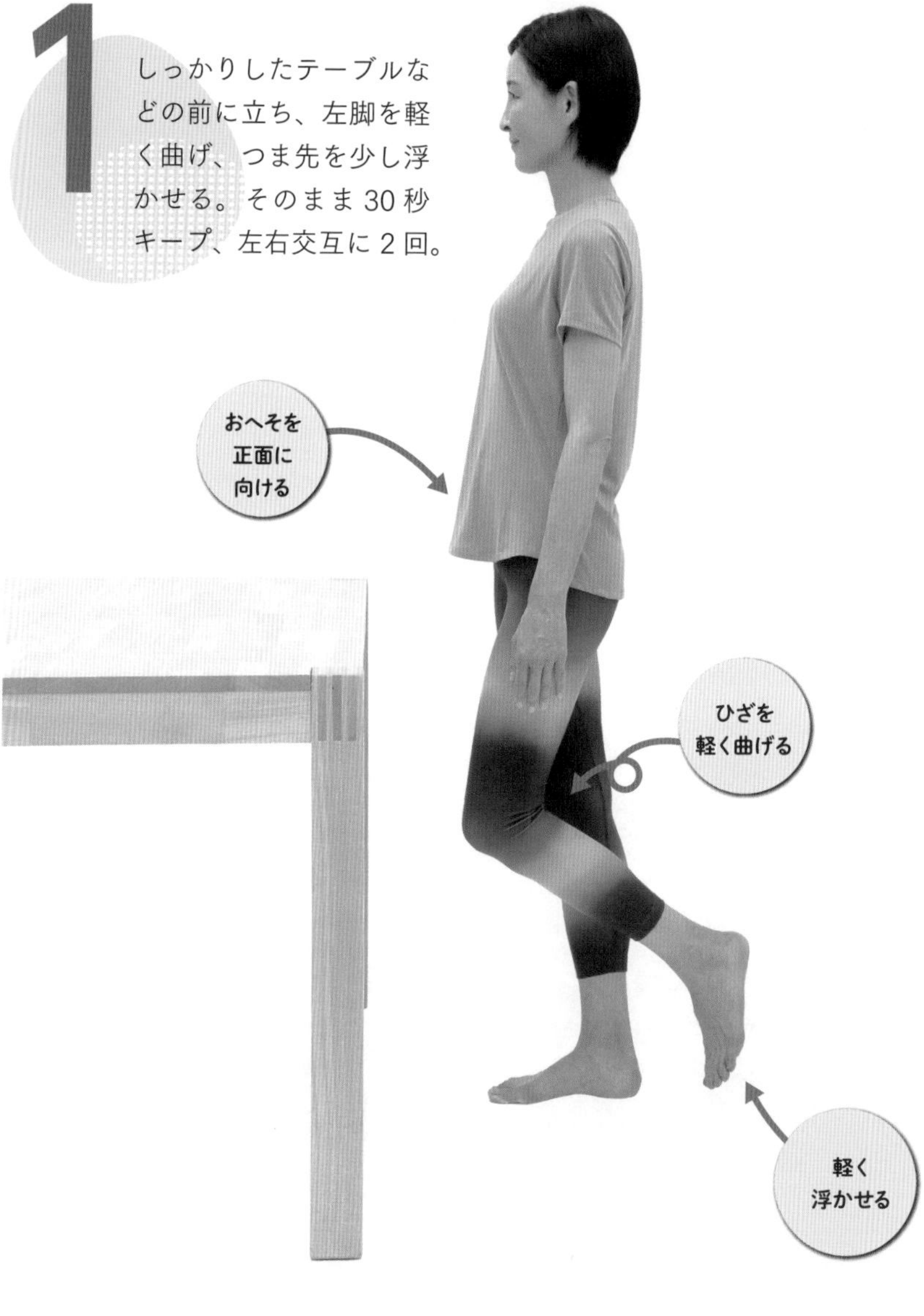

おへそを正面に向ける
ひざを軽く曲げる
軽く浮かせる

2

片脚立ちでふらついてきたらテーブルにつかまる。

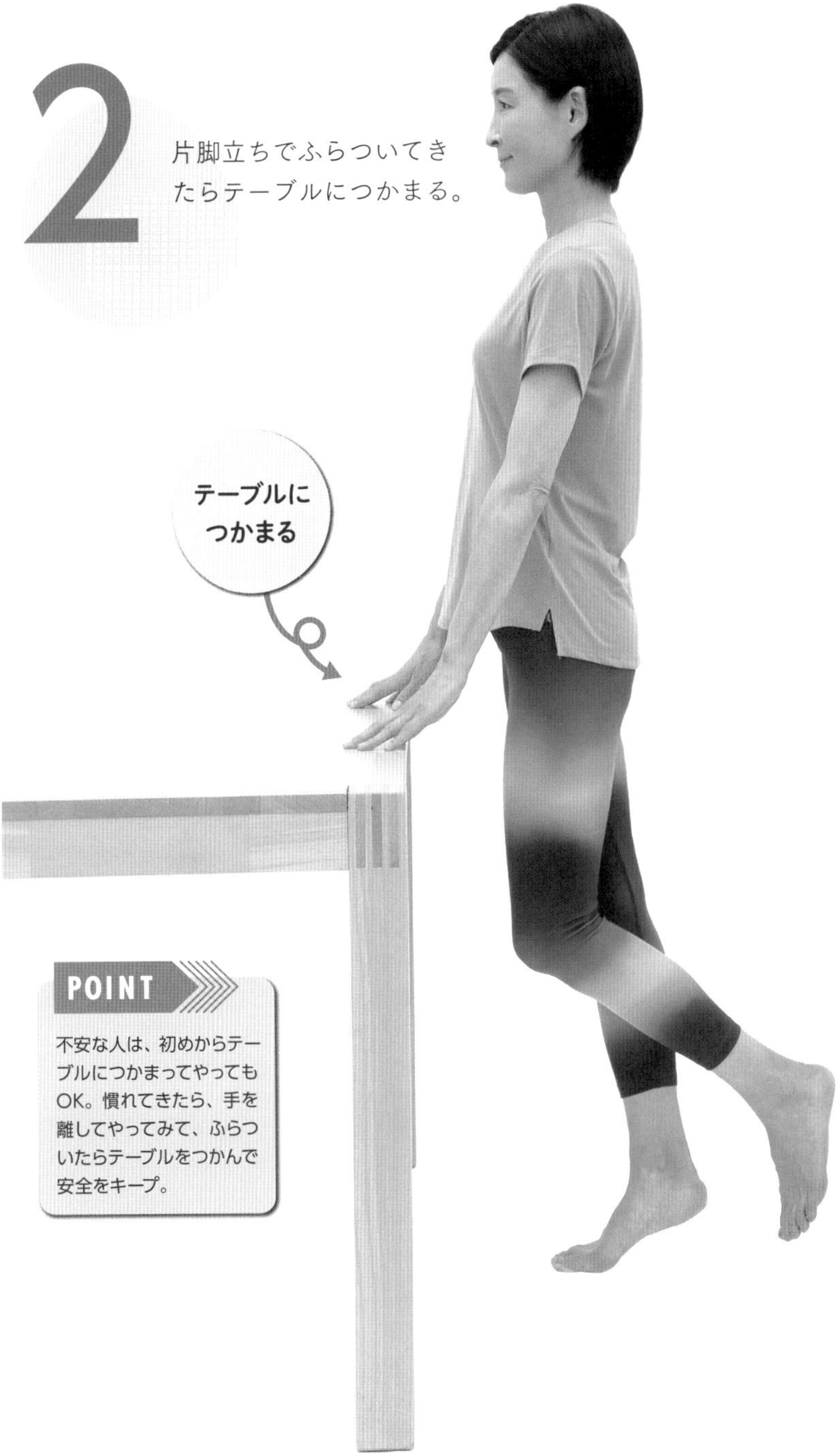

POINT

不安な人は、初めからテーブルにつかまってやってもOK。慣れてきたら、手を離してやってみて、ふらついたらテーブルをつかんで安全をキープ。

痛みがラクになってきたら

スクワット

▶ 動画でcheck!

簡単な動きで脚の筋力アップ効果の高いスクワットは、ひざ痛がラクになってきたらぜひ始めたい運動です。正しい姿勢ができないときは、イスを利用してやってみましょう。

1日 3セット　1セット＝5秒キープ×10回

スクワットのやり方

手を前に組んで、脚は肩幅より少し開く感じで立つ。次にお尻を後ろに引くようにゆっくり上体を下ろし、つま先からひざが前に出ないところで5秒キープしたら、もとの姿勢に戻る。これを10回繰り返す。

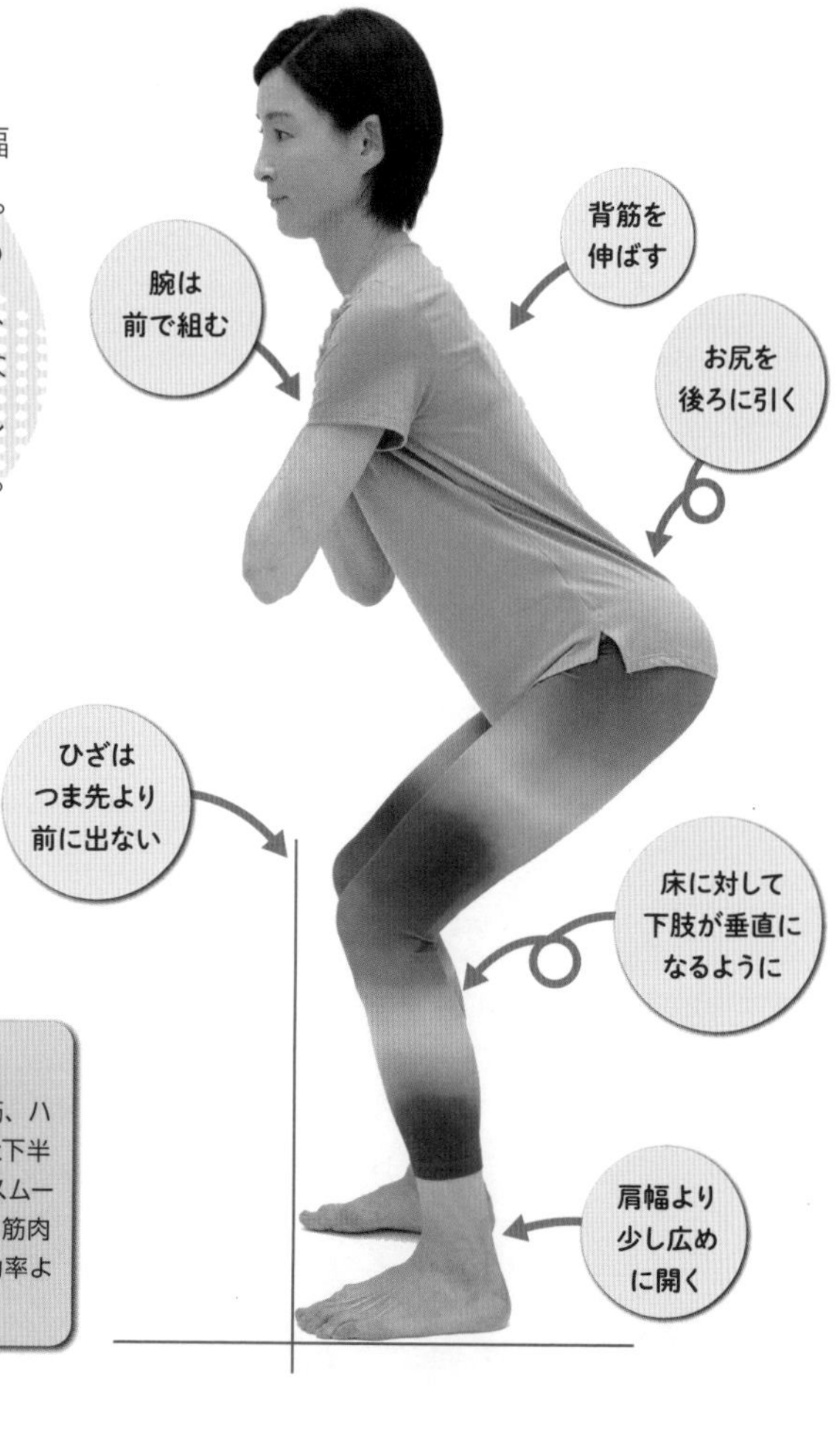

腕は前で組む
背筋を伸ばす
お尻を後ろに引く
ひざはつま先より前に出ない
床に対して下肢が垂直になるように
肩幅より少し広めに開く

POINT

スクワットで大腿四《し》頭《とう》筋、大殿筋、ハムストリングなどが鍛えられると下半身の動きが安定し、ひざの動きもスムーズに。また腹筋や背筋など大きな筋肉が鍛えられることで基礎代謝が効率よく上がり、太りにくくなる。

正しい姿勢がつかみにくいときは…

慣れるまでイスを使ってやってみる。ひざを曲げるのではなく、お尻を後ろに引いてイスに座るイメージで。ふらついたらそのまま座面に腰を下ろしてOK。

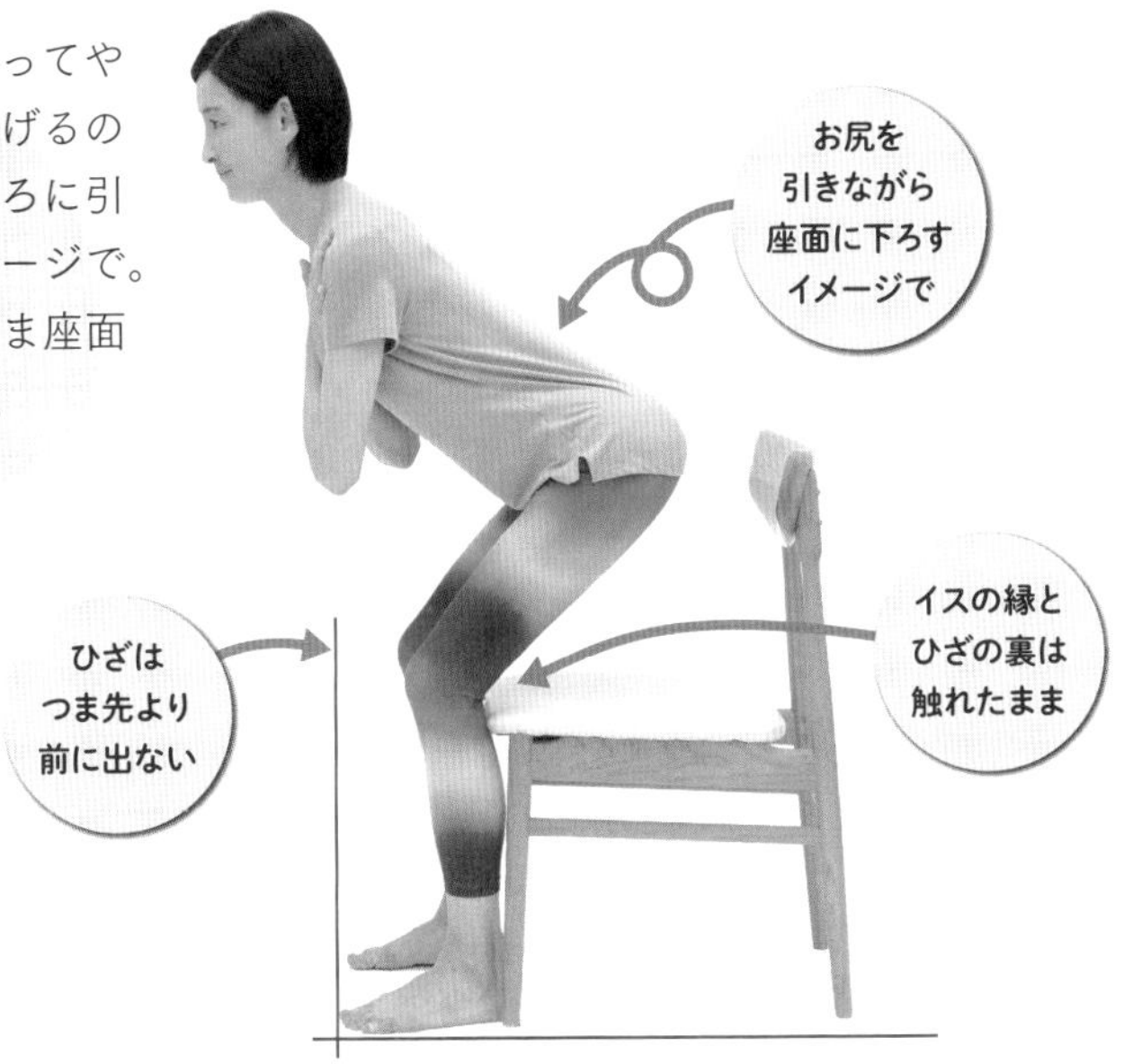
お尻を引きながら座面に下ろすイメージで
ひざはつま先より前に出ない
イスの縁とひざの裏は触れたまま

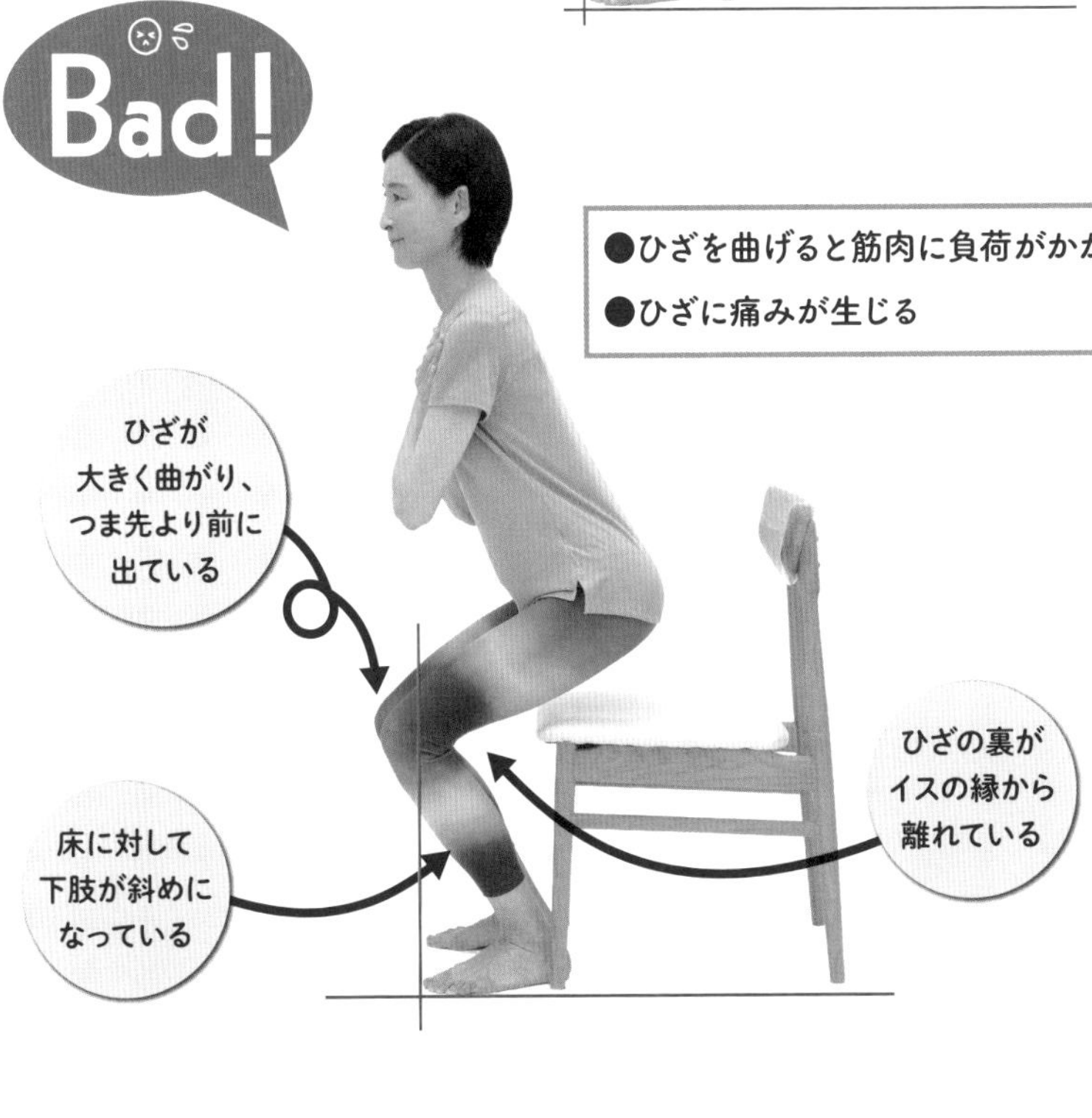
Bad!
ひざが大きく曲がり、つま先より前に出ている
床に対して下肢が斜めになっている
ひざの裏がイスの縁から離れている

●ひざを曲げると筋肉に負荷がかからない
●ひざに痛みが生じる

家事の合間や外出先でもできる

ひざ体操セレクション！

「座ったままできる」「台所に立っているときにちょっと筋トレ」など、
手軽にできるひざ体操を生活に取り入れて、ひざを労わりましょう。

■イスに座って

脚上げ体操

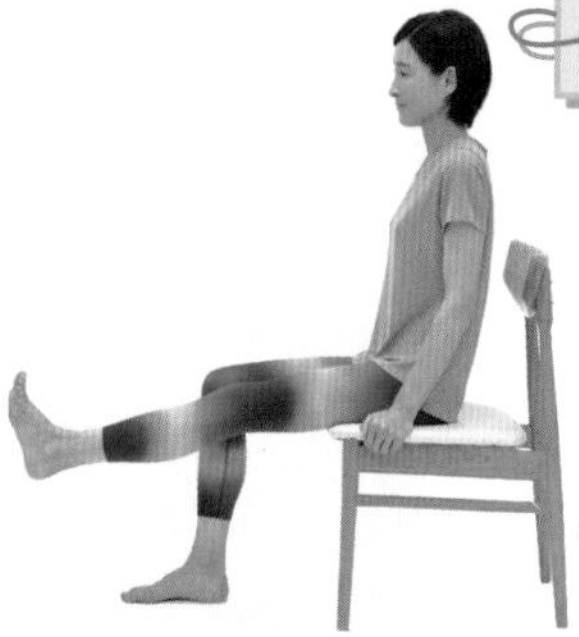

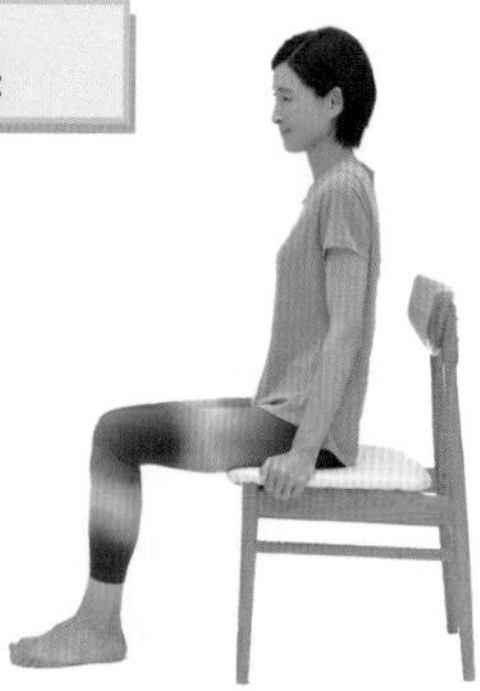

やり方は
46〜47ページ

外出先で

仕事をしている人は休憩時間などを利用して、座ったままできる脚上げ体操がおすすめ。床に座れる環境なら、屈伸体操（下）をやってみても。

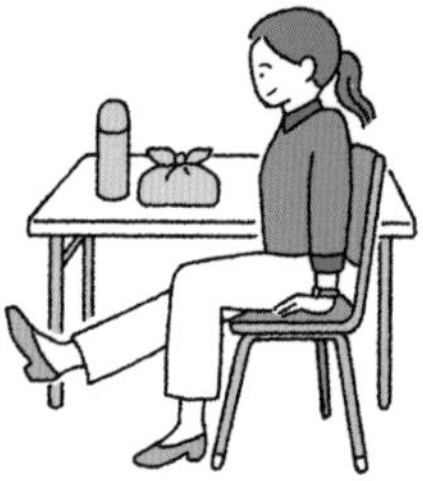

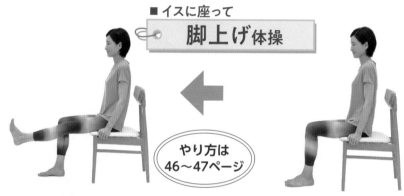

■床に座れる環境なら

屈伸体操

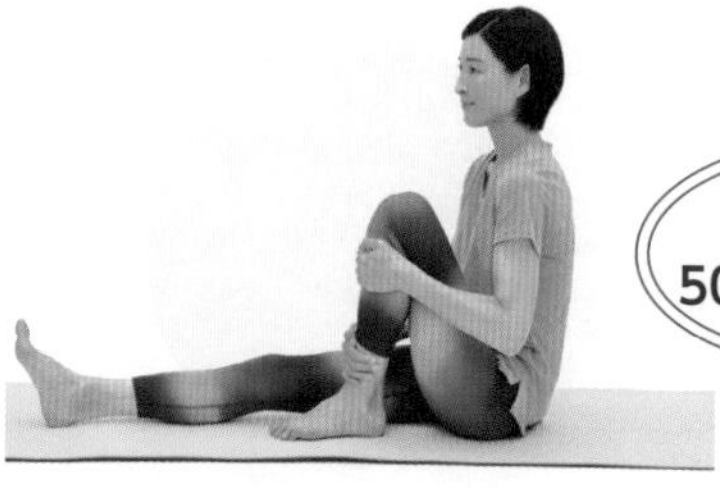

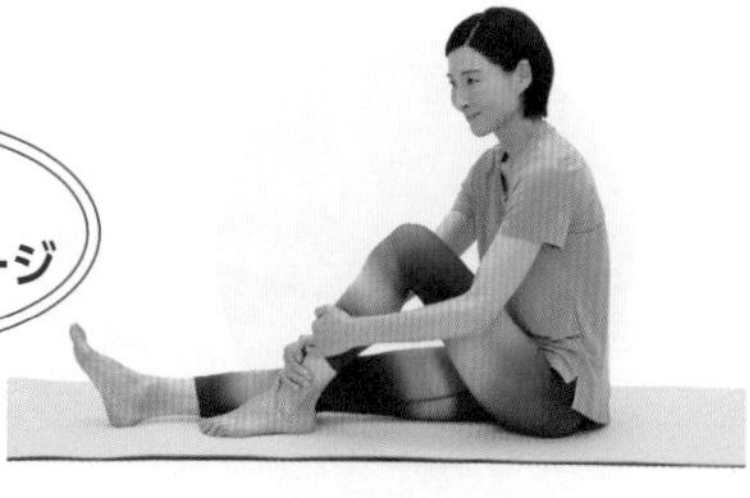

やり方は
50〜51ページ

家事の最中に

片脚立ち

台所仕事のとき、シンクの前で片脚立ちをやって、ふらついたらシンクにつかまります。

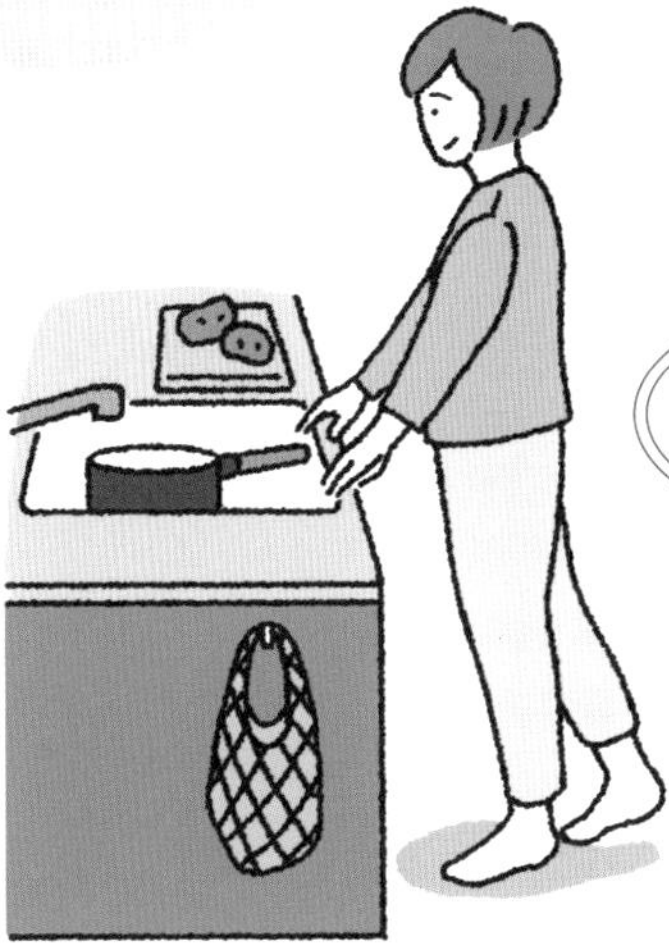

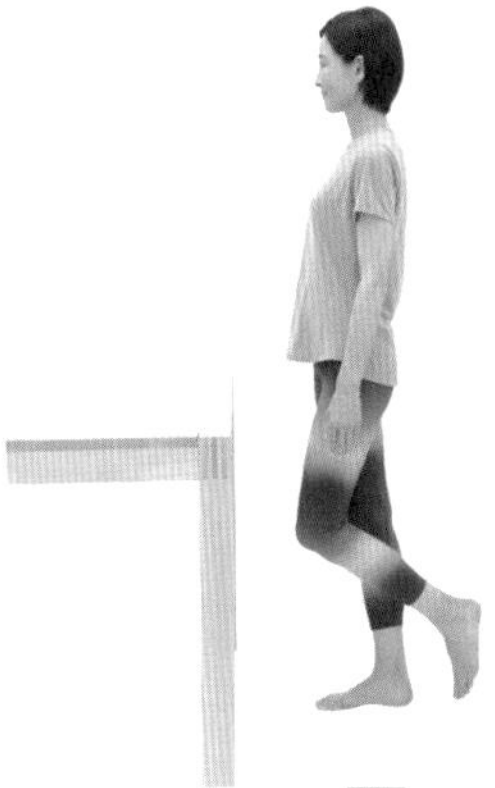

やり方は
58～59ページ

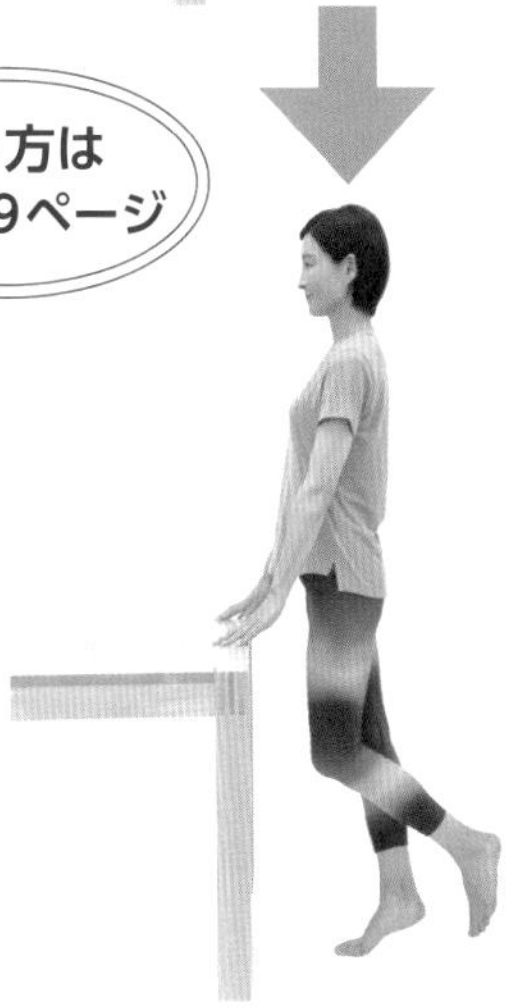

こんなストレッチもおすすめ！

ハムストリングストレッチ

ハムストリング（太ももの裏の筋肉）が硬くなるとひざ関節が伸びにくくなるため、ストレッチで柔軟にしておきましょう。仕事の休憩時間に脚を伸ばせるなら、両脚を伸ばしてひざを軽く浮かせ、片方のひざに両手をあてて5秒押して、戻して5秒を10回程度繰り返します。座面の硬いイスを並べ、その上に座ってやってもOK。

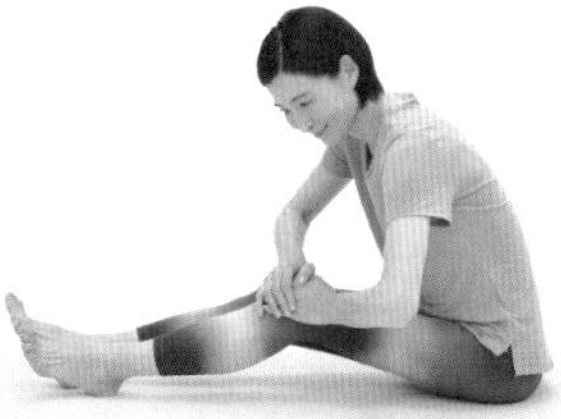

ひざ体操を記録しよう！

記録するだけでモチベーションアップ！

ひざ痛を解消するために「ひざ体操をやる！」と決めたら、記録をつけるようにしましょう。カレンダーやスケジュール帳に印をつけるだけですから、面倒なことはありません。できれば1週間ごとに、例えば「先週より歩くのがラクになった」など、変化を書き留めておくと成果がわかります。

他に、スマホのカレンダーを利用してもいいですし、日課やルーティンの管理や記録ができるアプリ（左）もあります。

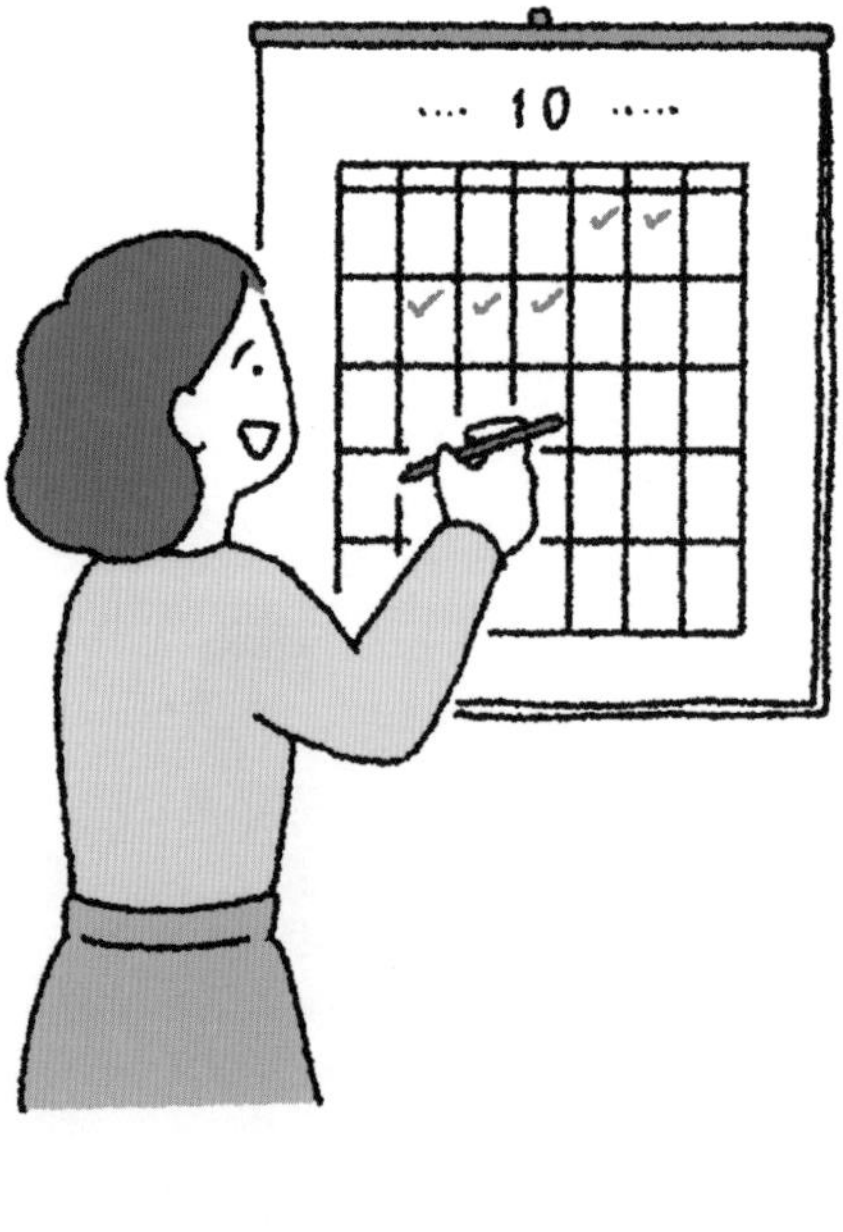

スマホの記録アプリを利用して

おすすめアプリ

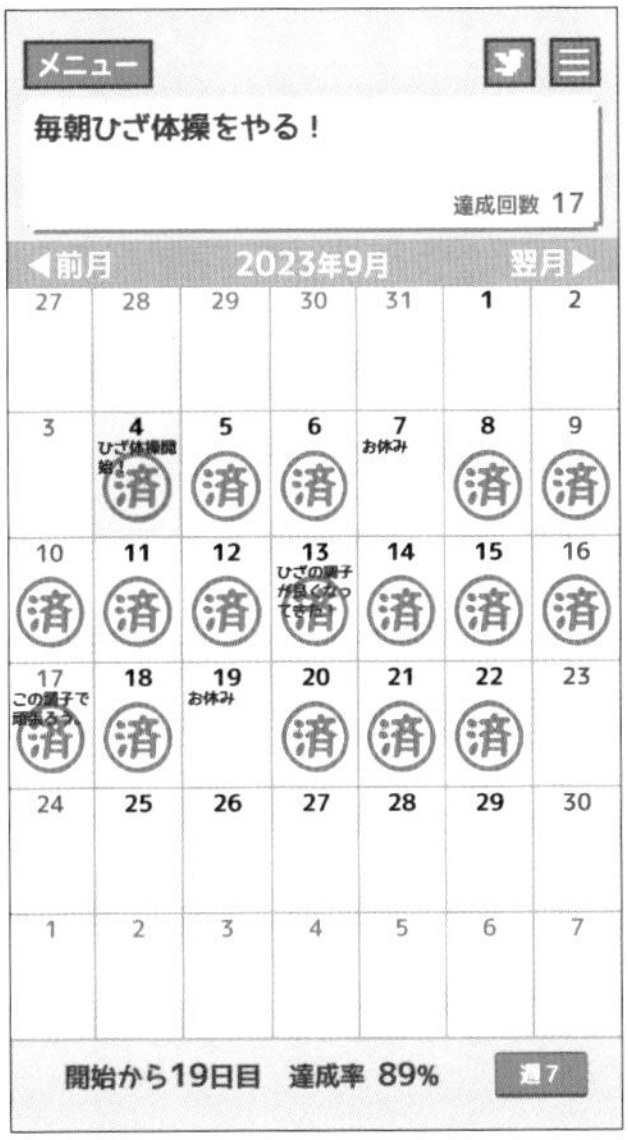

開発 ㈱ナカシン

済カレンダー

Android
ios

済スタンプとメモ機能で、ひざ体操の継続と振り返りが手軽にできる

「済カレンダー」アプリをQRコード（右上）からダウンロード、カレンダーのひざ体操を始める日をタップして、「ひざ体操開始！」など自由にコメントを入力。赤い「済」ボタンをタップした後、「入力」ボタンで記録完了。ペースや期間などを設定したり、「あなたの決意」欄に目標を書き起こして、モチベーションを高めましょう。カレンダーに「済」スタンプが埋まっていき、継続の様子もひと目でわかります。プッシュ通知が毎日来るので忘れずに実行できます。

手書き派はカレンダーやスケジュール帳に記録して

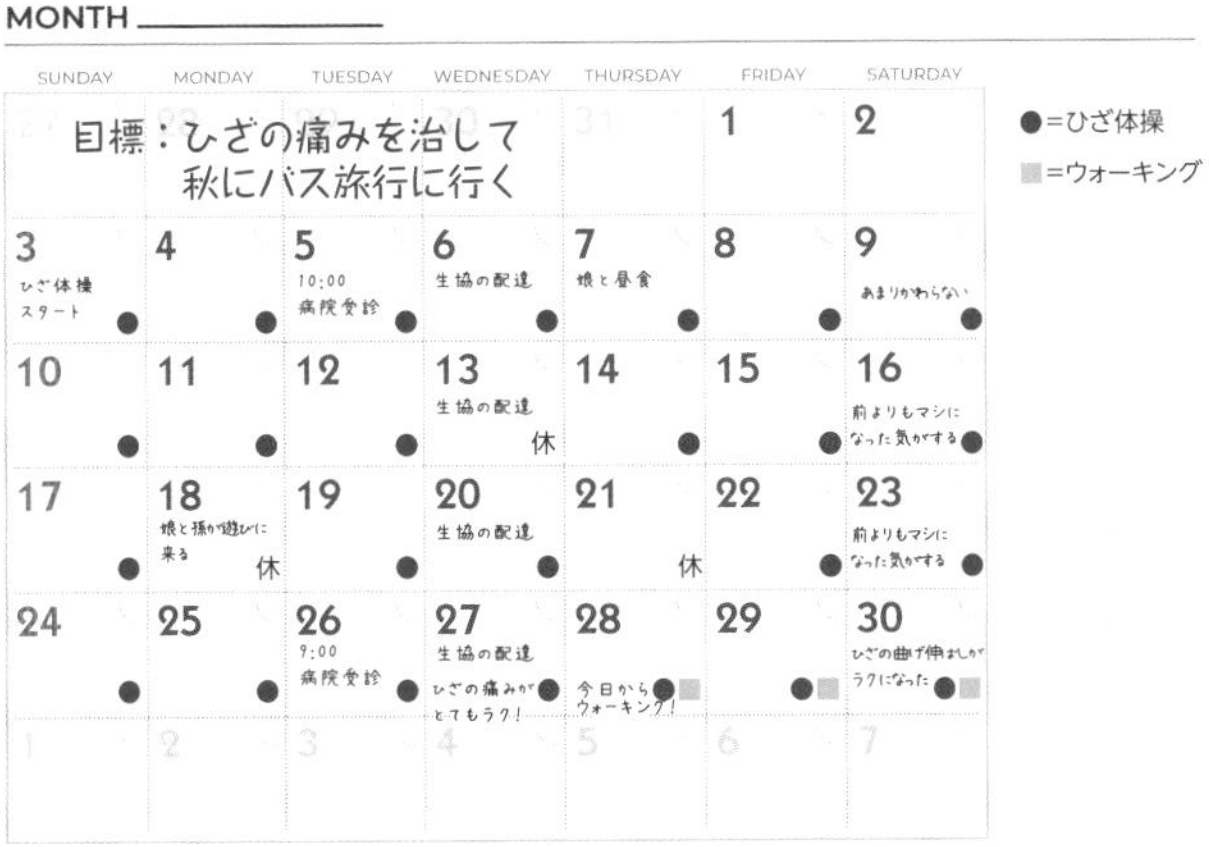

Q ひざ体操だけで、本当にひざの痛みが解消するのでしょうか？

A ひざ体操は「運動療法」という治療です。ひざの負担を減らして痛みを改善する効果があります。

ひざ体操は、誰でも簡単にできる運動療法で、変形性膝《ひざ》関節症によるひざの痛みの多くは、これだけで改善します。「仰向けや横向きで片脚を上げてキープする」「イスに座って片脚を上げる」など、動きがシンプルなゆえに「本当にこれでよくなるの？」と思う人がいても不思議ではありません。しかし、簡単に思えるひざ体操の動きのすべてが、ひざ関節に関連する筋肉を鍛えるために創案されています。続けるうちに大腿四頭《しとう》筋、ハムストリング、中殿筋など、ひざにとって大切な筋肉が強くなり、ひざの負担が減ることで、ひざの痛みがラクになります。ひざの痛みがつらいなら今日から始めて、最低でも1カ月は続けましょう。これとともに肥満気味の人は減量も大事な治療です（104ページ～）。

「ひざが痛くて歩けない」という場合は、整形外科を受診して、レントゲンで関節軟骨のすり減りの程度を確認してもらうとよいでしょう。ひざの痛みは強くても、思ったよりも軟骨のすり減りの程度は軽く、ひざ体操で脚の筋力をつければ痛みが和らぐケースもあります。

Q ひざ体操が効果的なのはわかりますが、続けられるか心配です。

A 楽しいこととひざ体操を紐づけるなど、継続するための工夫を。

3日坊主にならないためには、ひざ体操を成功させる4つのステップ（38～39ページ）を読んで、「ひざの痛みが治ったら旅行に行く」など目標を立てること。次に自分が「集中型」と「分散型」のどちらが向いているか検討して、続けやすい方で始めましょう。

淡々とひざ体操をやるのがつまらないなら、ひざ体操をやる時間は好きな音楽を聴く、テレビを観るなど、ひざ体操と好きなことを紐づけて行ってもよいでしょう。記録をつけて、成果を視覚化することもやる気につながります（64ページ）。家族がひざ体操に興味があるなら、一緒に始めるのも良案です。

ひざ体操はひざの痛みがない人が行っても、習慣化することで、将来のひざ痛予防に効果があります。

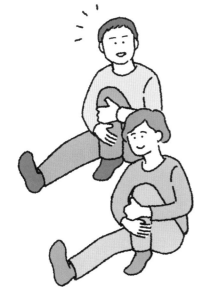

Q ひざ体操はひざの痛みが和らいだらやめてもいいの？

A 脚の筋力をキープする運動にステップアップを。

変形性膝《ひざ》関節症は、ひざの関節軟骨のすり減りによって、ひざに痛みや腫れなどが生じる病気です。ひざ体操は、脚やお尻に筋力をつけ、ひざにかかる負担を減らして、痛みを和らげるもの。すり減ったひざの関節軟骨を修復するものではありません。そのため、せっかくひざ体操で脚の筋肉を強化したのに「痛みがラクになったから何もしない」では、再び筋力は落ち、痛みが再発します。

ひざ体操の効果で、ひざの痛みを気にせず歩けるようになったら、次は脚を使う運動で、脚の筋力をキープしましょう。おすすめは「ウォーキング」（56ページ）です。「歩くだけではつまらなくて、長続きしないかも」と思うなら、移り変わる景色を楽しむ、街散策を兼ねる、夫婦、家族、友達と一緒に歩いて会話を楽しむなどの「お楽しみ」をセットにするとよいでしょう。ウォーキングは脚の筋力をつけるだけでなく脂肪燃焼効果も高いので、肥満予防や生活習慣病の予防にもなります。ウォーキングにひざ体操を追加してもかまいません。ひざの痛みの再発予防は、「脚の筋肉を落とさないこと」。このことを忘れずに、運動を続けてください。

Q 整形外科で運動療法をやっていれば、ひざ体操は必要ない？

A 整形外科で運動療法、自宅でひざ体操をやりましょう。

理学療法士（ＰＴ）は医師の指示のもとで、身体機能の回復や維持、向上を行う医療技術者です。整形外科によってはリハビリテーションスペースを設けて、理学療法士による運動療法を実施しているところもあります。かかりつけの整形外科でＰＴによる運動療法が受けられるなら、ぜひ相談してください。医療機関でも、脚の筋力をつけたり、ひざ関節の可動域を広げたりする「ひざ体操」がベースになります。

しかし、保険診療で受けられる指導時間は短く限られていますし、ほとんどが予約制ですから、「多くても週に１回」というのが現実です。受診時の運動療法に任せているだけでは脚の筋力はつきませんので、自宅で医療機関で教わったひざ体操を行って、効果を高めましょう。

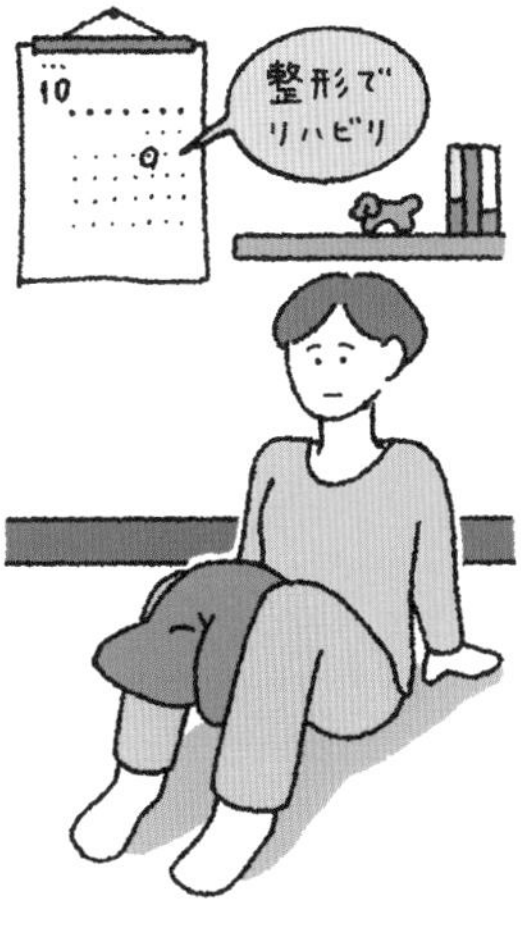

Q 高齢です。今さらひざ体操をやっても、筋力はつかないのでは？

A 歳をとっても筋力はつきます。心配しないでひざ体操を始めてください。

70歳くらいになると、20歳の頃よりも筋肉量が約30％も減少するといわれています。加齢とともに筋肉が減少するのは仕方のないことですが、あきらめることはありません。歳をとっても筋トレなどの運動で筋肉は増え、筋力もアップします。たんぱく質を意識したバランスのよい食事も大切です（140ページ～）。年齢のことは心配せずに、ひざ体操を始めてください。脚の筋肉をつけるとひざの痛みが改善するだけでなく、歩行がしっかりすることで転倒予防にもなります。

転倒は骨折の原因になり、特に高齢者の骨折は転倒によるものが多く、原因の一つに「脚の筋肉の脆弱《ぜいじゃく》さ」があります。脚の筋肉が落ちると、ちょっとしたことでふらついたり、つまずいたりしやすくなるためです。また骨折をきっかけに急激に身体機能（移動機能）が低下して、ロコモティブシンドローム、フレイル（Ｐａｒｔ５）に進み、要介護になるリスクも高まります。脚の筋肉を鍛えることは、健やかな老後のために重要です。できるだけ長く自分の脚で歩くためにも、毎日の生活にひざ体操を取り入れてください。

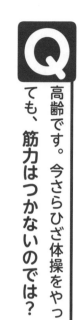

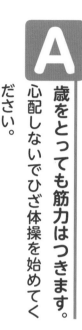

Q ひざの痛みだけでなく、腰痛もあります。ひざ体操をやっても大丈夫でしょうか？

A 心配ありません。腰痛があってもひざ体操を行ってください。

動けないほどの腰痛なら整形外科で原因を調べ、痛みを改善するための治療が優先されますが、日常生活に支障のない程度の腰痛なら、ひざ体操を行ってかまいません。ひざ体操の姿勢は「仰向け」「横向き」「イスに座る」など、腰に負担のかかるものはありませんので、毎日続けても大丈夫です。人にもよりますが、腰痛の原因がひざの痛みをかばうための姿勢のくずれということもあります。ひざ体操でひざの痛みがラクになると姿勢が戻り、腰痛が軽くなることもあります。

ただし、椎間板ヘルニア※1や腰部脊柱管狭窄症※2など、腰椎の病気が原因の腰痛もありますので、しつこい痛みが続くなら、整形外科を受診して、相談するとよいでしょう。

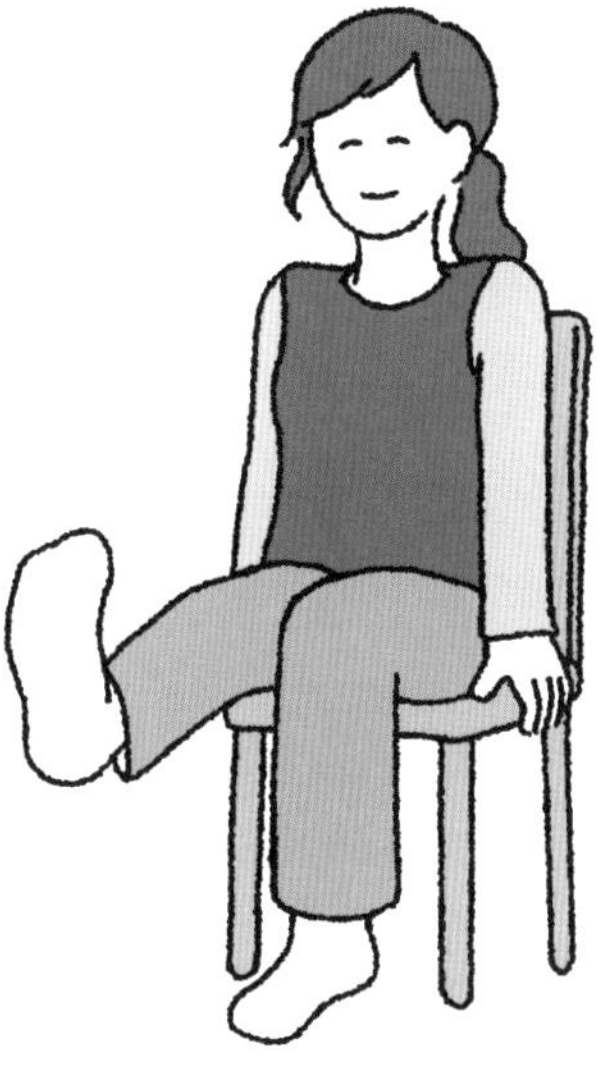

※1　椎間板ヘルニア…背骨を構成する骨（椎骨）の間にある軟骨（椎間板）が変性し、後方に突出する病気。
※2　腰部脊柱管狭窄症…脊髄神経を保護する脊椎に変形が生じて脊髄を圧迫している状態。

Q ひざ体操で痛みがラクになり、久しぶりの山登りに行きたいのですが、注意することは？

A はじめから無理をしないで、ひざを労わる山登りを心がけて。

山登りを目標にひざ体操を続けた人にとっては、ひざの痛みの解消はこの上なくうれしいこと。山登りを再開してかまいません。

でも、ひざの痛み解消後、初めて山登りをするときはリハビリ的な考えで、決して無理をしないことが大切です。長時間の登山や急斜面の歩行はひざに負担をかけ、痛みがぶり返すこともあります。平地より坂道の方が、はるかにひざへの負担は大きいことを覚えておきましょう。特に下り坂には注意が必要です。

久しぶりの山登りは、無理のない時間内で時々休憩を入れながら、傾斜の緩やかな山道を歩くことをおすすめします。ひざの痛みを気にせずに歩けたら、そこから少しずつ以前のペースに戻していくとよいでしょう。

また、いつでも山登りができるひざを維持するために、ひざ体操を続けるとよいでしょう。

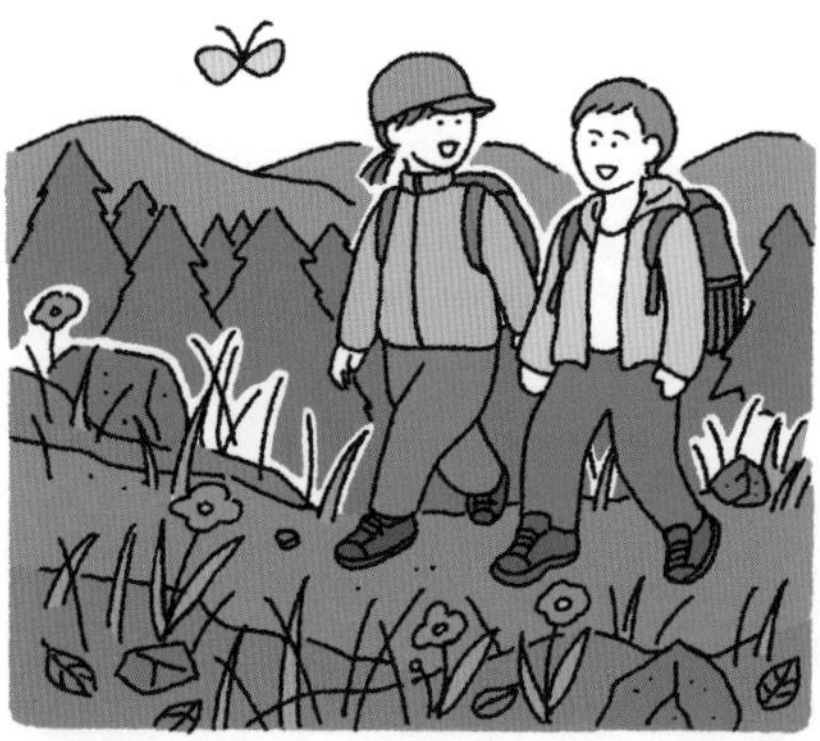

Part. 3

整形外科で受ける治療

変形性膝《ひざ》関節症の治療は3段階

治療のベースは保存療法

変形性膝《ひざ》関節症の治療は段階的に行われ、第1段階は「病気の理解」「ひざ体操などの運動療法」「減量」、第2段階が「薬物療法」（81ページ〜）、「装具療法」（84ページ〜）、「理学療法士（PT）の介入」（80ページ〜）、第3段階が「手術」（86ページ〜）です。ひざの状態によっては第1、第2段階が一緒に進められることもあります。

第2段階までを「保存療法」と呼び、ひざ痛が解消すれば第2段階のうち薬物療法の必要はなくなります。

保存療法で解消しない場合に選択されるのが第3段階の「手術」です。対象は、ひざの痛みで歩行ができないなど日常生活に支障のある場合で、これは全体の1〜2割です。

大切なことは整形外科を受診して、自分のひざの状態がどの段階にあるのかを知り、適切な治療を受けること。受診がまだの人はなるべく早めに受診するようにしましょう。中には「日常生活に支障のないひざ痛なので、どのタイミングで受診してよいかわからない」という人もいるでしょう。その場合は「ひざのこわばりが気になる」「しゃがむときや歩き出しにひざが痛む」などが受診の目安です。

ひざの治療は段階的

保存療法

第1段階
- 病気の理解
- 運動療法（ひざ体操など）
- 減量

第2段階
- 薬物療法
- 装具療法
- 理学療法士の介入

第3段階
- 手術

第1、2段階は同時に進められることも

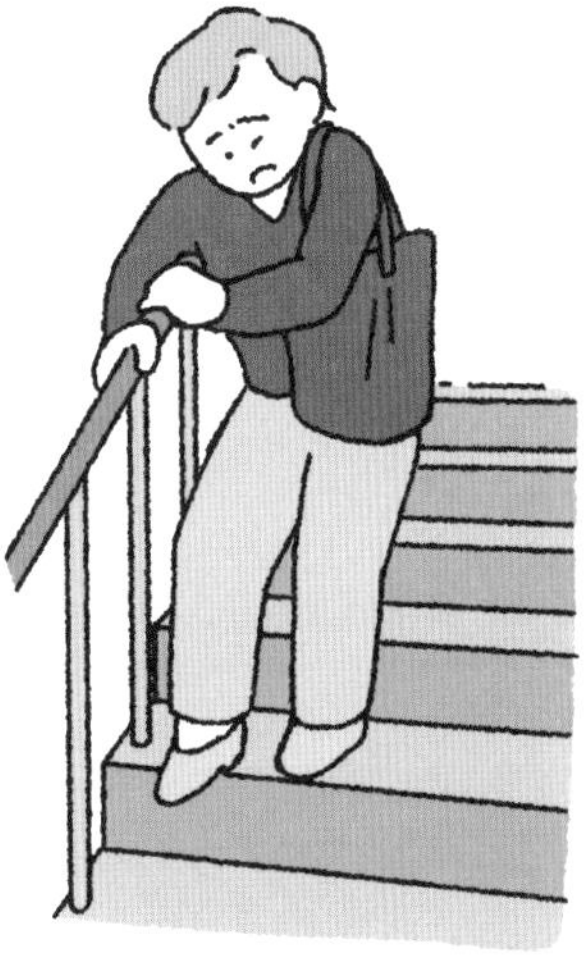

ひざの痛みで階段の昇り降りが苦痛など、日常生活に支障がある場合は、関節のケガや病気の専門外来にかかるのがベター。専門外来のある中核病院を受診する場合は、かかりつけ医による紹介状があるとよい。

整形外科で受けるひざの診察と検査

初診では問診、診察、画像検査などが行われる

整形外科とは、骨、軟骨、関節、筋肉、靭帯《じんたい》、神経といった運動器官を構成する組織を診る診療科。専門分野には、「脊椎《せきつい》（背骨と脊髄）外科」、「手の外科」「肩関節外科」「股関節外科」「ひざ関節外科」、スポーツによるケガや障害を扱う「スポーツ外科」「リウマチ外科」、腫瘍を扱う「骨・軟部腫瘍科」などがあります。しかしこうした専門外来を設けているのは大学病院をはじめとした中核病院に限られます。みなさんが初めて受診するのは、整形外科の総合診療を

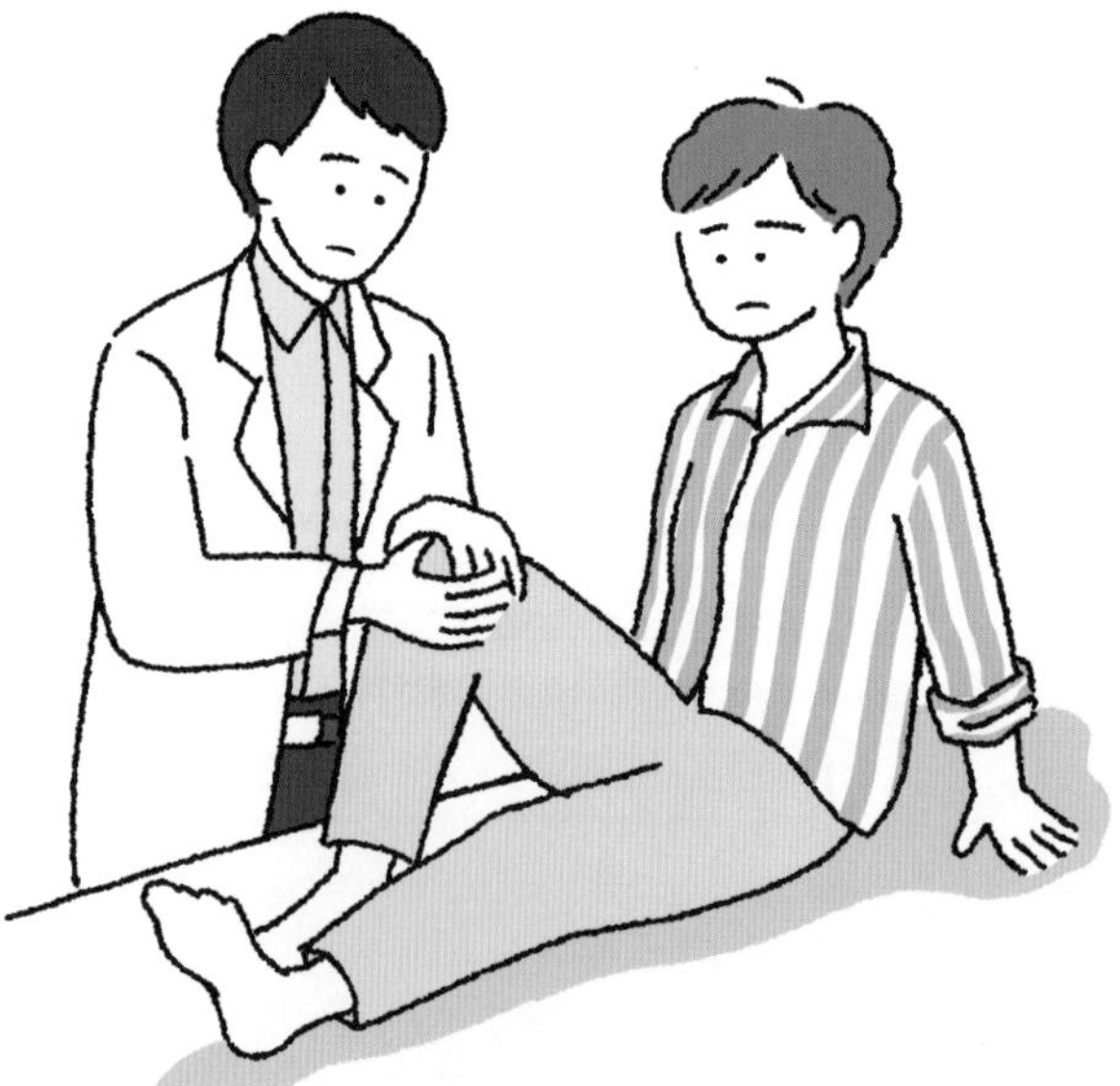

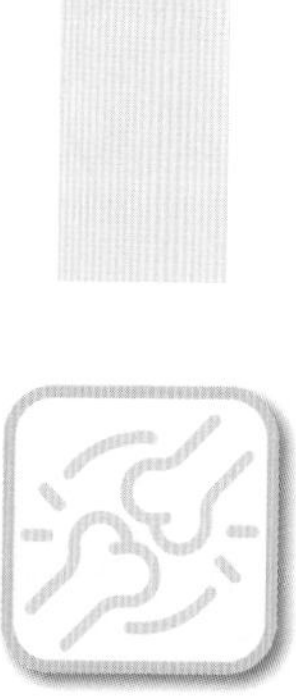

行うクリニックが大半でしょう。今はレントゲンに写りにくい軟骨や筋肉の状態までわかる「MRI（磁気共鳴画像）検査」の設備を整えたところも増えているようです。また、リハビリテーションスペースを設け、理学療法士（PT）による運動療法を行っているところもあります。選ぶときは設備や通院のしやすさなども含めて検討しましょう。

整形外科では問診（下参照）と合わせて、ひざの腫れや水がたまっていないか、歩行の状態やひざの可動域の状態などを診察し、レントゲンを撮ります。レントゲンの画像は、ひざ関節の様子がわかる大切な診断材料になります。

また、ひざ痛の原因として変形性膝《ひざ》関節症以外の病気が疑われる場合、血液検査を行って、関節リウマチや痛風、偽《ぎ》痛風などが隠れていないか確認し、鑑別診断に役立てます。

メモして受診しよう！ 受診時に聞かれること（問診）

- いつ頃から、どんなときに痛むか？
- ひざ以外に痛むところはあるか？
- 過去にひざにケガをしたことがあるか？
- 痛風や関節リウマチなど、関節が痛む病気を指摘されたことはあるか？

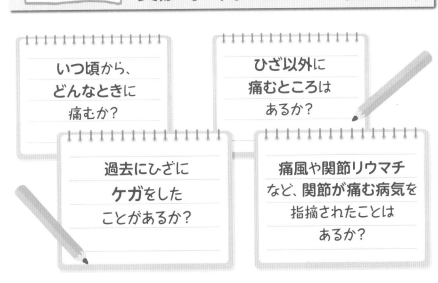

診断に必要な検査

レントゲン撮影の他に、ひざの病気の鑑別診断のために
様々な検査が行われることがあります。

必ず行う検査

レントゲン検査

レントゲンは正面と横の２方向から撮影。骨は白く写り、ひざ関節の骨の変形がよくわかる。

正常なひざ関節

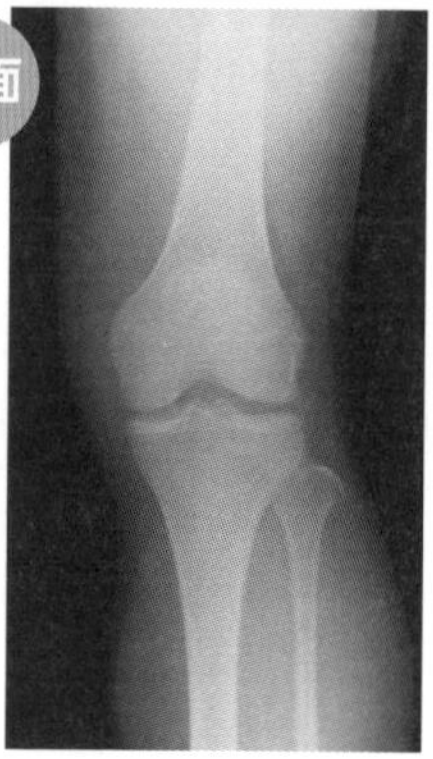

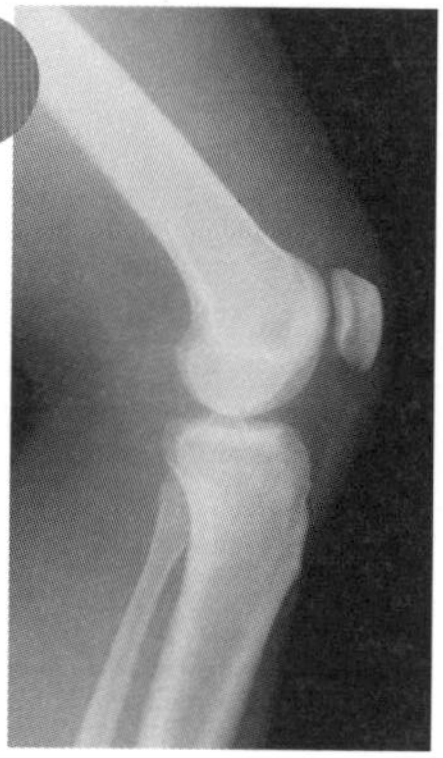

正常なひざ関節は、大腿骨と脛骨《けい》にすき間があり、骨と骨が接触していない。

変形性膝《ひざ》関節症

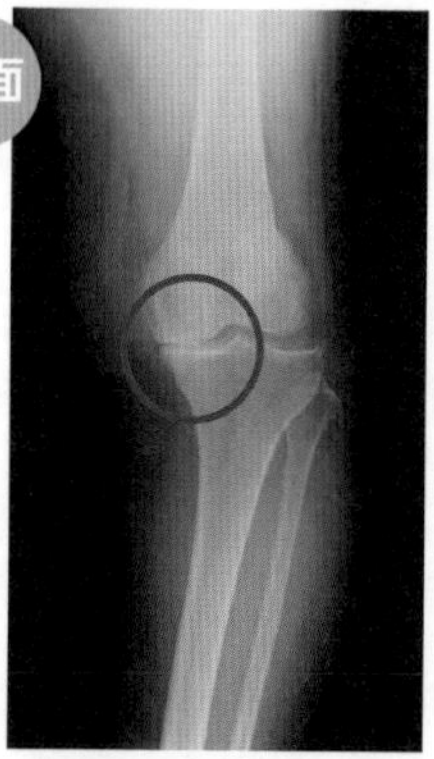

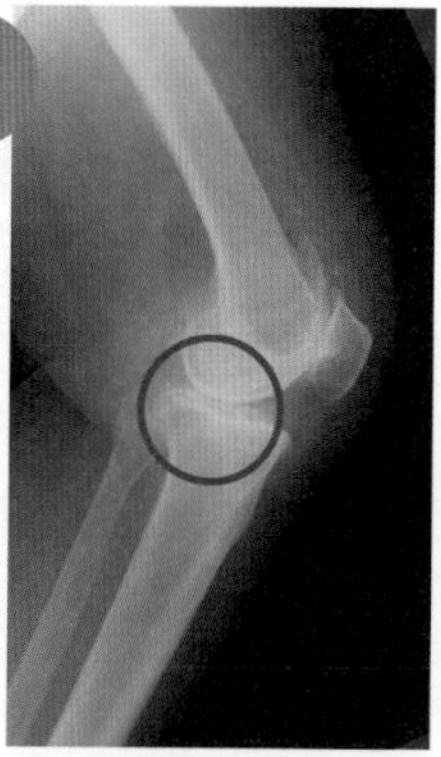

関節軟骨がすり減って大腿骨と脛骨のすき間が狭くなり、骨と骨がぶつかっている。

画像提供／中川 匠

より詳しく調べる検査

MRI（磁気共鳴画像）検査

強力な磁気をあてながら撮影する。半月板、軟骨、骨、靭帯《じんたい》など、ひざ関節まわりの状態も詳しくわかる。レントゲンではわかりにくい大腿骨内顆《ないか》骨壊死《えし》や半月板損傷なども確認できる。医療機関によってはCT（コンピュータ断層撮影）検査を実施するところもある。

MRI 検査の画像

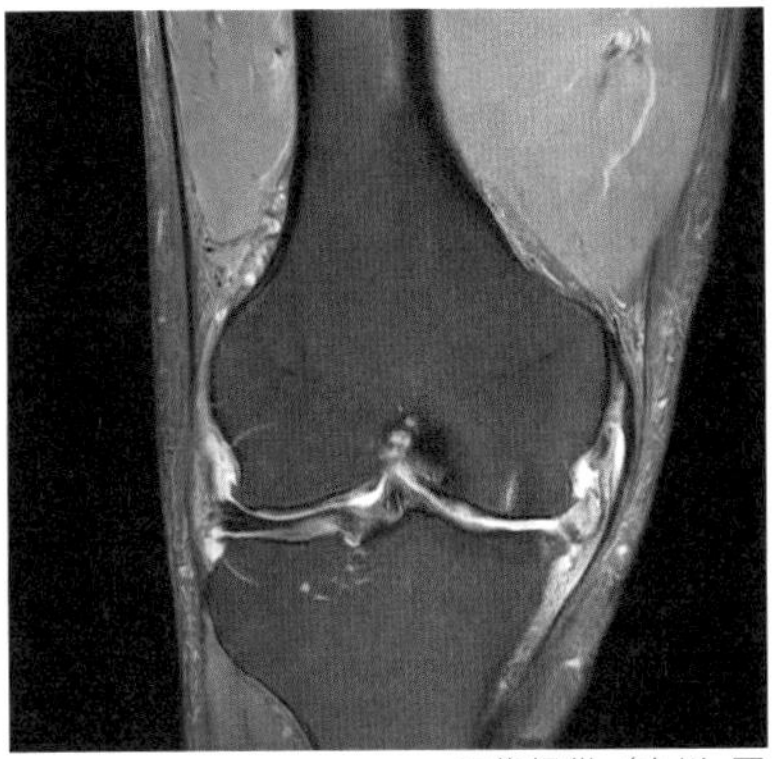

画像提供／中川 匠

血液検査

ひざ痛の原因として、痛風や関節リウマチなどが疑われる場合に行われる。

関節液検査

ひざ関節に水（関節液）がたまっている場合、注射器で抜いた関節液の成分から、炎症の程度や関節に関連する病気を診断する。

関節鏡検査

関節内に内視鏡を挿入し、モニターに映し出された画像で関節内の状態を直接確認する。関節鏡で見ながら手術も可能（関節鏡視下手術、88 ページ）。

保存療法の種類と特色

運動療法に力を入れている整形外科もあれば、患部に赤外線をあてたり微弱電気を流したりする物理療法や内服や貼り薬、関節内注射といった薬物療法がメインのところもあります。ここでは一般的な整形外科で行われる主な保存療法を紹介します。

1 運動療法（リハビリテーション治療）

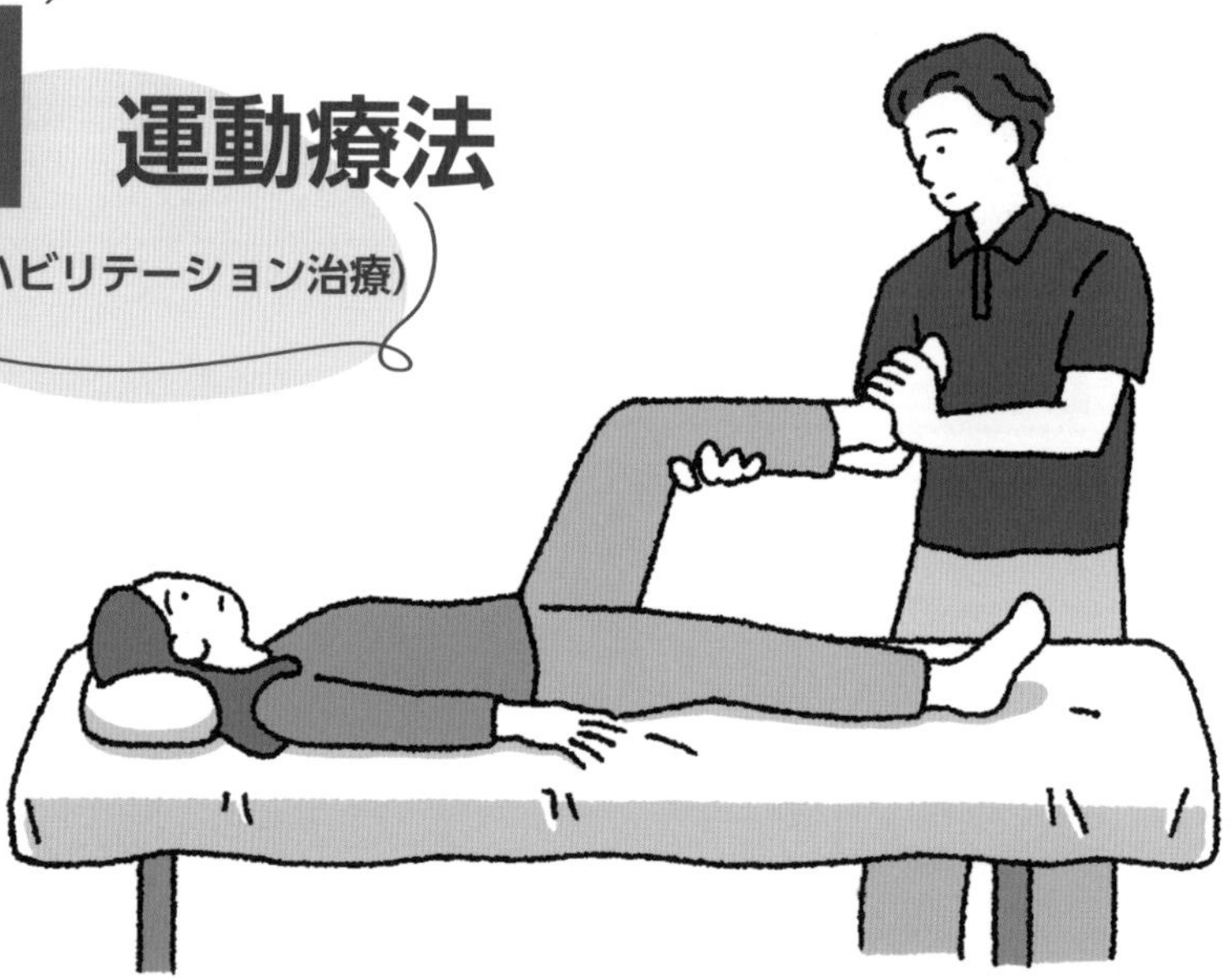

運動療法は、整形外科医の指示のもとで理学療法士（PT）が治療計画を立てて指導します。変形性膝《ひざ》関節症の場合、硬くなった関節包や筋肉をやわらかくするための「可動域拡大訓練」や、大腿四頭《しとう》筋などひざ関節の動きを支える筋肉を鍛える「筋力強化訓練」などを行います。
ただし、リハビリテーションスペースがなかったり、PTがいなかったりする整形外科では、医師から運動指導を受けて自宅で行います。

2 薬物療法

●外用薬　●内服薬
●関節内注射

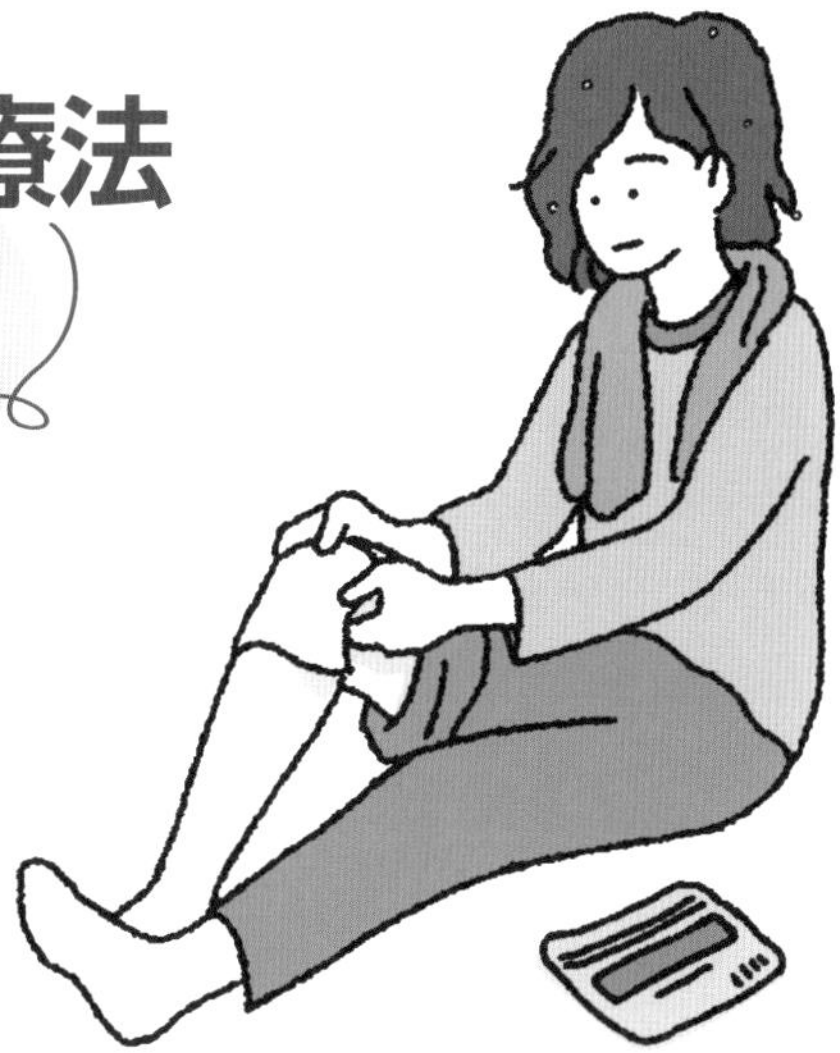

鎮痛・消炎作用のある内服薬や貼り薬、坐薬などで痛みや炎症を抑えます。また、炎症を抑えたり、ひざ関節の動きを滑らかにしたりすることで痛みを緩和する「関節内注射」を行うこともあります(83ページ)。

外用薬

皮膚から吸収された有効成分が、炎症や痛みを和らげる。医療機関でよく処方されるのが貼り薬。人によってはゲルやクリームなどが処方されることもある。近年、より強力なタイプ（右）も使われている（詳しくは94ページ）。

いろいろな貼り薬

Strong 強力なタイプ

ロコアテープ
（変形性関節症専用の湿布薬）

非ステロイド性消炎鎮痛薬。全身作用型。患部（ひざ）に1日1回、同時に貼付は2枚まで。他の消炎鎮痛薬との併用不可。

ジクトルテープ

非ステロイド性消炎鎮痛薬。全身作用型。胸部、腹部、上腕部、背部、腰部又は大腿部に貼付し、1日（約24時間）毎に貼り替える。他の消炎鎮痛薬との併用不可。

※上記の貼り薬を使うときは、医師・薬剤師の指示を遵守してください。

Mild 一般的なタイプ

ロキソニンテープ、ボルタレンテープ、モーラステープ（ともに非ステロイド性抗炎症薬）。

内服薬

全身に作用して痛みや炎症を抑える。胃腸障害を伴うことが多いため、胃薬と一緒に処方されることもよくある。近年種類が増え、痛みの状態に合わせて選択できるように。

アセトアミノフェン

解熱剤としても使われ、脳で感じる疼痛刺激を抑える作用がある。抗炎症作用はほとんどない。胃や腎臓への負担も少ないため、小児や高齢者によく使われる。

商品名 カロナール、アセトアミノフェン、コカールなど。

非ステロイド性消炎鎮痛薬

NSAIDs

炎症や痛みに関連する物質を抑制し、炎症や痛みを緩和する。一般的な痛み止め薬として最もよく処方される。副作用は、胃腸・腎臓障害など。

商品名 ロキソニン、ロキソプロフェン、ボルタレン、イブプロフェンなど。

COX－2選択的阻害薬

NSAIDsよりも胃腸障害の副作用が少ないため、例えば「ロキソニンで胃が痛い」という場合に選ばれることが多い。副作用は、心臓・腎臓障害など。

商品名 セレコックス、セレコキシブなど。

オピオイド鎮痛薬

脳・脊髄にある痛みの受容体（オピオイド受容体）に作用して、脊髄から脳に伝わる痛みを鈍化させる。アセトアミノフェンとオピオイドの2成分を配合した薬が用いられることもある。副作用は、吐き気、めまい、便秘、眠気など。

商品名 トラムセット、トラマール、ワントラムなど。

デュロキセチン

脊髄から脳への痛みの伝達を抑制する「下行性疼痛抑制系」に作用して痛みを緩和する。痛みを抑える力が弱まり、ちょっとした痛みに敏感になった状態を改善する。副作用は、眠気、吐き気、めまいなど。

商品名 サインバルタ、デュロキセチンなど。

関節内注射

関節内に直接注射して、炎症や痛みを抑えたり、ひざ関節の動きを滑らかにしたりする。

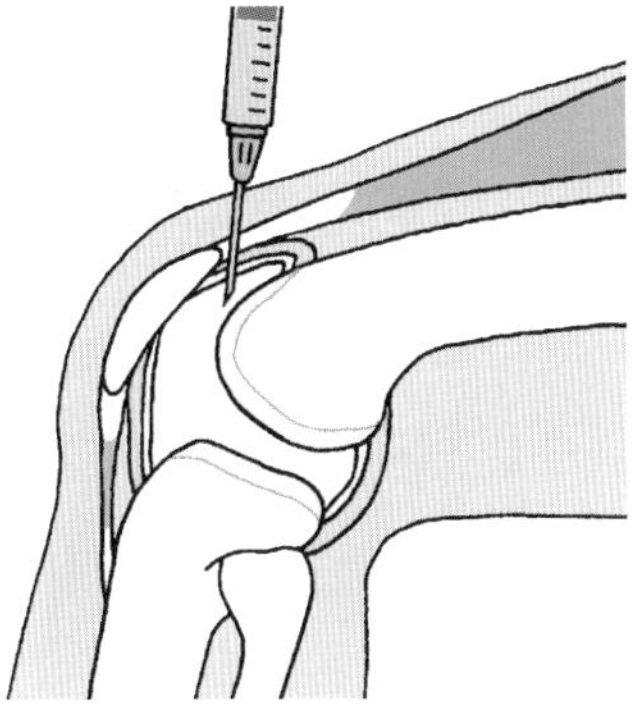

関節内への感染予防のため、よく消毒してから注射する。

ヒアロルン酸

ヒアロルン酸は関節液、関節軟骨などに多く含まれる成分で、潤滑作用や緩衝作用など、関節の動きをよくする働きがある。これをひざ関節に直接注射することで関節の動きをスムーズにして痛みを緩和する。他に、ヒアロルン酸に抗炎症薬を化学的に結合させたタイプ（商品名：ジョイクル）が使われることもある。

ステロイド薬

抗炎症作用が強く、特に関節に水がたまるような強い炎症がある場合や、発赤、腫脹、強い痛みがある場合に効果が高い。治療期間、回数を考慮しながら行う。

Check！ 痛みと鎮痛薬との関係

「鎮痛薬（痛み止め薬）の効果は一時的なもの」と敬遠されることがあります。しかし痛みをがまんし続けていると、休みなく痛みのシグナルが脳に伝わり、痛みの伝達に関連する脊髄の上位ニューロン（神経細胞）の反応が敏感になり、慢性疼痛（3 カ月以上続く痛み）や患部とは別の部位が痛くなる「感作《かんさ》現象」（ワイドバック現象）を誘発することがあります。そのため今は「痛みはがまんせず、適切な鎮痛薬で緩和したほうがよい」という考え方が主流です。以前までの鎮痛薬の中心は、アセトアミノフェンや非ステロイド性消炎鎮痛薬でしたが、痛みが脳に伝わる回路をブロックする「オピオイド鎮痛薬」、ちょっとした痛みに敏感になり、あちこち痛くなる場合に有効な「デュロキセチン」などの登場で、痛みはよりコントロールされやすくなりました。ひざの痛みにも広く使われています（右ページ）。

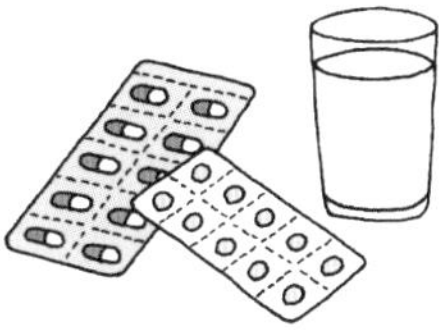

3 装具療法

- ひざサポーター
- T字杖
- インソール（足底板）

ひざ痛やO脚が進み歩行が不安定になった場合、インソールやひざサポーターなどの装具でひざの負担を軽くして、日常動作をしやすくします。整形外科でどの装具がよいか相談して、症状に合った装具を選ぶとよいでしょう。

ひざサポーター

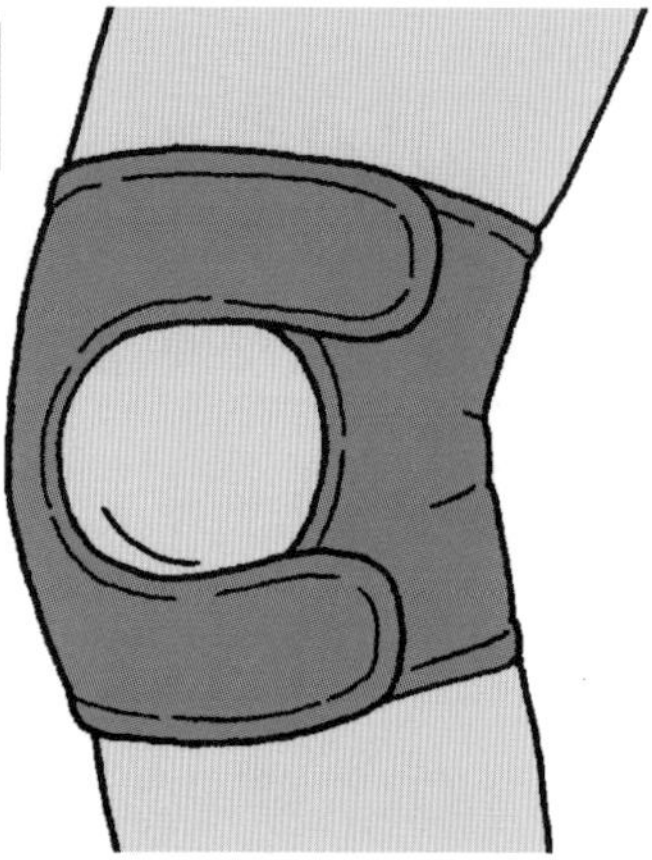

ひざを動かしたときの痛みを軽減し、歩行時の不安定さを改善するための装具。整形外科でひざ頭の周囲を測って、適したサイズを処方してもらう（医療用は公的保険の適用あり）。

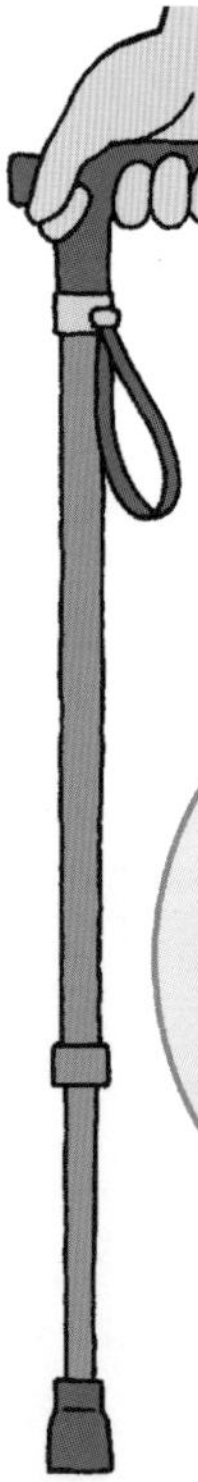

T字杖

自力で歩行できる人の歩行をより安定させるためのもの。ただし、何かしらの原因で手に痛みがある場合は使えない（公的保険の適用なし）。

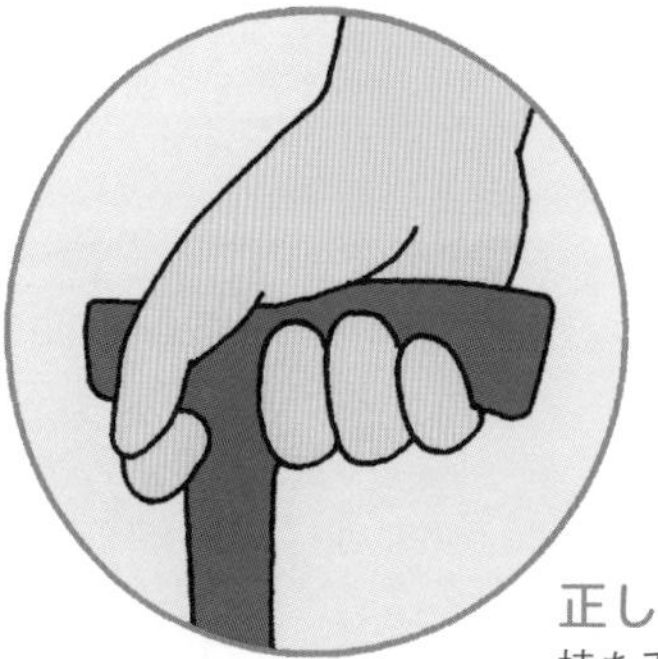

正しい持ち方
持ち手を人差し指と中指で挟むようにして持つ。

インソール（足底板）

変形性膝《ひざ》関節症によるO脚が進むと、すり減った内側の軟骨により負担がかかり、ひざの痛みが増す。インソールは、靴底に入れて足の外側を盛り上げて、ひざにかかる負担を均等にすることで痛みを和らげる（公的保険の適応あり）。

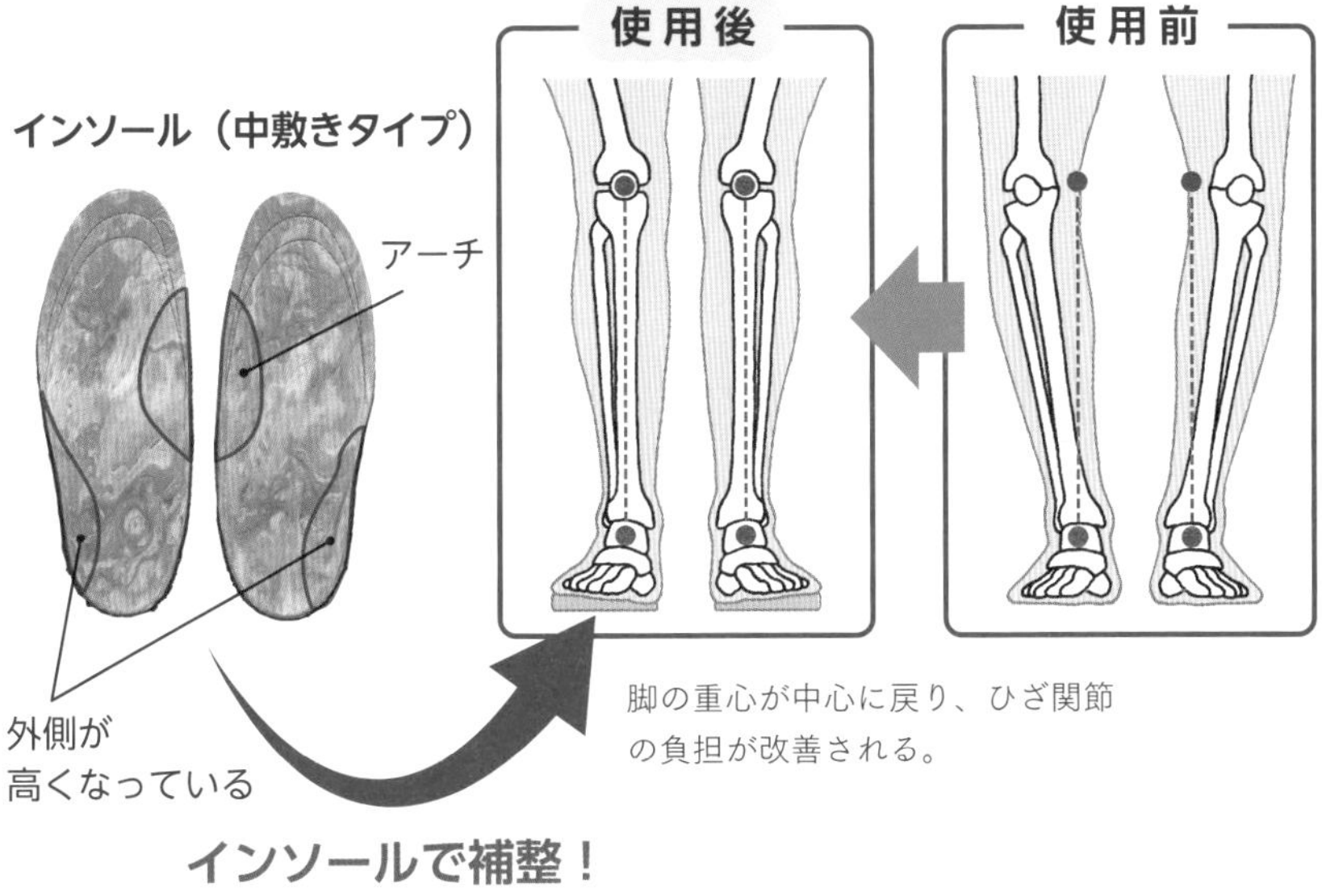

脚の重心が中心に戻り、ひざ関節の負担が改善される。

4 物理療法

（電気治療）

●干渉波、低周波、赤外線、超音波など

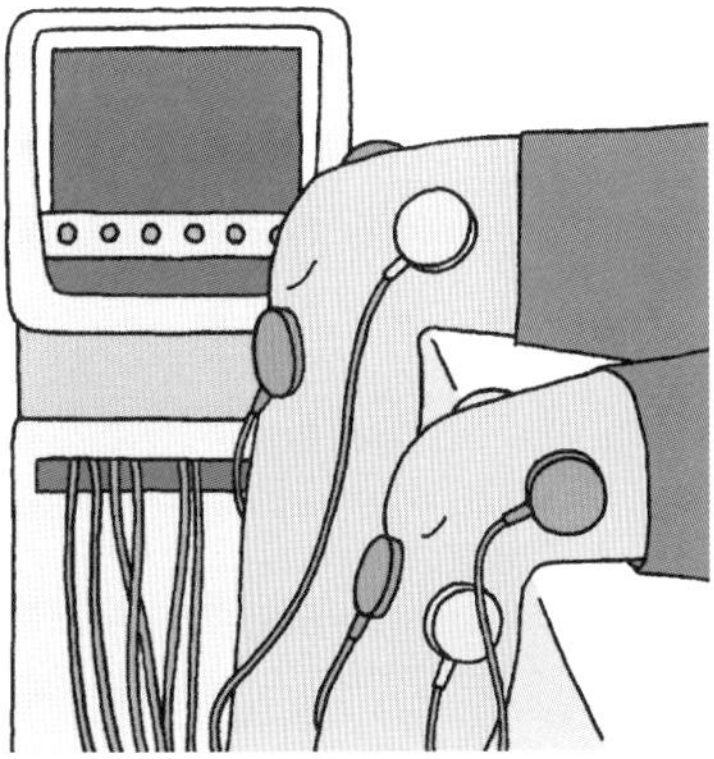

関節の拘縮《こうしゅく》を防いだり、炎症を抑えたりする目的で、患部に微弱な電気を通したり、赤外線で温めたりする治療法。

変形性膝《ひざ》関節症の手術

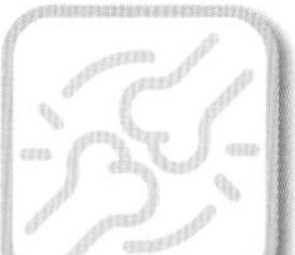

手術は総合的な判断で決められる

本来、変形性膝《ひざ》関節症によるひざ痛の多くは運動療法で改善されます。しかし「3カ月以上運動療法を続けたけれど痛みが改善しない」「ひざ関節の変形が進んで痛みが悪化して、日常生活に支障が生じている」といった場合、手術が検討されます。

変形性膝関節症の手術は主に、①関節鏡視下手術②高位脛《けい》骨骨切り術（膝《ひざ》周囲骨切り術）③人工膝《ひざ》関節置換術があります（88ページ〜）。

ひざ関節の手術は、経験豊富な整形外科医がいて設備の整った病院で行われることがほとんどです。手術を検討する場合は、かかりつけ医とよく相談し、条件の揃った病院を紹介してもらうとよいでしょう。

手術をするかしないかは、運動療法や減量を行ってきたかどうか、ひざの痛みの程度、画像検査の結果、本人の意思などから総合的に判断されます。

①〜③のどの手術が適しているかは、関節軟骨のすり減りの程度、年齢、手術後どのような活動を希望するか、などから決められます。

入院期間は手術法によって様々で、入院中〜退院後も一定期間のリハビリが必要です。

こんな場合に手術が検討される

＼よくあるケース／

運動療法を
3～6カ月
行っても
改善されない

ひざ関節の
変形が進んで、
手術以外の
選択肢がない

痛みで
日常生活が
送れない！

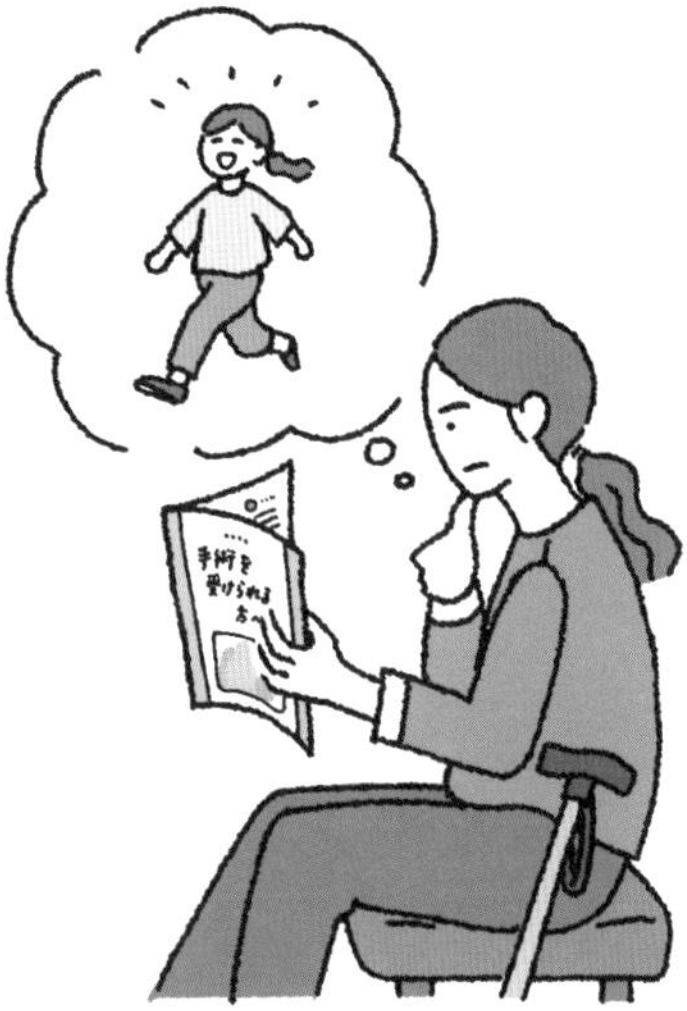

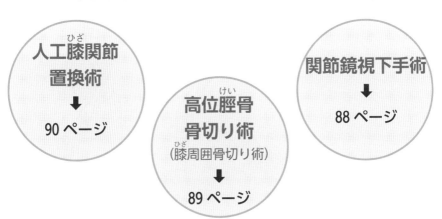

手術後は痛みから解放され、以前の日常が取り戻せる人が多い。希望する場合、整形外科医から詳しい話をよく聞いて検討を。

どの手術法にするかは、症状、年齢、手術後の活動などによって決められる

人工膝《ひざ》関節置換術
⬇
90 ページ

高位脛《けい》骨骨切り術
（膝《ひざ》周囲骨切り術）
⬇
89 ページ

関節鏡視下手術
⬇
88 ページ

手術法 1 関《かん》節《せつ》鏡《きょう》視《し》下《か》手《しゅ》術《じゅつ》

どんな手術？

関節のまわりの皮膚に小さな穴を開けて内視鏡を挿入。モニターに映し出される画像を見ながら、ひざ関節の引っかかりや痛みの原因になっている軟骨組織の破片や増殖した滑《かつ》膜を除去したり、傷ついた半月板を修復したりする。

対象になる人

関節軟骨のすり減りが比較的軽く、痛みが軽い人。半月板や靭帯《じんたい》に損傷のある場合も対象に。

入院期間 3～5日間

日常生活に戻るまで 手術後2～4週間

メリット

- メスで皮膚を切らないので傷が残らない
- 侵襲《しんしゅう》が少なく、術後の退院が早い
- 日常生活に早く戻れる

デメリット

- 一時的な痛みの改善で、痛みが再発することがある

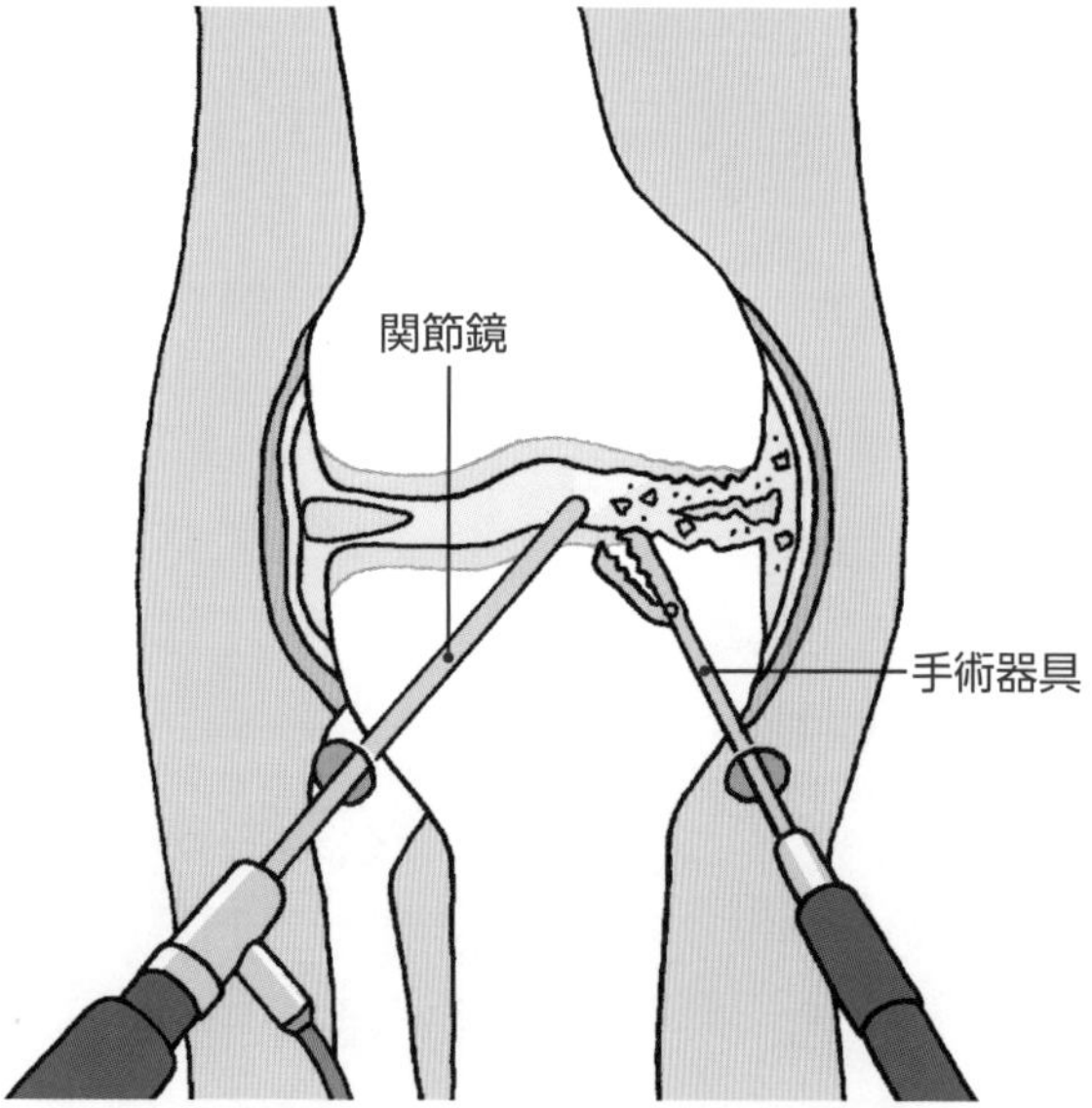

手術法 2 高《こう》位《い》脛《けい》骨《こつ》骨《ほね》切《き》り術《じゅつ》

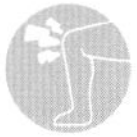

(膝周囲骨切り術)

どんな手術?

脛《けい》骨(すねの骨)の一部にV字型の切り込みを入れて角度を調整し、人工骨を挟んで金属のプレートで固定する。これによりひざ関節の変形を矯正してO脚、ひざ痛を改善する。術後1～2年で、脛骨に入れた金属プレートを抜去する手術を受ける。

対象になる人

手術後も仕事やスポーツを行いたい、活動的な40～60代。

入院期間 2～4週間

日常生活に戻るまで 手術後2～3カ月

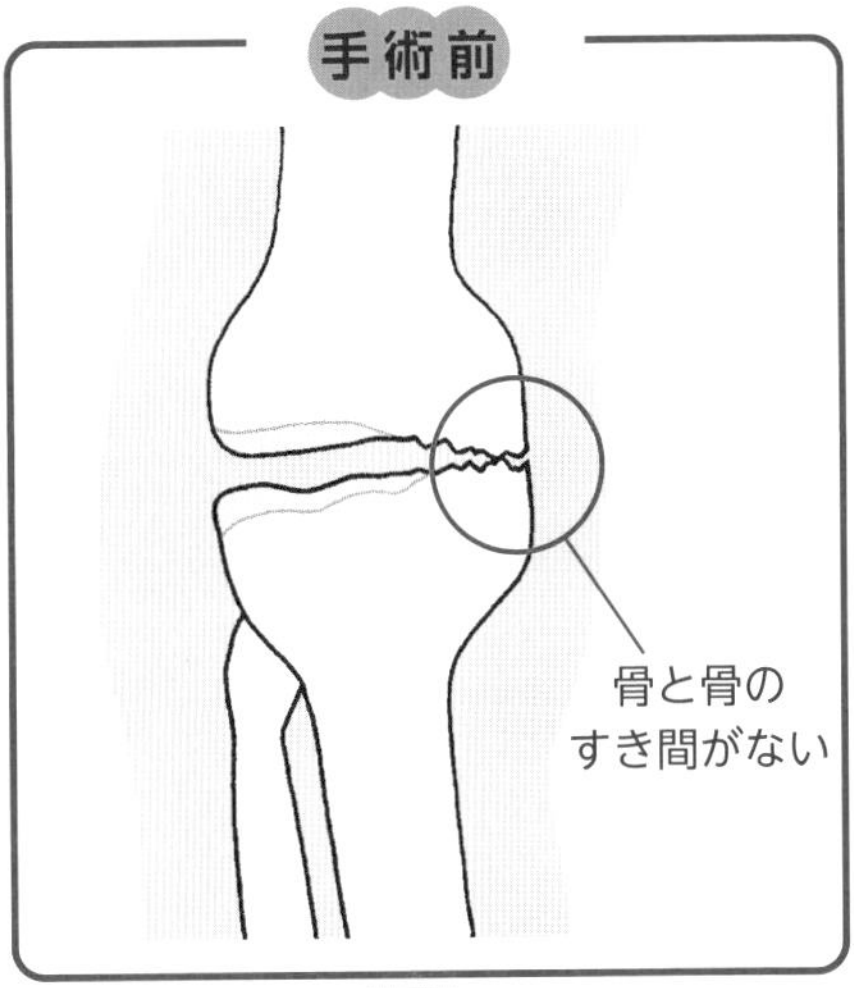

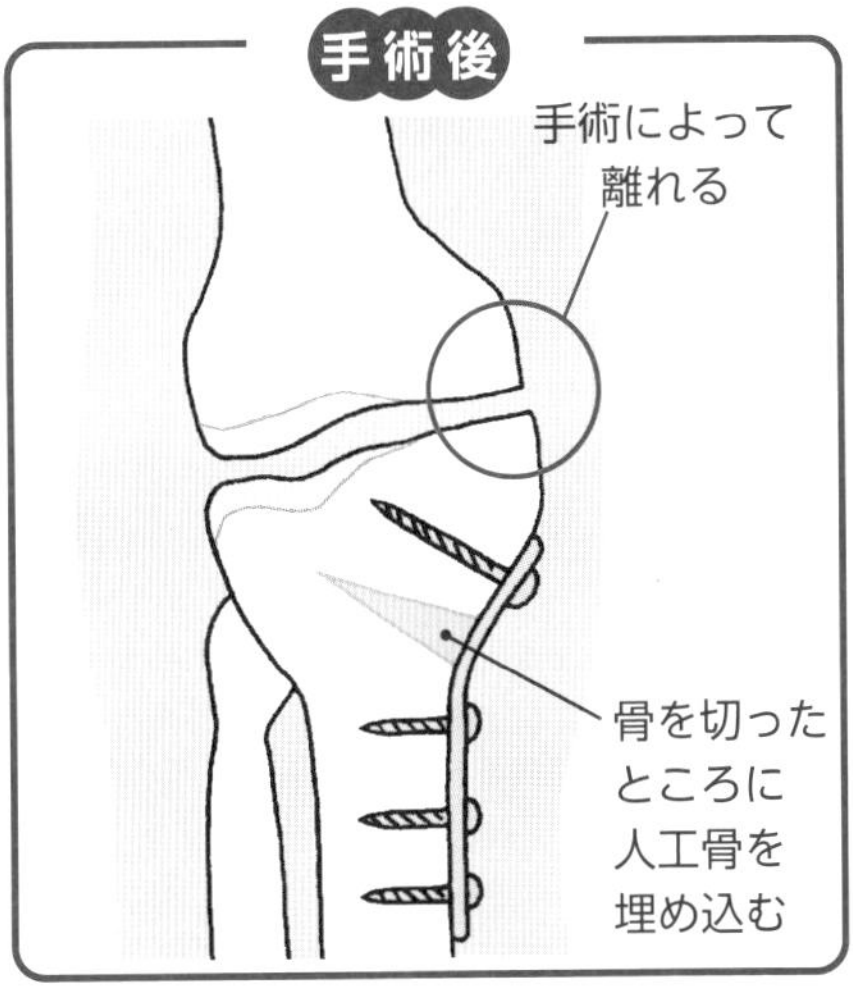

メリット

- ひざ関節が残せて、正座も可能
- スポーツや肉体労働ができる

デメリット

- リハビリ期間が長く、以前の日常生活に戻るのに数カ月程度かかる

手術法 3

人《じん》工《こう》膝《ひざ》関《かん》節《せつ》置《ち》換《かん》術《じゅつ》

どんな手術？

ひざ関節部の大腿骨、脛《けい》骨の関節表面の損傷した部分を取り除き、人工関節（インプラント）に置き換える手術。ひざ関節全体が傷んでいて変形が進んでいる場合は、関節全体を人工関節に置き換える「人工膝《ひざ》関節全置換術」(TKA)、骨の損傷がひざ関節の内側（あるいは外側）だけで、十字靭帯《じんたい》が損傷してない場合は、部分的に人工関節に置き換えて自分の関節を残す「人工膝関節単顆《か》置換術」(UKA) と、病状に合ったほうが選択される。

対象になる人

骨の変形、痛みが強くて日常生活に支障がある中・高齢者。

メリット

- 下肢の変形が治り、脚がまっすぐになる
- 傷が小さい
- 痛みから解放される

デメリット

- 手術後、3〜6カ月の間、ひざの腫れが続く
- まれに感染、血栓症、人工関節のゆるみが起こることも

入院期間 2〜3週間

日常生活に戻るまで 手術後2〜3か月

Check！ 人工関節置換術のナビゲーションシステムとは？

近年、ひざ関節や股関節などの人工関節置換術に普及しているコンピュータ支援手術システムのこと。これは車のナビゲーション（カーナビ）の仕組みによく似ていて、人工関節を誤差なく埋め込むために手術器具をどの方向にどのくらい移動させればよいかをコンピュータが割り出し、画面に表示。術者は、人工関節を設置する位置や角度をその画面で確認しながら正確に手術を進めることができます。

これにより術後の合併症の予防や長期にわたる関節機能の維持が期待でき、全国の中核病院を中心に普及が進んでいます。

またナビゲーションをさらに進化させた「ロボット支援手術」(102ページ) も行われています。

関節全てを
人工関節
に置き換える

人《じん》工《こう》膝《ひざ》関《かん》節《せつ》全《ぜん》置《ち》換《かん》術《じゅつ》（TKA）

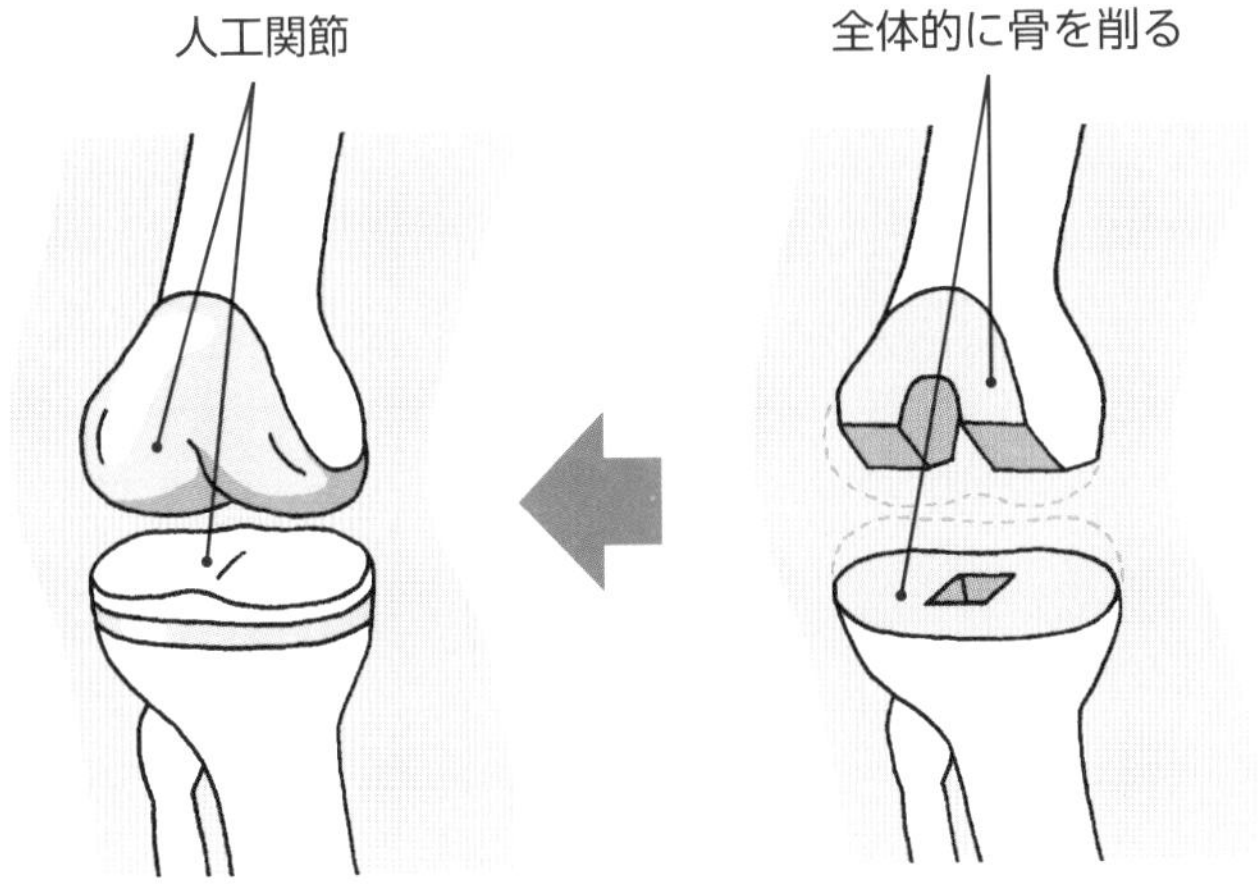

脛骨、大腿骨の損傷面を全体的に取り除き、人工関節に置き換える。

関節の一部を
人工関節
に置き換える

人《じん》工《こう》膝《ひざ》関《かん》節《せつ》単《たん》顆《か》置《ち》換《かん》術《じゅつ》（UKA）

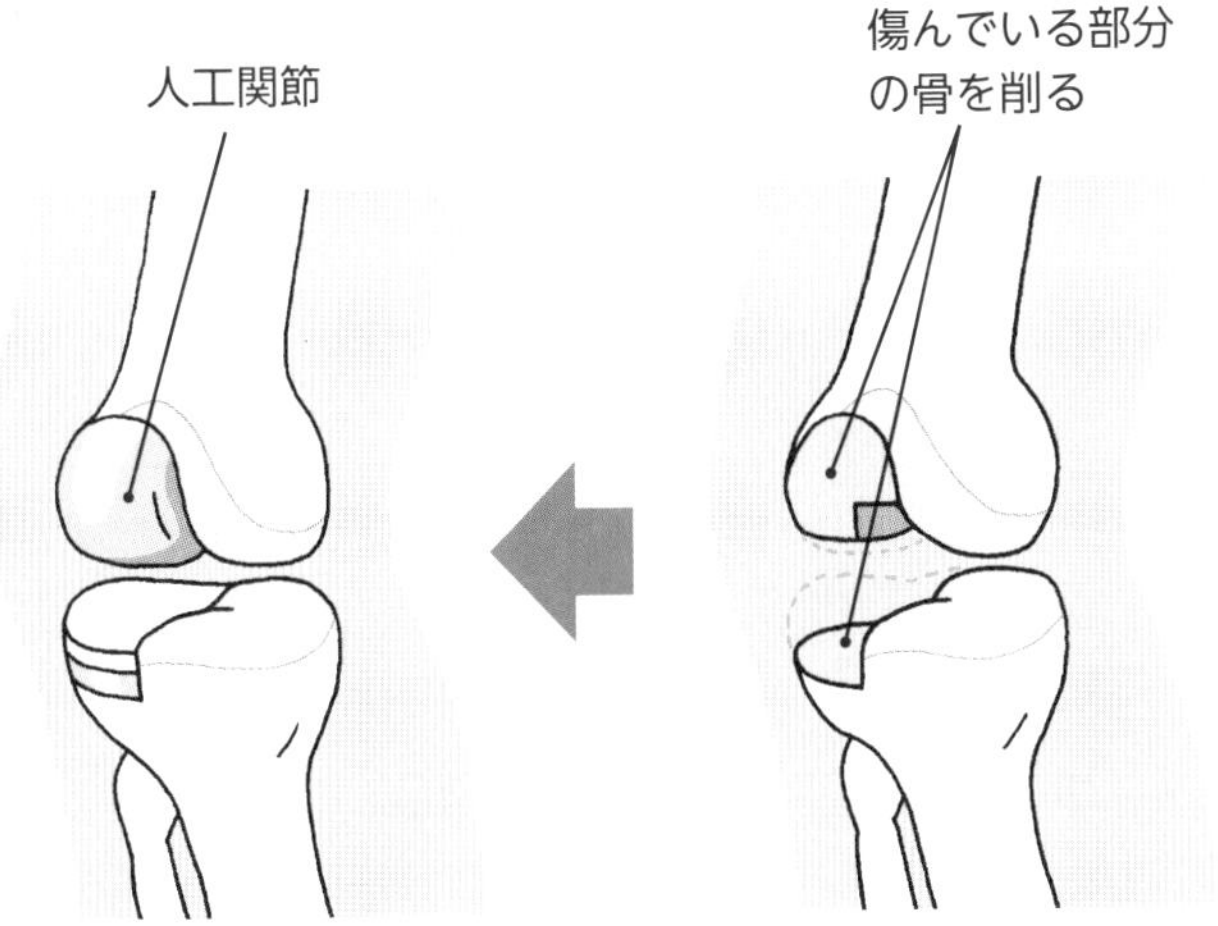

部分的に損傷している骨を取り除き、人工関節に置き換える。

Q PRP療法という言葉をよく聞きます。どんな治療法ですか？

A 自分の血液から作られたPRP（多血小板血漿）を用いた再生医療。

PRP療法は、患者さん自身から採取した血液からPRP（Platelet Rich Plasma／多血小板血漿）と呼ばれる物質を取り出し、関節内に直接注射する、再生医療の一つです。血小板に含まれる成分による傷の修復作用などが期待されています。

整形外科領域では、変形性膝関節症、変形性股関節症などの関節疾患、上腕骨外側上顆《がいそくじょうか》炎（テニス肘）や上腕骨内側《ないそく》上顆炎（ゴルフ肘）などのスポーツ外傷、靭帯《じんたい》損傷や半月板損傷などにも活用されています。

変形性膝関節症に対する治療方法は、患者さんから採血した血液で作成したPRPを、ひざ関節に直接注射します。基本的に通院治療で、治療期間、回数は人によって様々です。

他に、関節内の疼痛《とうつう》や炎症の軽減に着目した「ACP」（Autologous Conditioned Plasma／自家調整血漿）という治療法もあります。

PRP療法やACPを実施する医療機関は少しずつ増えているようですが、公的保険の適用外で、一般的に費用はかなり高額です。

検討する場合は、かかりつけの整形外科医の意見を聞いたり、家族とよく相談したりしましょう。

Q ひざが痛いので整形外科にかかろうと思いますが、MRI設備があるところがよい？

A MRI設備があるかどうかにこだわらなくても大丈夫。

変形性膝《ひざ》関節症かどうかを確認するためには、レントゲン撮影ができれば問題ありません。レントゲンの画像でひざ関節の変形が見られない場合、別の原因を探るためにMRI検査が必要になることもあります。受診した整形外科にMRIの設備がなくても、医師がMRI検査が必要と判断すれば、設備の整った医療機関に紹介することもあります。

また、地域によってはMRIやCT検査などの画像検査・診断を専門とするクリニックやネットワークもあり、整形外科などの医療機関からの紹介で画像検査だけをそこで受けることもできます。

整形外科を選ぶときは、MRI設備のある、なしを基準にするより、口コミや通院のしやすさなどにウエイトをおくとよいでしょう。

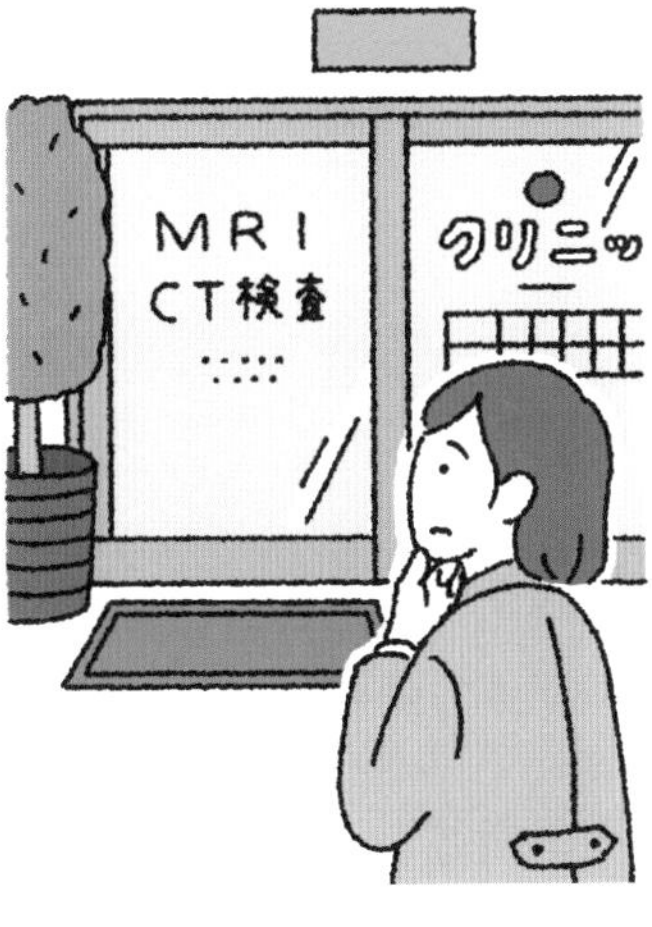

Q 鎮痛薬を併用してはいけない貼り薬があるのはなぜですか？

A 鎮痛成分が内服薬と同じくらいあるため、貼り薬と内服薬を併用すると過剰投与になるためです。

非ステロイド性消炎鎮痛薬の貼り薬の中で、特に鎮痛作用が高いものに「ロコアテープ」（一般名：エスフルルビプロフェン、ハッカ油）と「ジクトルテープ」（一般名：ジクロフェナクナトリウム）があります。

ロコアテープは変形性関節症専用の湿布薬で、全身作用型。ジクトルテープも全身作用型で、当初はがん性疼痛の緩和を目的に発売され、2022年に腰、首、肩、ひざの痛みなど整形外科疾患にも適応になりました。

ロコアテープもジクトルテープも、皮膚から吸収される鎮痛成分の量が、鎮痛薬を飲んだときと同じくらいあります。そのため、これらを貼ったまま鎮痛薬を飲むと過剰投与になり、副作用のリスクが高まる可能性があるため、可能な限り避けることになっています。

また、貼付けも1日1回、2枚までと決められ、それ以上の使用は禁止されています。こうした貼り薬を処方されたら医師・薬剤師の指導をしっかり守って使いましょう。

なおジクトルテープを貼る部位は、胸部、腹部、上腕部、背部、腰部、大腿部など。ひざではありませんので注意しましょう。

Q 物理療法を続けていますが、変形性膝《ひざ》関節症によるひざの痛みは解消しますか？

A ひざ体操をプラスして、脚の筋力をつけて。

整形外科では、公的保険の適応で、物理療法（電気治療）が受けられます。目的は、患部の痛みを和らげる、血液循環を促す、むくみを軽減させるなど。方法は患部に低周波や干渉波などの電気を流す、赤外線をあてて温める、超音波をあてるなど、様々です。

物理療法は、「受けていると痛みがラク」という人もいれば「あまり効果は感じられない」など、感じ方には個人差があります。物理療法を続けるか続けないかは、定期的にひざの状態を主治医に伝えて、相談して決めるとよいでしょう。

ただし、変形性膝関節症によるひざの痛みは、ひざ関節という運動器の障害により起きています。物理療法だけに頼るのではなく、ひざ体操をプラスして脚の筋力をつけることが大切です。

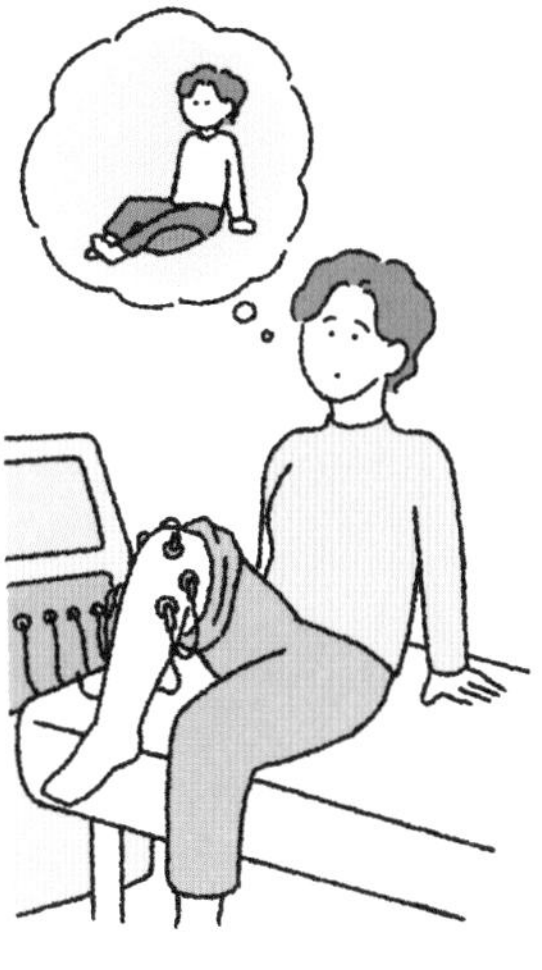

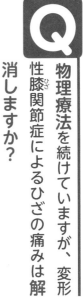

Q

日常動作でひざにひっかかり感とともに、強い痛みを伴います。

A

関節内遊離体《ゆうり》（関節ねずみ）の可能性があり、場合によっては手術の必要があります。

症状から原因を推測すると、「関節内遊離《ゆうり》体」の可能性があります。関節内遊離体とは、ひざの病気やケガによって関節軟骨やその下の軟骨下骨《かこつ》の一部がはがれたカケラ（軟骨骨片）のこと。細かいカケラが関節内を自由に動き回ることから、別名「関節ねずみ」とも呼ばれます。

カケラが動いているときはひざに違和感がなくても、関節内の狭いすき間にひっかかったり、挟まったりすると痛みが生じます。ひざ関節で体重を支える部分にカケラが挟まると、突然、激痛が走ることがあります。

またカケラが関節にひっかかると、ひざを伸ばしたり曲げたりができなくなります。

こうした症状があるなら、早めに整形外科を受診しましょう。画像検査でカケラが見つかった場合、強い痛みがなければ経過を見ます。カケラが関節を包んでいる滑膜《かつ》に取り込まれると、症状がなくなることもあります。

激しい痛みや、痛みを繰り返して日常生活に支障をきたす場合は、関節鏡視下手術（88ページ）で、カケラを取り除くこともできます。

Q ひざ関節によいと謳《うた》われているサプリメントは飲んでもいいの？

A 飲んで悪いことはありませんが、変形性膝《ひざ》関節症によるひざ痛には「ひざ体操」がおすすめです。

ひざ関節の健康維持にフォーカスされたサプリメントはたくさんあるようです。魚介類由来の軟骨成分や筋肉を強くする成分で、ひざの動きをスムーズにして、歩行をサポートするというものです。

シニア世代の関心は大きいようで、飲んでいる人は多いものと推測します。サプリメントの服用による副作用はほとんどないので、飲んでひざの調子がよいと感じるのなら、問題ないでしょう。

ただし変形性膝関節症によるひざの痛みは、サプリメントだけでは治りません。「サプリメントを飲んでいるからひざの痛みが治る」と考えているとしたらそれは誤解です。ひざの痛みには運動療法が有効で、自宅でできる「ひざ体操」を始めることをおすすめします。

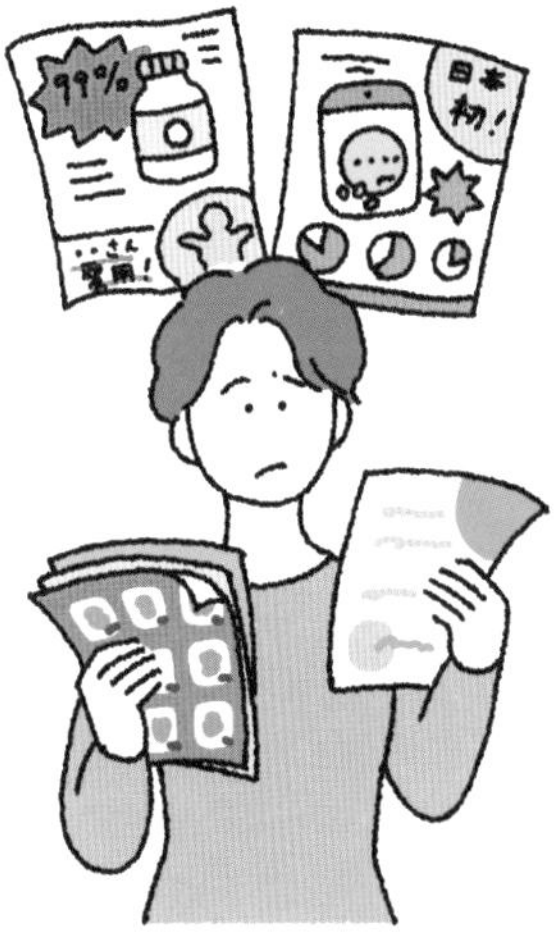

Q ひざが腫れて水がたまっているようです。整形外科で水を抜いたほうがよいですか?

A まずは受診して、原因を明らかにしましょう。

変形性膝《ひざ》関節症が進行すると、ひざ関節の内側の滑《かつ》膜が炎症を起こし、腫れてきます。炎症を起こした滑膜から関節液が分泌されると、関節内部にたまります。これが「ひざに水がたまった状態」(関節水腫)です。正常な場合の関節液は極少量ですが、炎症が起こると50～60cc、多い場合は100cc程度たまることもあります。そうなるとひざに力が入らなくなったり、ひざが曲げられなくなったりします。なお、皮下脂肪の多い人はひざに水がたまっても見た目ではわかりにくいことも。その場合はセルフチェック(左)が役立ちます。

ひざが腫れて痛みがあったり、水がたまっていたりするなら、整形外科を受診しましょう。診察後、原因を明らかにするために注射器で関節液を抜いたり、内服薬や貼り薬を処方したりして、炎症や痛みを緩和します。ひざを冷やすセルフケアも有効です。関節液を抜いて、ひざの炎症が治まれば水はたまらなくなりますが、またすぐにたまる場合もあります。痛みや腫れが落ち着いたら地道に「ひざ体操」で脚の筋力をつけて、ひざの負担を減らすことが大切です。

ひざに水がたまっているかどうかのセルフチェック

1 ひざのお皿を押す

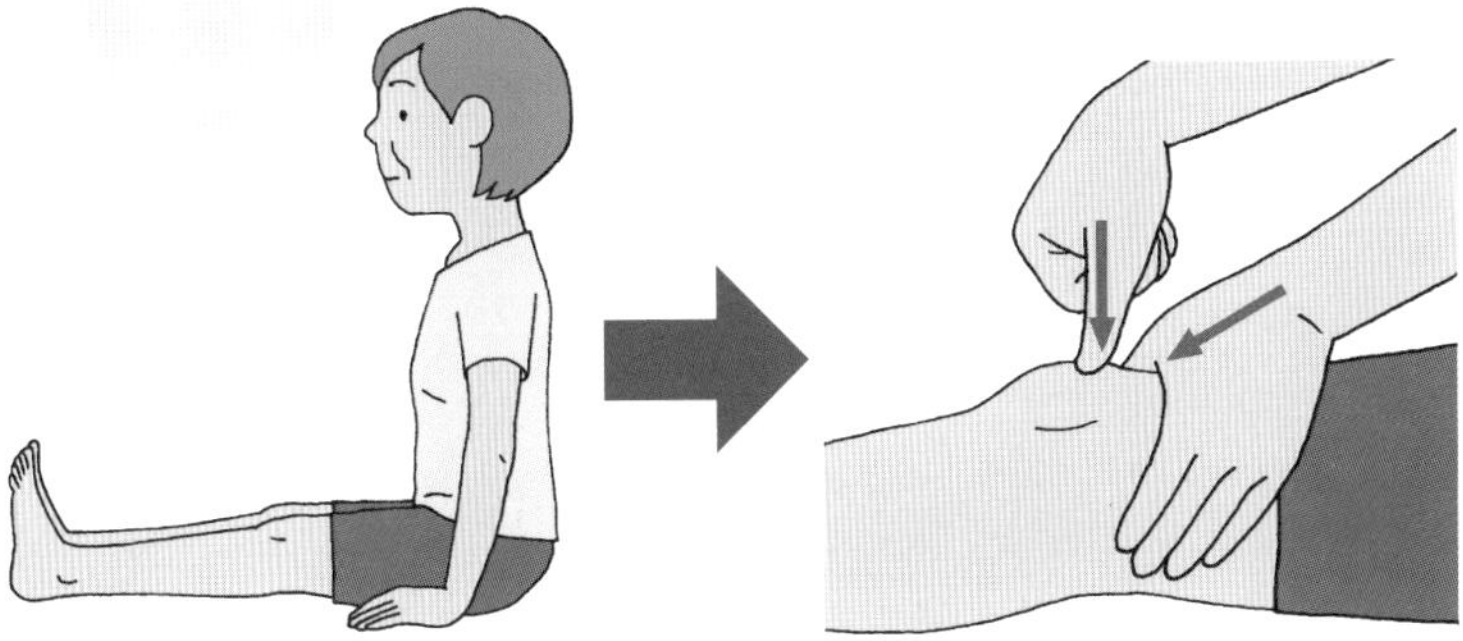

脚を伸ばして床に座る。

片方の手で痛いほうのひざをつかんで、反対側の親指でひざのお皿（膝蓋骨《しつがい》）を軽く押す。

ひざのお皿を押さえたときに、ブヨブヨした感じがあったり、何か入っていたりするような感じがしたら、関節液がたまっている可能性がある。

2 ひざのお皿の周囲を測る

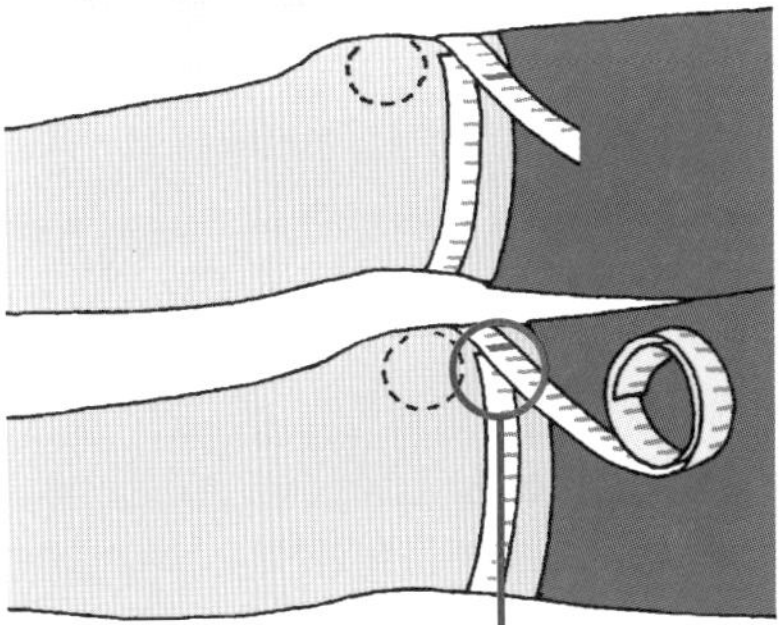

1 のやり方でよくわからない場合は、両方のひざを伸ばして、両ひざのお皿のあたりの同じ位置をメジャーで測る。痛い方のひざが2～3㎝太ければ関節液がたまっている可能性がある。

Q 関節内注射を月に2～3回受けています。長く続けていていいのですか？

A ひざの痛みがよくなれば、いずれ注射は卒業できると考えて。

関節内注射でよく使われるのが「ヒアロルン酸注射」です。ひざに直接注射することで、関節内で潤滑油のように働き、関節の動きを滑らかにします。これにより関節内に起きている炎症が一時的に治まり、痛みが緩和される効果が期待できます。

「長く関節内注射を続けてよいかどうか？」という質問ですが、副作用は少ないので続けてかまいません。ただし、定期的なヒアロルン酸注射だけに頼っているなら、治療に対する考えを「注射だけ」から「ひざ体操で脚の筋力をつける」にシフトするようにしましょう。

変形性膝《ひざ》関節症によるひざの痛みを改善するのは運動療法です。「いずれヒアロルン酸注射は卒業する」という気持ちでひざ体操を続けてください。痛みがラクになると、注射のために通院する回数は自然と減るはずです。

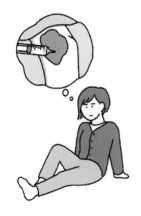

Q ひざの痛みで歩けなくなり、手術を勧められました。高齢なので、受けるかどうか悩んでいます。

A 手術はQOL（生活の質）を上げる手段として前向きに捉えて。

手術が検討されるケースとは、①ひざ体操などの運動療法を3～6カ月続けても効果が見られない②痛みが強くて歩行できず、日常生活に支障をきたしている③安静にしていても痛みが強い、などです。長い時間かけてひざ関節の変形が進んだり、急に体重が増えたりしたことから変形性膝《ひざ》関節症が進行し、手術が検討されることもよくあります。いずれにしても医師に手術を勧められたのであれば、ひざ関節の状態は、進んでいると思われます。

「高齢なので手術を受けるかどうか悩んでいる」とのことですが、80歳、90歳を過ぎてもひざの手術を受けて歩行を取り戻し、外出や旅行を楽しんでいる人もたくさんおられます。これからひざの痛みによる生活制限が続くことや、ロコモやフレイル（Part5）の生活への影響を考えると、手術を前向きに捉えて検討したほうがよいと思われます。

なお年齢による手術のリスクや術後のリハビリテーションを心配しているなら、これらが理由で手術が受けられないことはまずありません。治療中の持病があるなら、合併症などに考慮した上で手術を検討します。

Q 人工膝《ひざ》関節のロボット支援手術とはなんですか？

A 正確な角度で人工関節が設置でき、合併症のリスクが少ないなどメリットが多い。

人工膝《ひざ》関節置換術とは大腿骨、脛《けい》骨および膝蓋《しつがい》骨の損傷部を削って、人工関節（インプラント）に置き換える手術です（90ページ）。以前は、すべての患者さんの関節にほぼ同じ角度で人工関節を入れていましたが、ロボット支援手術では、個々の患者さんのひざ関節にぴったり合うように、角度を細かく調整できます。

ロボットによる骨切りは、関節まわりの神経や血管の損傷などの合併症が防げる、正確な人工関節の設置により、術後の違和感が少ない、術後の回復が早いなど様々なメリットがあります。この手術は２０１９年に公的保険が適用され、全国に約70台の機械が導入されています（２０２３年現在）。検討する場合、まずはかかりつけ医に相談しましょう。

ただし、ロボット支援手術に限らず人工膝関節置換術には、いくつか留意する点があります。一つは手術後ひざの痛みはなくなり歩行に支障はなくなりますが、激しい運動や正座はできません。もう一つは人工関節の耐久性は20～30年程度といわれ、手術を検討する際には、年齢と人工関節の耐久性を考慮する必要があります。

Part.4

ひざに優しい生活習慣

ひざ痛の改善に減量は必要不可欠

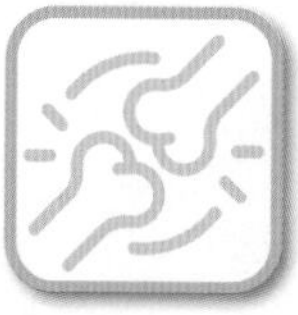

肥満は、ひざ痛の温床になる

変形性膝《ひざ》関節症は「ひざ関節の老化」が大きな要因なので、歳をとれば誰でも発症のリスクは上がります。しかし肥満の人はそうでない人よりもひざに大きな負担がかかるため、関節軟骨のすり減りが早く、30～40代でも変形性膝関節症を発症することがあります。そのまま減量しなければ悪化の一途をたどるおそれがあります。

ひざを守るためには、まずは太らないこと。肥満気味の人は体重を減らしましょう。体重が1kg減ると歩くときにひざにかかる負担は、約3kg減るといわれます。体重が2kg減れば約5～6kgもひざへの負担が軽くなるのです。

減量方法は「バランスのよい食事をして、運動でエネルギーを消費する」というのが理想ですが、肥満の人は「ひざが痛くて運動できない」という場合がほとんどです。その場合は、まずは食事を見直して、一日の摂取カロリーを減らしましょう（食生活の見直し方は、106ページ～）。

ひざに負担のない運動を合わせて効率よく痩せたいなら、水の浮力でひざに負担のかからない「水中ウォーキング」がおすすめです（112ページ）。

ひざが痛くて運動できないなら…

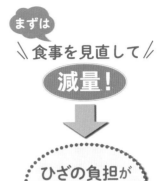

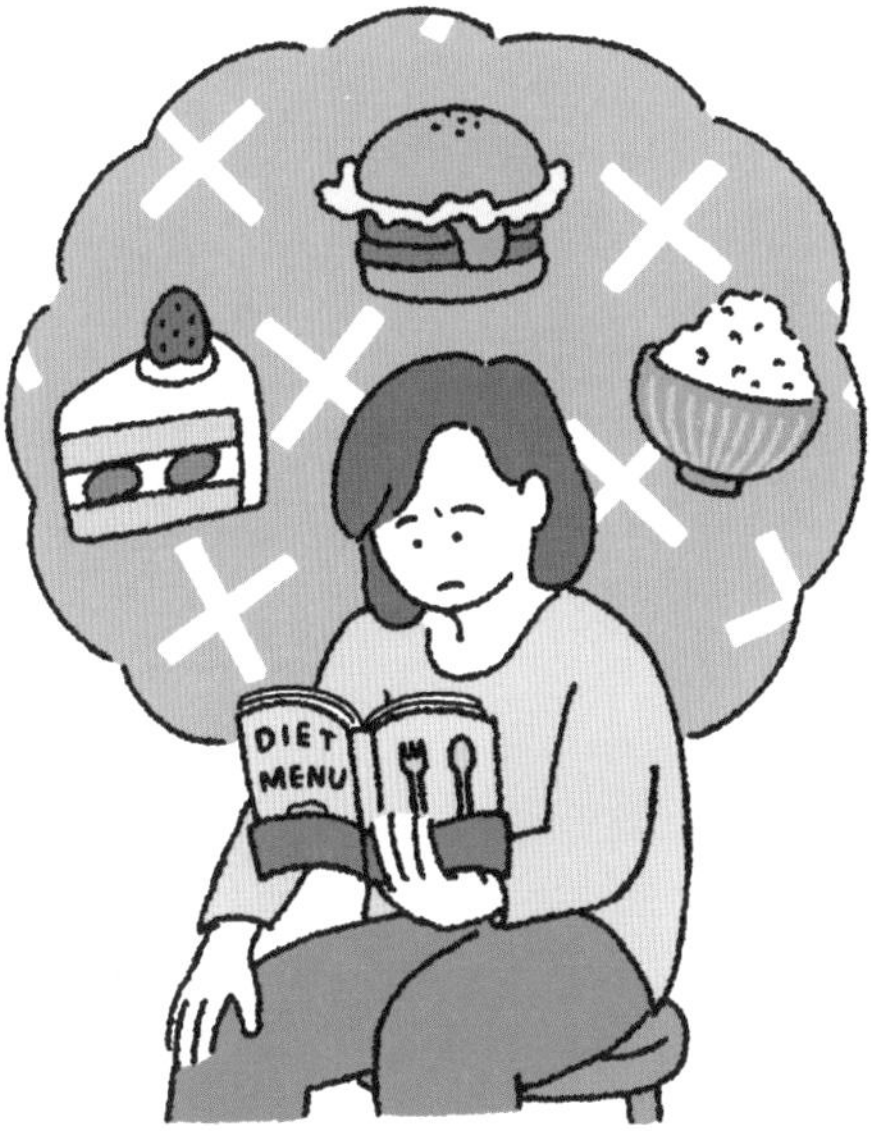

まずは

食事を見直して

減量！

ひざの負担が
軽くなる

体重が１kg減ると…

歩行時のひざへの負担は**約３kg減！**

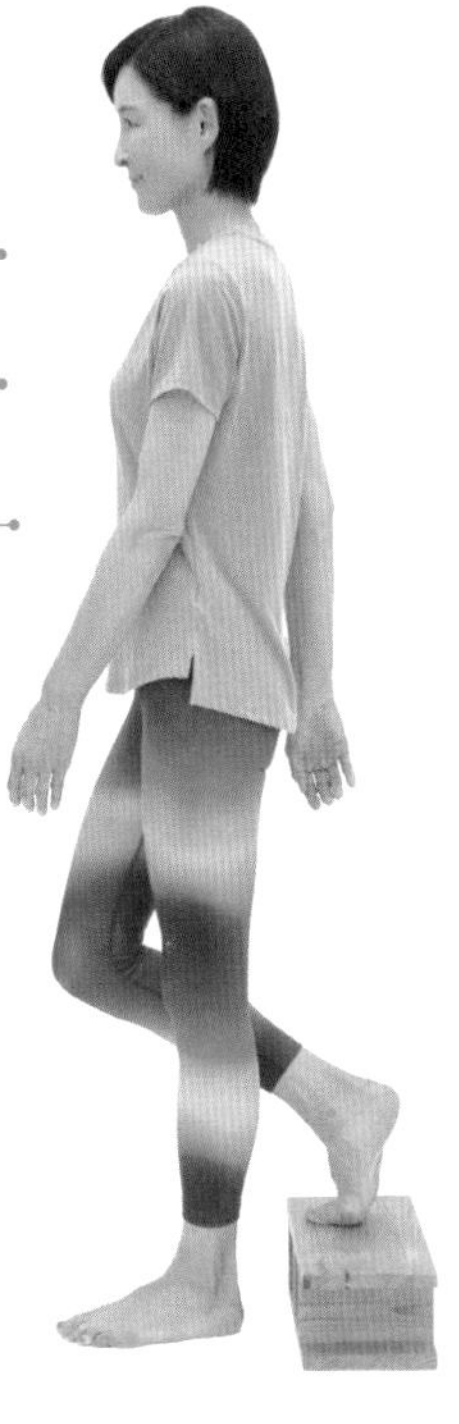

痩せると階段の
昇り降りなどで
ひざにかかる負担も
大幅にダウン！

食生活を見直して、健康的に減量する

食事内容を書き出して改善点を視覚化する

「減量しなければ」と思いつつ、日頃の食生活のどこを見直せばよいのかは、わかりにくいものです。食生活の問題点を見つけるためには、食事内容や間食を書き出してみるとよいでしょう。

2、3日分の食生活を細かく書き出し改めて見てみると「間食が多い」「ご飯や麺など炭水化物が中心になっている」「揚げ物が多い」など、問題点がよくわかります。そこから「食生活の改善　7つのポイント」（108〜111ページ）を参考に食生活を見直し、改善しましょう。

Check!

無理なダイエットはNG!

減量は、ひざの負担を減らすためにとても大切なことですが、だからといって無理なダイエットはおすすめできません。よくあるのが、特定の食品だけを食べる、主食を抜く、プチ断食、1日1食しか食べない、極端に糖質をとらない、などです。確かに1日の総カロリーは減るでしょうが、体に必要な栄養素が供給されないことで骨がもろくなる、認知機能に影響が生じるなど二次的な問題が生じます。

また、普通の食事に戻すとリバウンドしやすく、太りやすくなります。減量はバランスのよい食事が基本です。

食生活を書き出すと問題点が見えてくる

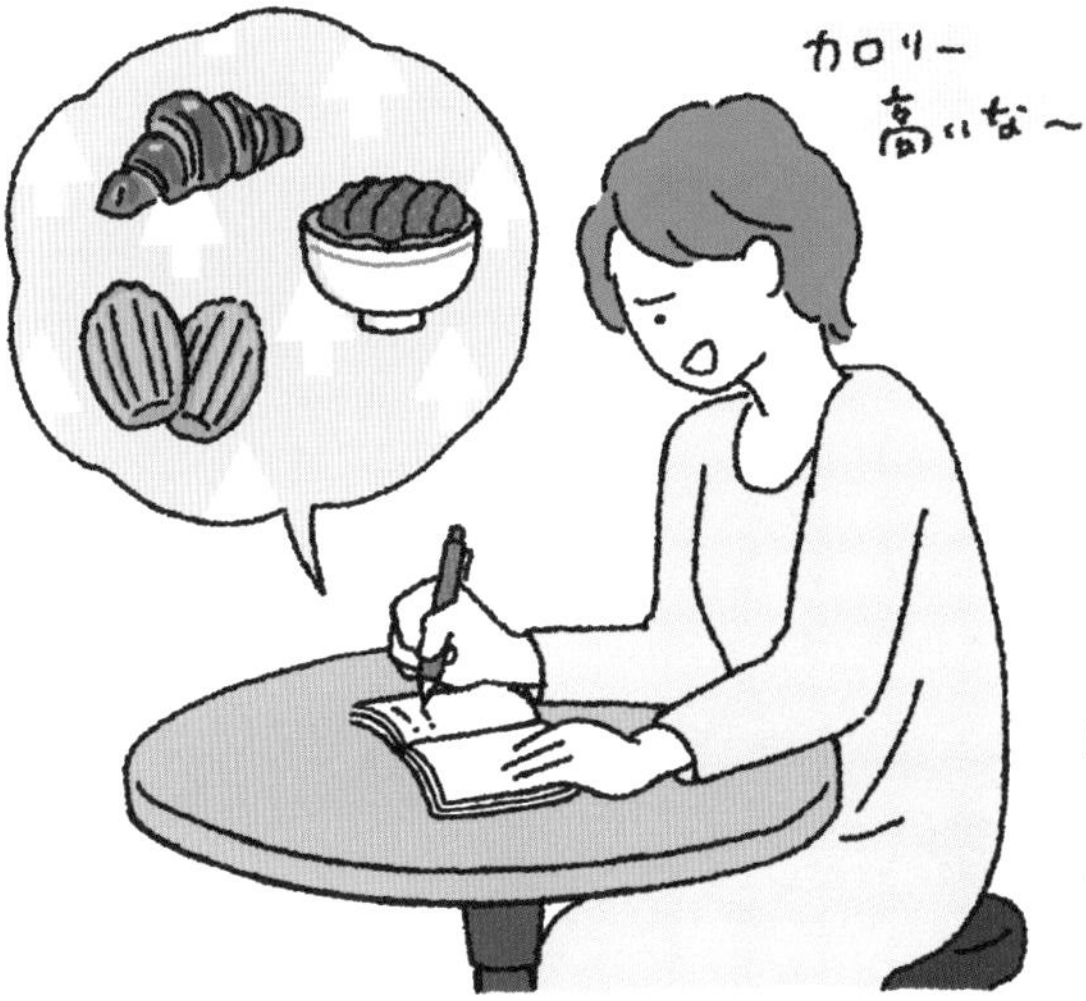

無意識に食べていたものでも「確かにバターたっぷり！」など、気づくことが多い。

食事メモの例

食べたものを書き出したら「食生活の改善７つのポイント」を参考に、気になるところに線を引いて、減量を意識した食事管理に活かしましょう。

◎月○日●曜日

朝食　8：00
食パン8枚切り2枚、目玉焼き、サラダ、ヨーグルト、オレンジ（1個）、ミルクコーヒー（砂糖入）

10：00
おまんじゅう（1個）、おせんべい（3枚）、お茶

昼食　12：30
コンビニの焼きそば、おにぎり（1個）漬物　昨夜の残りの肉じゃが（午後予定があったのでコンビニで買ってきて急いですませた）

16：30
カステラ（2切れ）、かりんとう（3、4本）、紅茶（砂糖入）、

夕食　19：00
ご飯（お茶碗1杯）、すまし汁、コロッケ（2個）、せんキャベツ、マカロニサラダ　漬物

22：00
麦茶、水ようかん（1個）

◎月▲日■曜日

朝食　8：00
ご飯（お茶碗1杯半）、みそ汁、鯵の干物、納豆、牛乳、りんご（2分の1個）、お茶、ミルクコーヒー（砂糖入）

10：00
どら焼き（1個）、おせんべい（2枚）、お茶

昼食　12：30
天ぷらそば、かやくご飯、煮物、白玉だんご（友達と蕎麦屋でランチ）

16：00
おせんべい（2枚）、お茶

夕食　19：00
カレーライス、福神漬け、サラダ

22：00
麦茶

7つのポイント

減量のためには、炭水化物、糖質、脂質をとりすぎないこと。ここにあげた「7つのポイント」を守って、肥満を予防しましょう。

Point 1 主食を軽くする

ご飯、麺、パンなどの炭水化物は体内で糖に分解され、脂肪として蓄積されます。ラーメンとチャーハンなど主食の重ね食い、丼物など主食中心のメニューを避けましょう。主食は軽めで、主菜、副菜中心の定食風のメニューが◎。

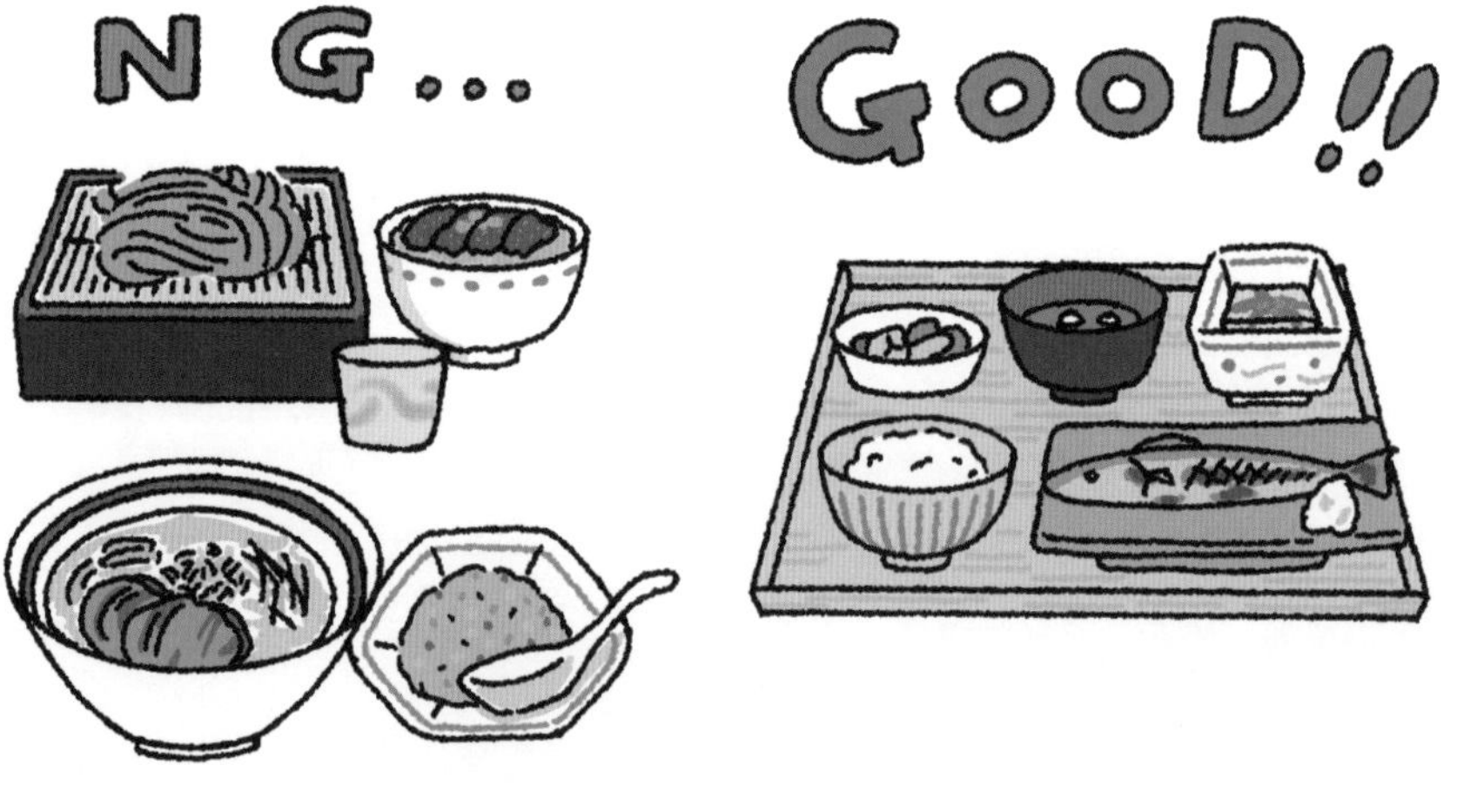

減量のための 食生活の改善

Point 2 ゆっくり食べる

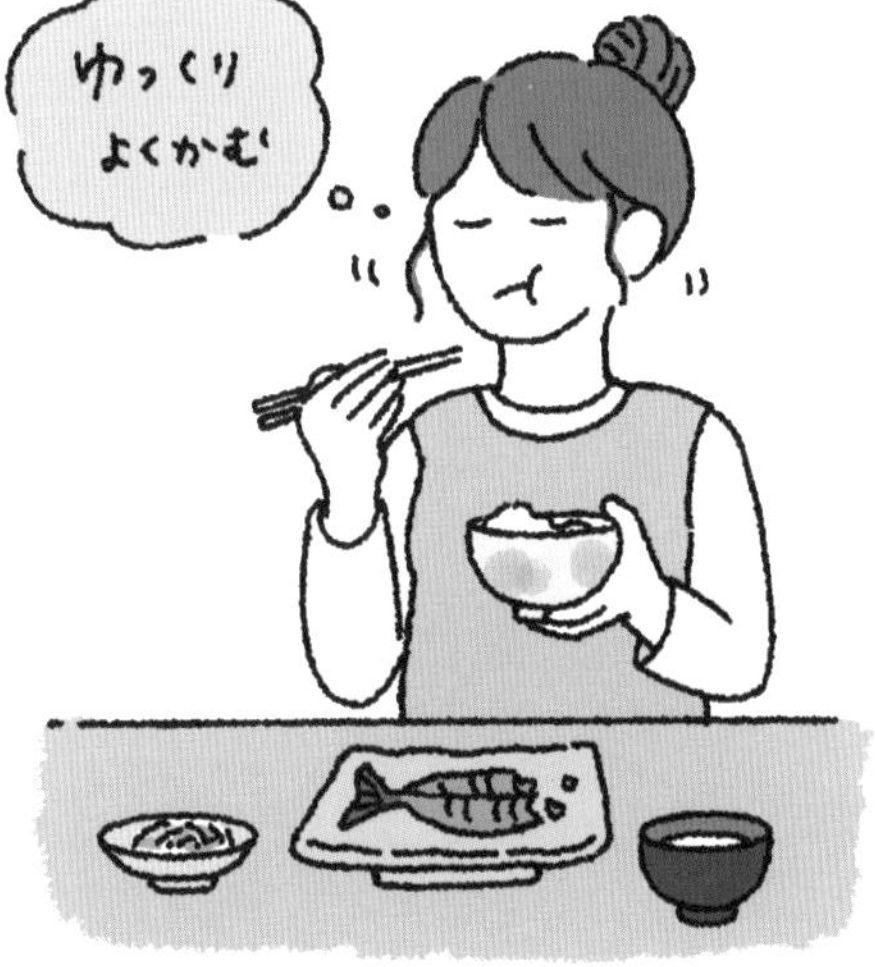

急いで食べると、脳の満腹中枢が刺激される前に次々と食べ物が胃に運ばれ、その結果、食べすぎます。食事はゆっくりよくかんで食べると、食べすぎを予防できます。

Point 3 揚げ物は控える・減らす

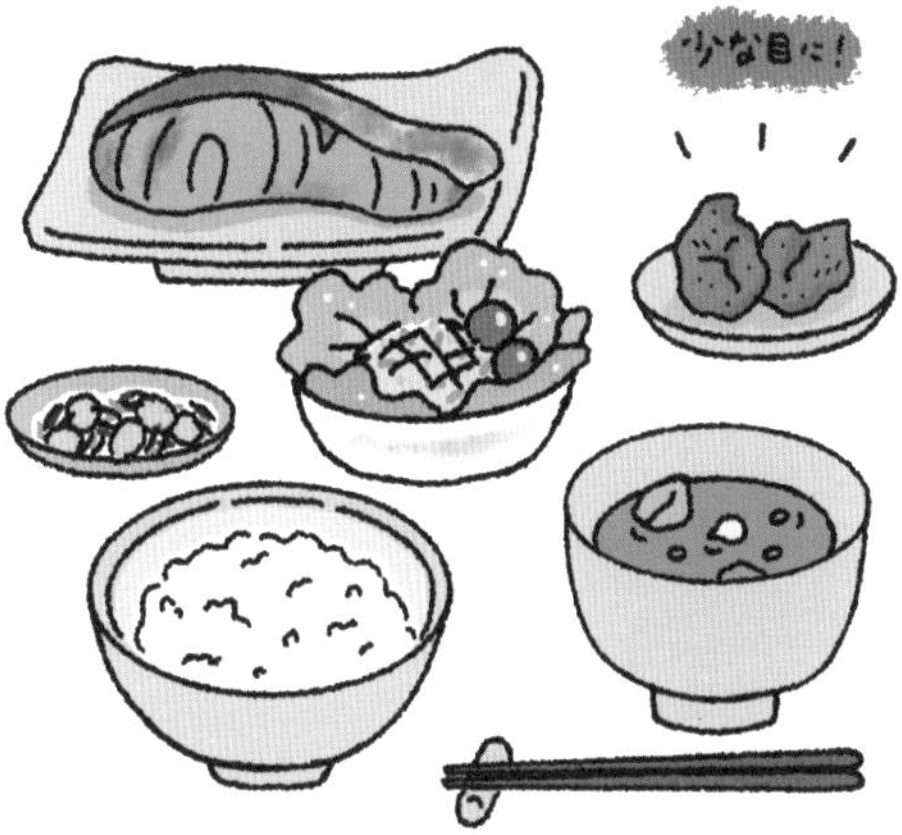

揚げ物はカロリーが高めです。減量中はなるべく控え、揚げ物メインのメニューにしないこと。食べるときはメニューのわき役として少しだけにするなど工夫を。

Point

4 薄味にする

塩分の高いおかずはご飯が進むので、つい食べすぎてしまいます。味付けを薄味にすることで、自然と食べすぎを予防します。

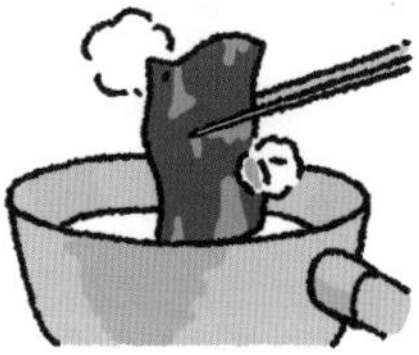

減塩のコツ

- かつお、昆布、鶏ガラ、根菜類などから溶け出た出汁を活かして、塩分を減らす
- しょうゆなどで煮込むのではなく、焼いてから表面に軽く味付ける
- 薄味の料理を習慣化して舌を慣らす

Point

5 外食を減らす

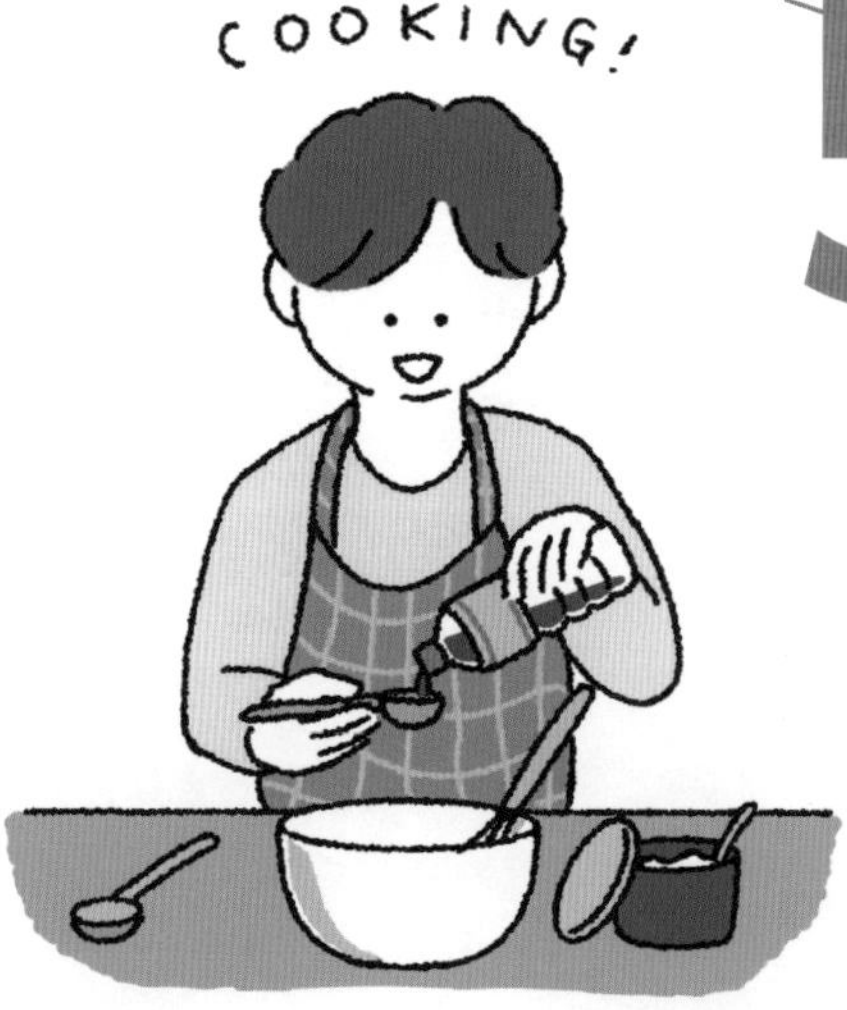

外食はおいしくするために塩分や脂肪分が高めで、量も多いといえます。減量中はなるべく自分で料理して、油や砂糖などの調味料や盛り付ける量を加減して。

Point

6 間食を減らす

「口寂しくて、つい甘いものに手が伸びる」「食後のおやつは欠かせない」など、おやつの食べすぎは肥満の温床に。食べる量と回数を減らす、低カロリーのおやつを選んで代替するなど工夫して。

おやつとの付き合い方

参考例

- おやつの買い置きをしない
- 「低糖質」と書かれたおやつを選ぶ
- おやつの時間は「午前中1回」と決める
- 寒天やヨーグルトなどに代替する
- おやつに手が伸びそうになったら、ノンシュガーの飴をなめる

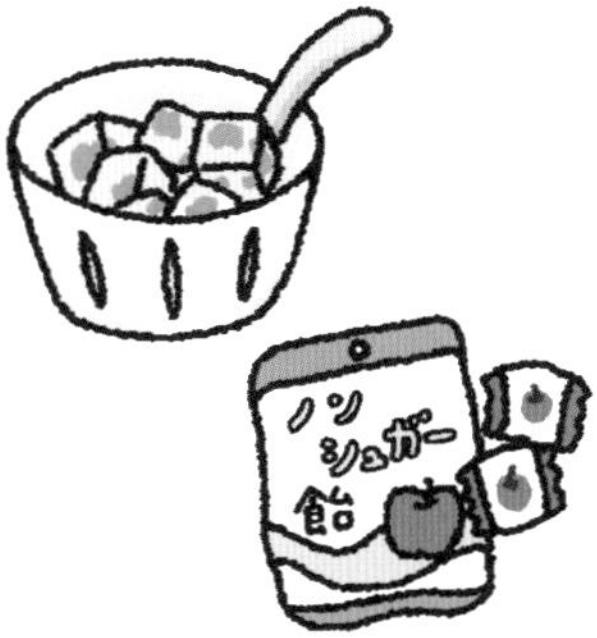

Check! 減量を始めたら体重を記録して

食事を見直して減量を始めたら記録しましょう。体重が減ってくるとそれが成功体験になり、やる気が出てきます。また体重が減ると、多くの場合でひざの痛みも和らいできます。そのタイミングで、ウォーキングなど軽い運動を始めて、体重を維持しましょう。

Point

7 寝る前に食べない

寝ている間はエネルギー消費が少ないので、寝る前に食べると体に脂肪が蓄積しやすく、太りやすくなります。最低でも寝る2時間前に食事はすませて、寝る前の飲食は控えて。

運動するなら
水中ウォーキング

ひざに負担なく脂肪燃焼できる

プールで水の中を歩く「水中ウォーキング」は、水の浮力によってひざにかかる負担が減少するため、肥満の人でもできる有酸素運動です。「食事制限と運動を合わせて、効率的に減量したい」と考える人におすすめです。続けることで減量効果、脚の筋力アップで、ひざ関節への負担も軽減します。

体重が減り、ひざの痛みが改善されたら、通常のウォーキングにチャレンジしてみましょう。

Check！

水中ウォーキングするときの注意

- 心臓病、高血圧など持病のある人は、必ず主治医と相談して、許可をもらう
- プールに入る前は必ず柔軟体操を行って、筋肉を伸ばす
- 歩くスピードは「やや息が上がる」程度
- 体調の悪いときはやらない
- 気分が優れないときはすぐにプールから出て休む
- プールサイドは、なるべく手すりのあるところを歩いて滑らないように注意する

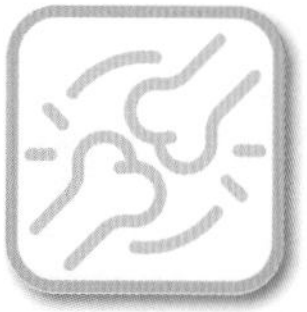

水中ウォーキングのコツ

POINT

軽く息が上がる程度のスピードで、両手を振って、大きめの歩幅で軽く脚を蹴るようにしながら 20 ～ 30 分を目安に。

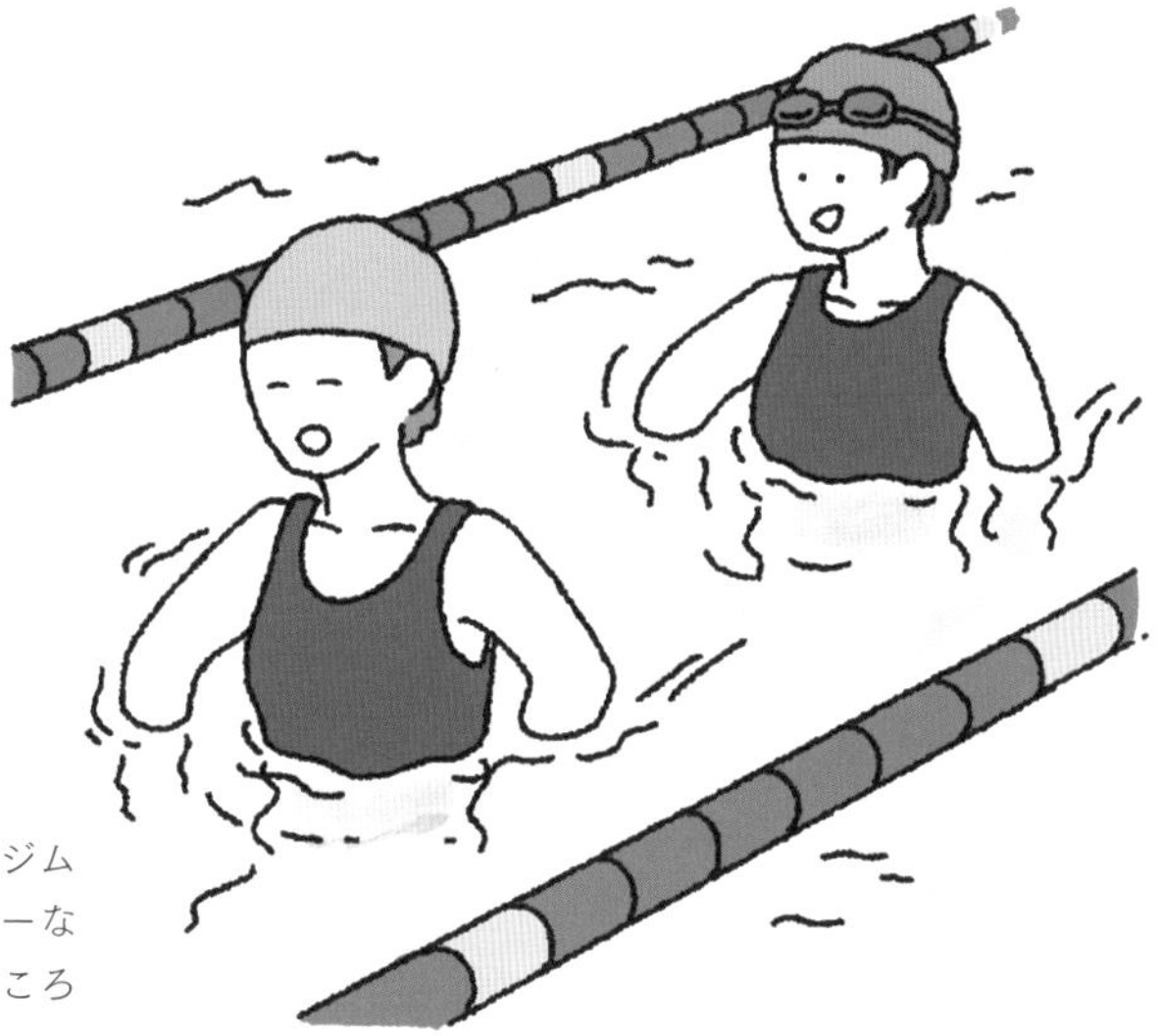

プールは民営のスポーツジムや公営のスポーツセンターなどにある。通いやすいところを探してみよう。

プールに通えないなら

上半身を使う運動で脂肪燃焼を！

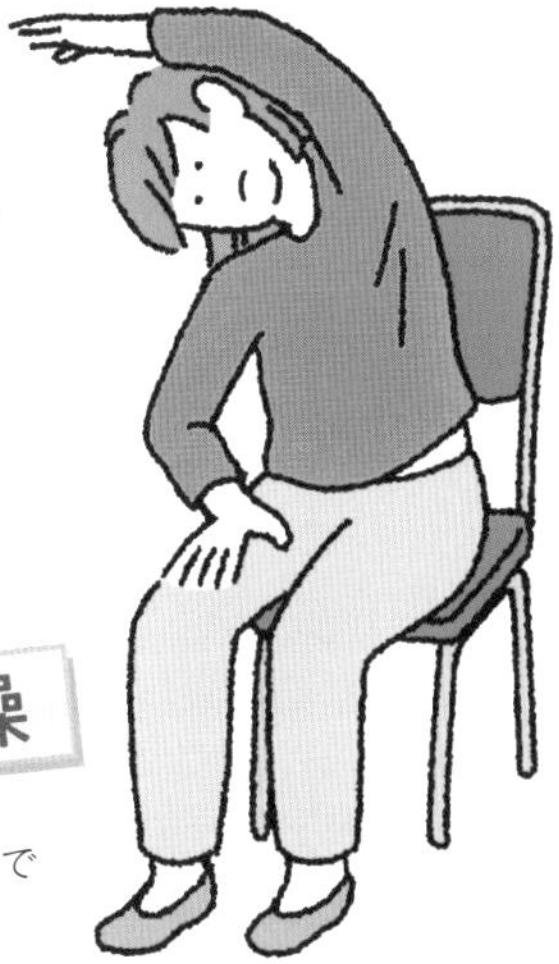

例えば…

イスに座ってラジオ体操

テレビや動画を見ながらできるので続けやすい。

足に合った靴を履いて快適に歩こう

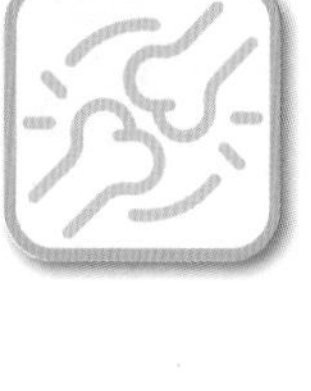

靴を選ぶときのポイント

足に合わない靴は、痛む部位をかばおうと不自然な姿勢になり、ひざに負担がかかることがあります。また、無理して合わない靴を履いているうちに足が痛くなったり、人によっては腰痛や頭痛を起こしたりすることもあります。

靴は必ず自分の足に合ったものを履きましょう。選ぶときは、かかとの部分に硬い芯が入り、かかとがしっかり固定されて動かないものがベストです。かかとがやわらかい靴では体勢が不安定になりひざに負担がかかるだけでなく、転倒のリスクが増えて危険です。

靴底にクッション性の高いインソールが入っていると歩きやすく、保温効果もあります。店によっては購入する靴に合ったインソールを選んでくれることもありますので、希望する場合は聞いてみましょう。

かかとの高い靴は、見た目はよいですが、足腰に負担がかかります。靴はかかとが低く、足先を締めつけずにゆったりした設計のものが、歩きやすくて疲れません。

靴底にしっかりした滑り止めがついていると、より安全に歩行できます。

足に合わない靴を履いたときのトラブル

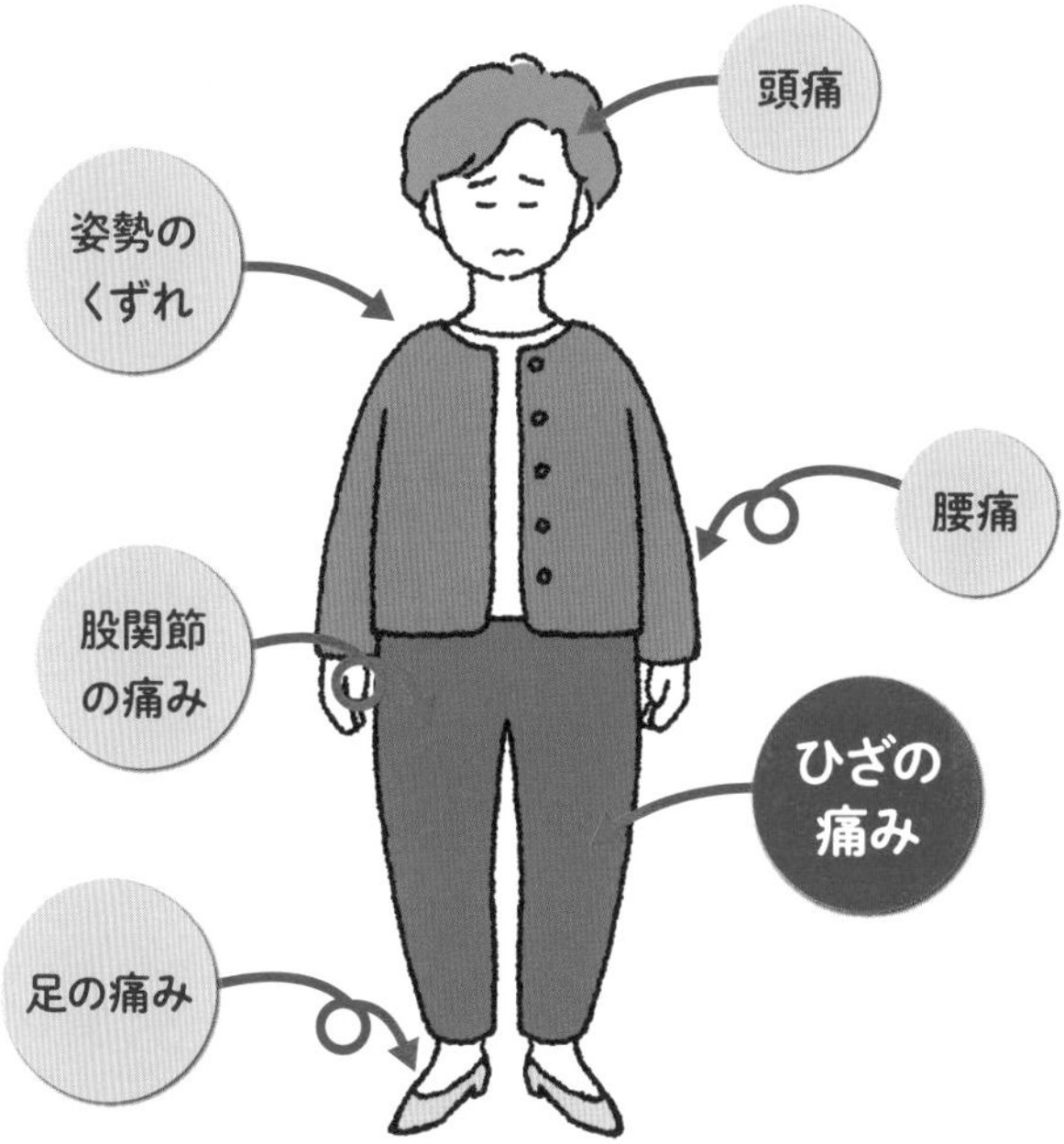

Check!

靴の選び方

靴を買うときは次の点をチェックして、必ず両足で試し履きをしてから選ぶようにしましょう。

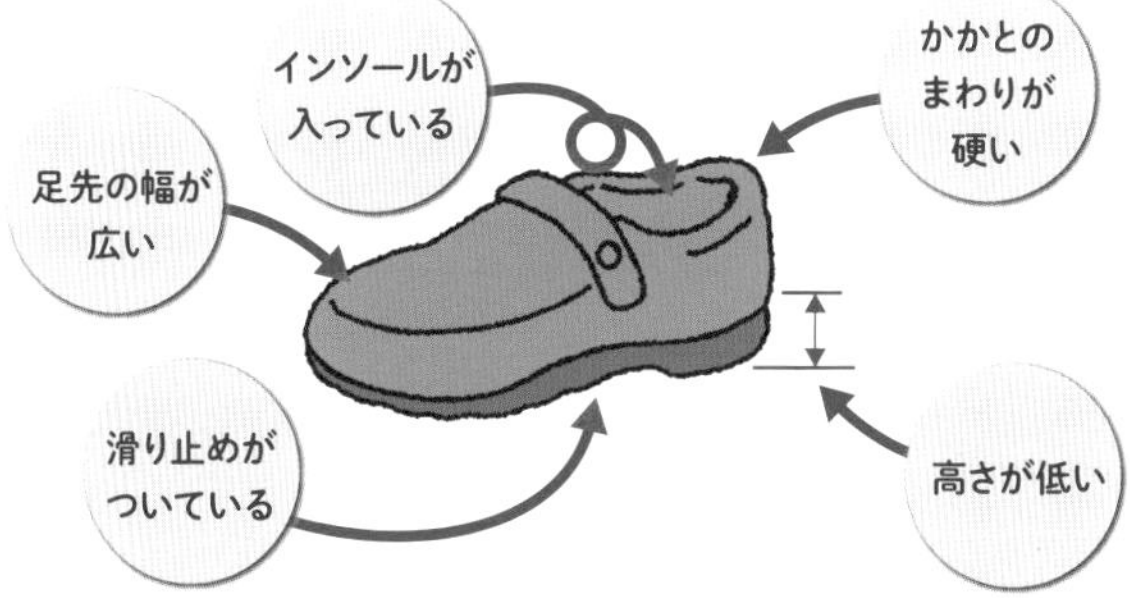

安全な杖の使い方

杖の高さの合わせ方と持ち方

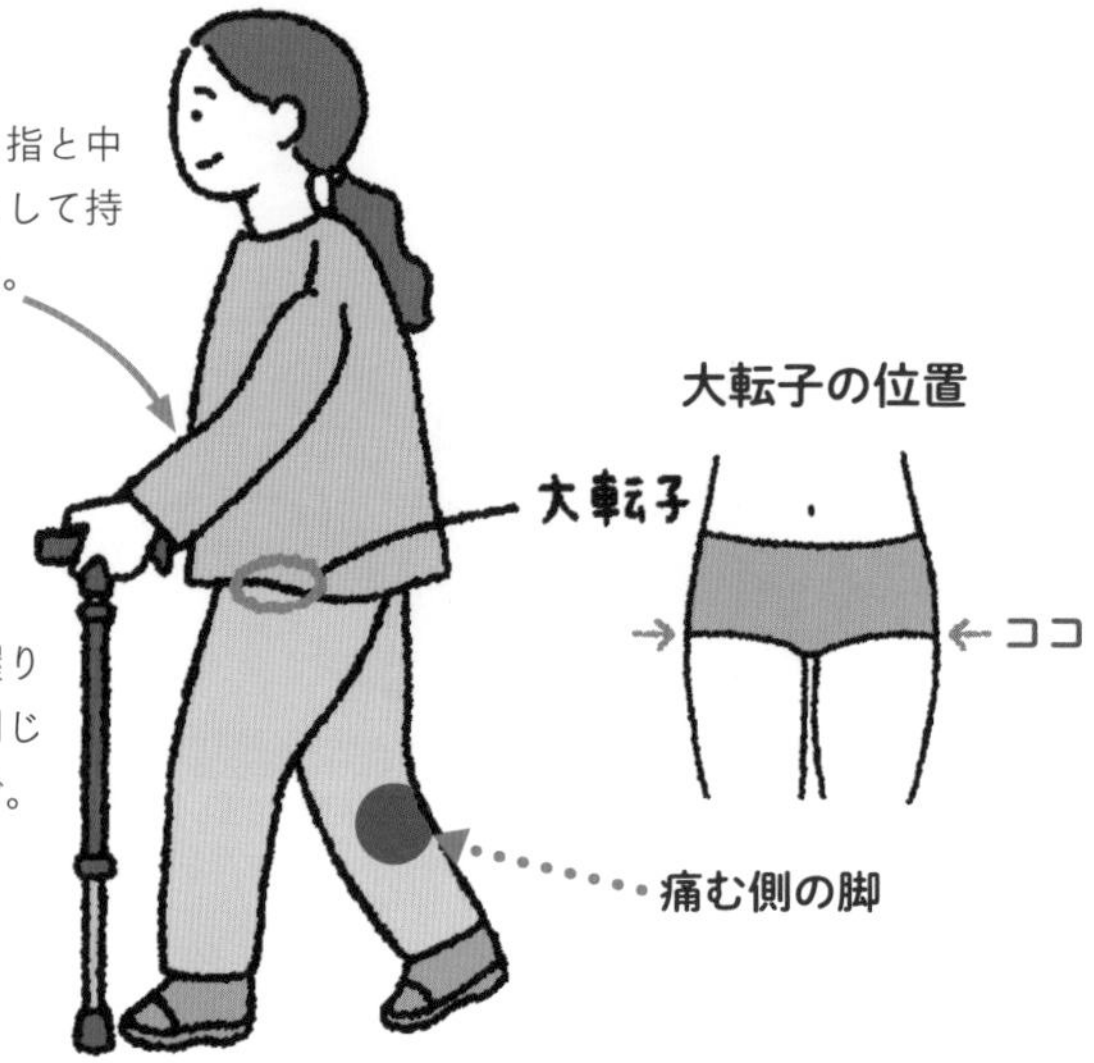
持ち手を人差し指と中指で挟むようにして持つ（84ページ）。
杖の高さは、握り手と大転子が同じくらいの高さで。

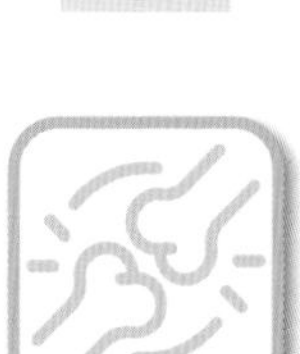

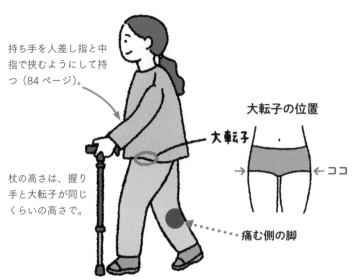

歩行が不安ならT字杖を利用して

杖の役割は、足腰の機能が低下している人の歩行を補助することや転倒予防です。ひざが痛くて歩行を躊躇《ちゅうちょ》していると運動不足になりますから、杖を利用して歩きましょう。通常、ひざに痛みがある場合に選ばれるのが「T字杖※」（84ページ）です。介護ショップで購入できますので、高さが調節できて握りやすく、丈夫なものを選びましょう。杖の高さは、持ち手が大転子（骨盤と太ももの間で、外側に張り出している部分）にくる高さが理想です。

※T字杖は、公的保険（健康保険、介護保険）の対象外。

安全に歩くためのポイント

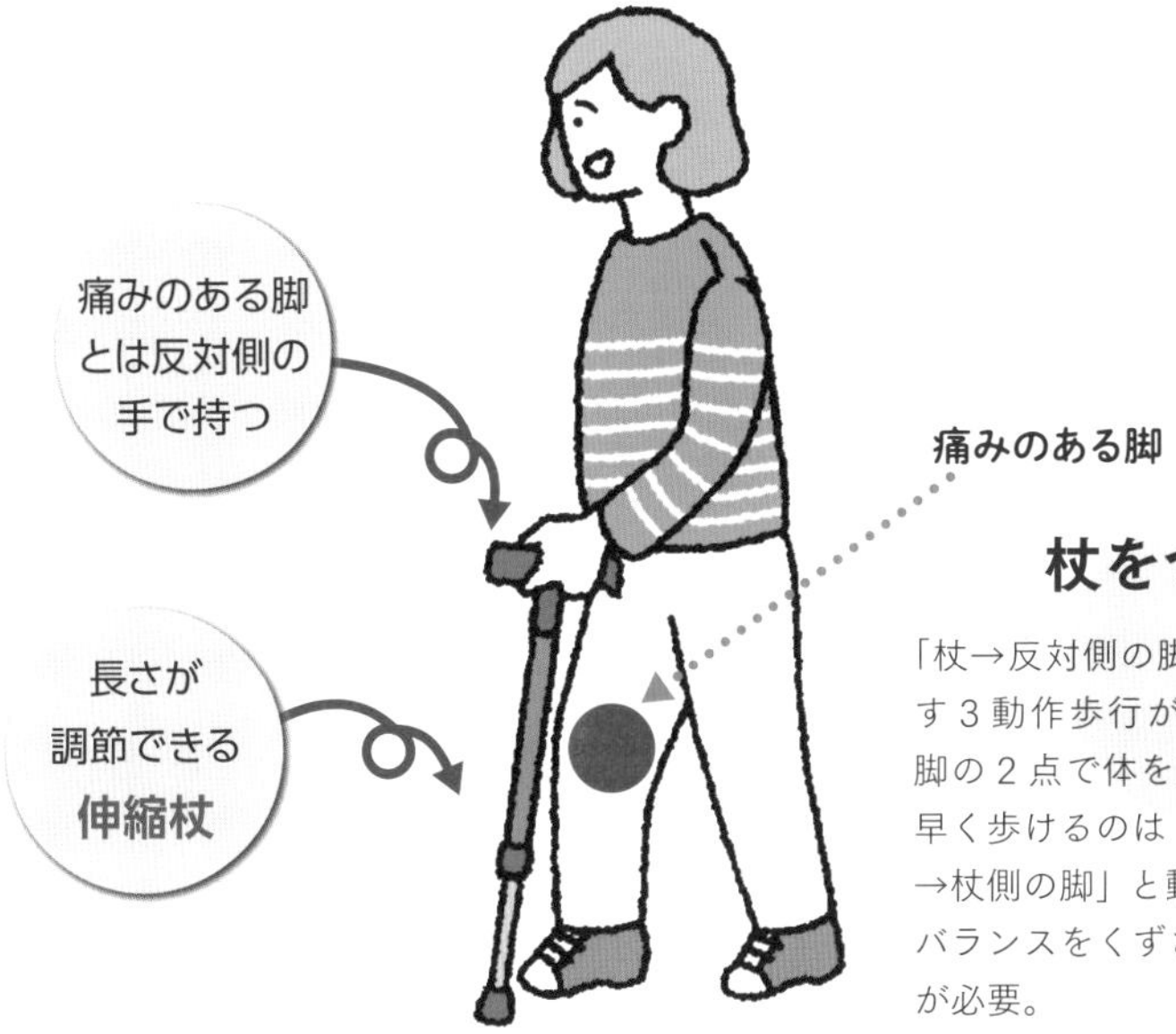

杖をつく順番

「杖→反対側の脚→杖側の脚」と動かす3動作歩行がおすすめ。常に杖と脚の2点で体を支えるので安定する。早く歩けるのは「杖と同時に反対の脚→杖側の脚」と動かす2動作歩行だが、バランスをくずさないようにより注意が必要。

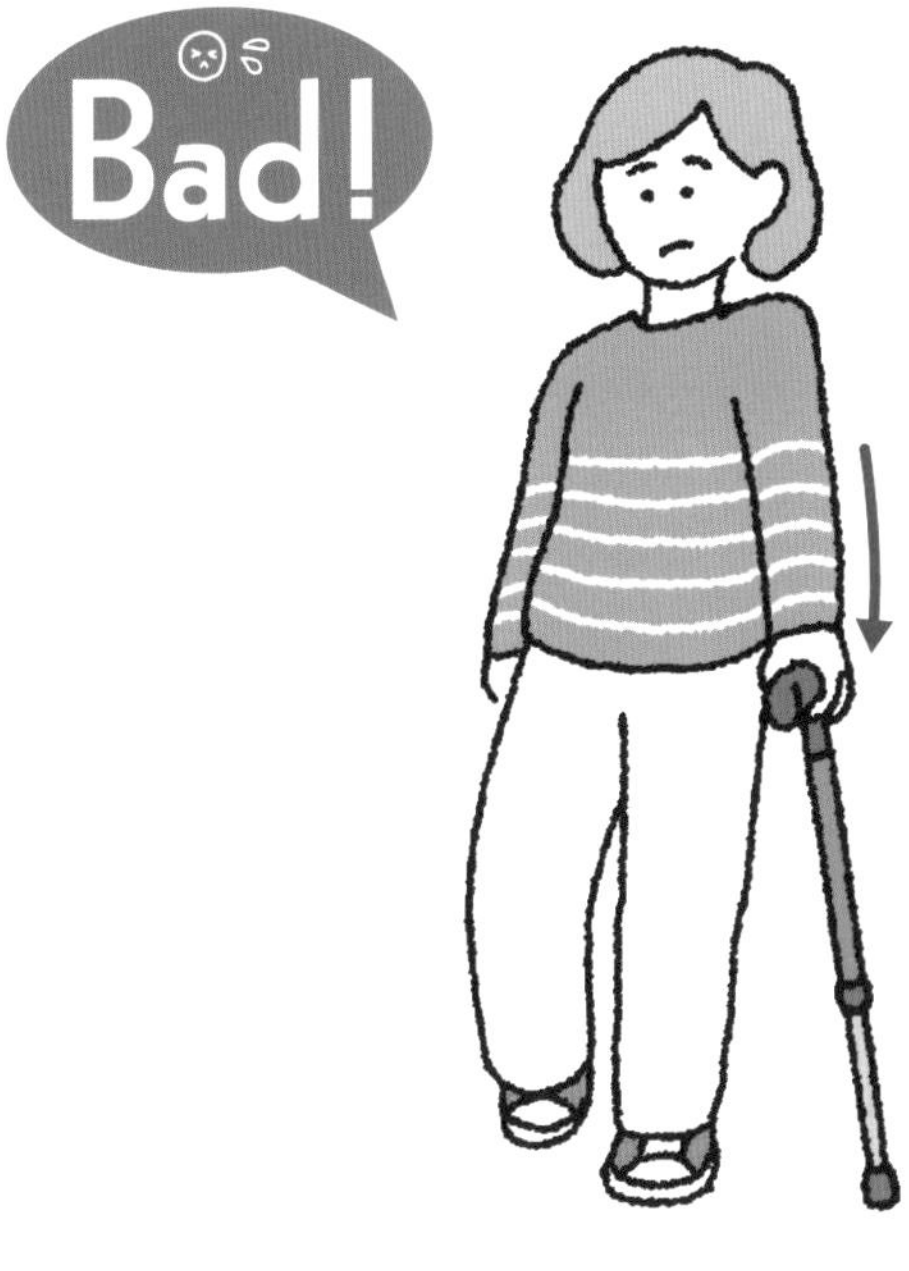

杖に体重をかけない

杖を支えにして体重をかけると、杖の先が滑って転倒しやすく危険。

安全な階段の昇り降り

ひざに負担の少ない階段の昇り降りのコツ

階段の昇り降りは、もっともひざに負担のかかる日常動作です（21ページ）。昇るときは先に踏み出したほうの脚、降りるときは後ろの脚のひざに負担がかかります。少しでもひざへの負荷を減らすためには「階段を昇るときは痛くないほうの脚、降りるときは痛いほうの脚を先に出す」の原則を守りましょう（左ページ）。

駅の階段など外出先でもこのルールを順守して、必ず手すりをつかんで安全な昇り降りを心がけましょう。

Check！ 杖をついているときの階段の昇り降り

階段の昇りは、最初に杖を 1 段上に出し、次に杖と同じ側の脚（痛くない脚）を同じ段に乗せます。最後に反対側の脚（痛む側の脚）を同じ段に乗せて揃えます。降りるときは先に杖を 1 段下に下ろし、次に痛む脚を同じ段に下ろして、最後に痛くない脚を下ろして揃えます。平地での杖歩行とは足をつく順番が逆になることを覚えておきましょう。

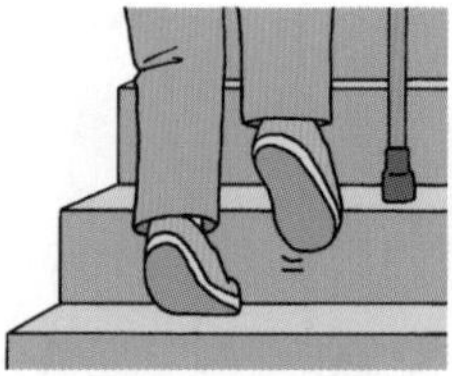

階段を昇るとき

痛くない側の脚を先に出して、痛いほうの脚を並べる。これを１段、１段繰り返す。

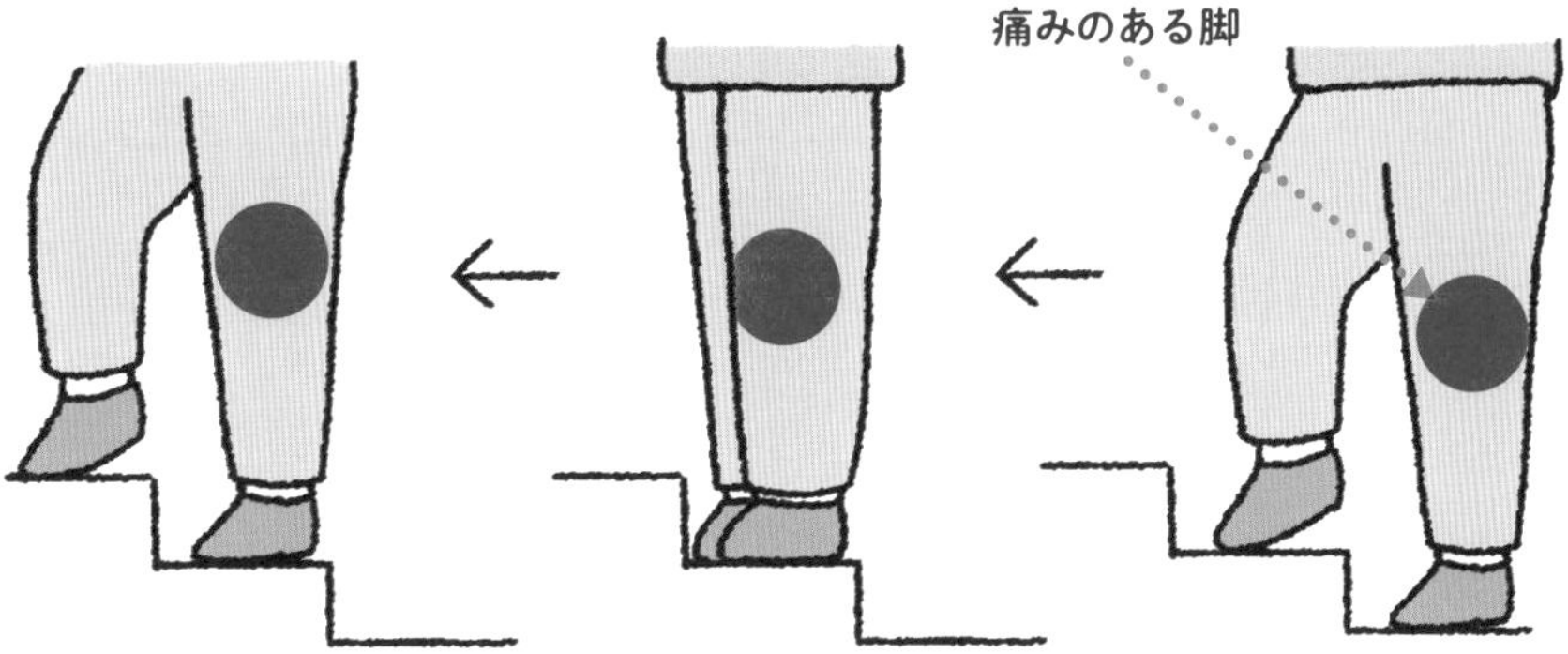

階段を降りるとき

痛む側の脚を下ろし、痛くないほうの脚を並べる。これを１段、１段繰り返す。

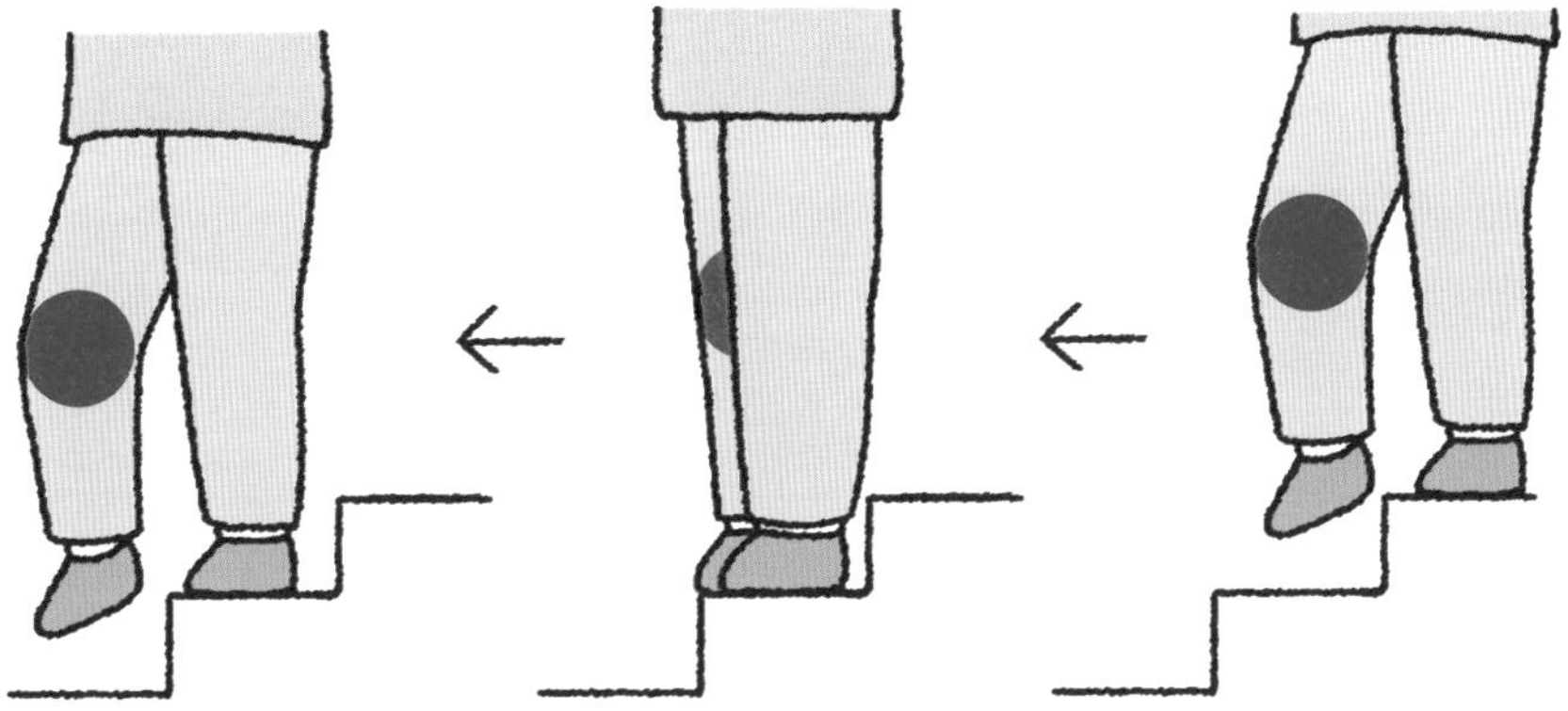

ひざが痛むときのセルフケア

温めて血行を促し、痛みを和らげる

慢性的なひざの痛みは、冷えると関節がこわばって悪化します。気温が下がる秋冬や、夏でも冷房にあたりすぎると痛みが増しますので、ひざはなるべく温めるようにしましょう。

ひざに保温タイプのサポーターをつけたり、低温やけどに注意しながら、使い捨てカイロで温めたりしてもOK。お風呂の中でひざのまわりをマッサージしてもよいでしょう。温めることで血行がよくなり筋肉がほぐれ、痛みがラクになります（急性の痛みのケアは下記参照）。

Check！

急性の痛みや炎症があるときは冷やす

「ひざを触ると熱を持っている」「ひざに水がたまっていて痛む」あるいは「急にひざに激痛が生じ歩けなくなった」という場合は、急性の炎症が起きている可能性があります。この場合は、炎症を抑えるためにひざを冷やします。保冷剤をあてたり鎮痛作用のある冷湿布を貼ったりして、脚を休ませてください。その後は早めに整形外科を受診しましょう。

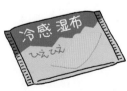

ひざの温め方の例

入浴

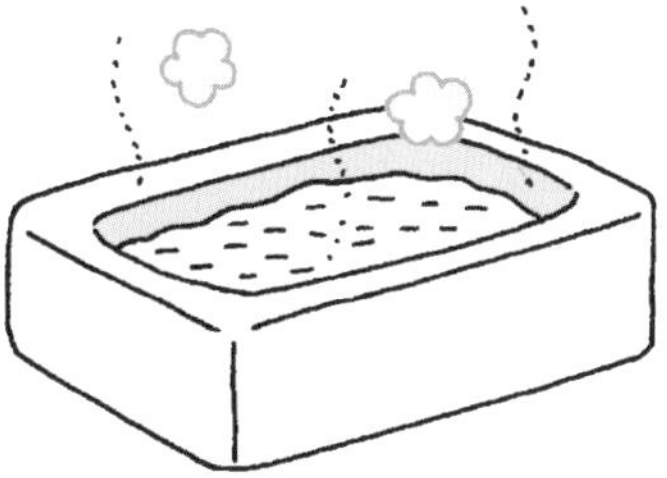

保温効果のある入浴剤を入れても◎。湯上りはサポーター（下）をつけて、急に冷えないように気をつけて。

温湿布

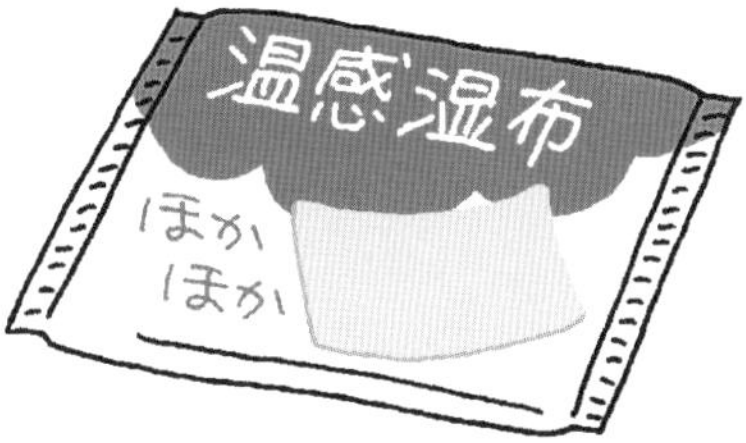

市販の温感タイプの湿布を貼って、温めながら痛みを和らげる。

ひざサポーター（保温用）

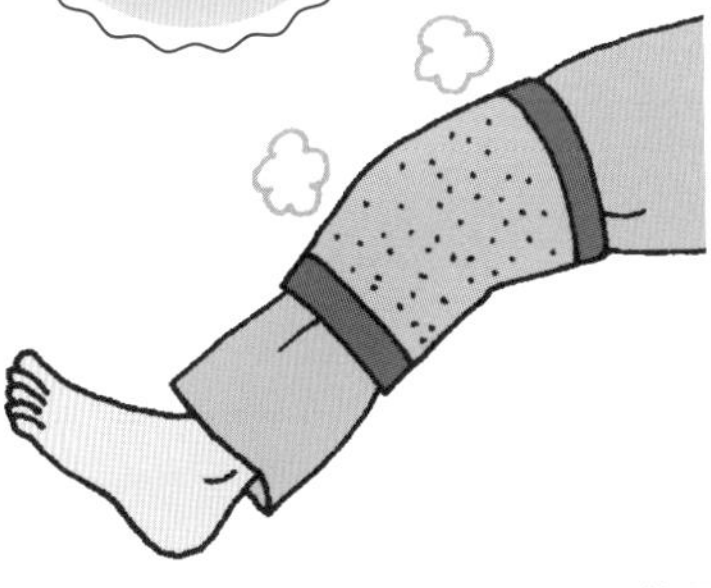

ひざサポーターには、医療用の装具としてひざを支えるものと、保温目的のものがある。冷えからひざを守るためには後者を利用するとよい。

使い捨てカイロ

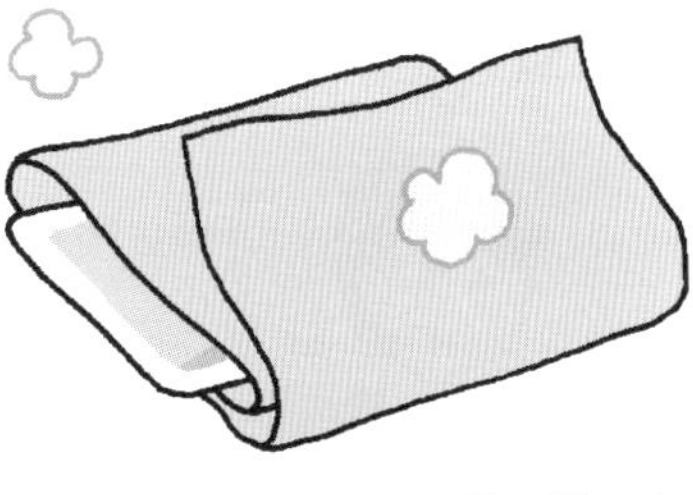

空気に触れると発熱する使い捨てカイロも保温に便利。皮膚に直接触れないように布に巻いたり、あてる位置を動かしたりして、低温やけどに注意を。

Q ひざの痛みに肥満は大敵とわかりましたが、イライラすると甘いものに手が伸びてしまいます。

A イライラは別の方法で解消して、減量を成功させましょう。

砂糖をとると、脳内に「ドパミン」と呼ばれる快楽物質が放出されるとともに、心のバランスを整える「幸せホルモン」と呼ばれる脳内物質「セトロニン」の分泌を助けます。

「痩せないとひざの痛みが改善しない」とわかっていても「イライラすると甘いものに手が伸びてしまう」という悩みの背景には、こうした脳内の反応が影響しているのかもしれません。そもそも砂糖のとりすぎは肥満や虫歯の原因となることから、WHO（世界保健機関）では砂糖やはちみつなどのフリーシュガーの摂取量を、総エネルギー摂取の10％未満にすることを推奨しています。

ひざの痛みの改善も含め、健康のためにも甘いものの買い置きはやめて、イライラしたらその場を離れる、お水やお茶を飲む、軽いストレッチをする、好きな音楽を聴くなど、別の方法でイライラを解消する習慣をつけて、減量を成功させましょう。

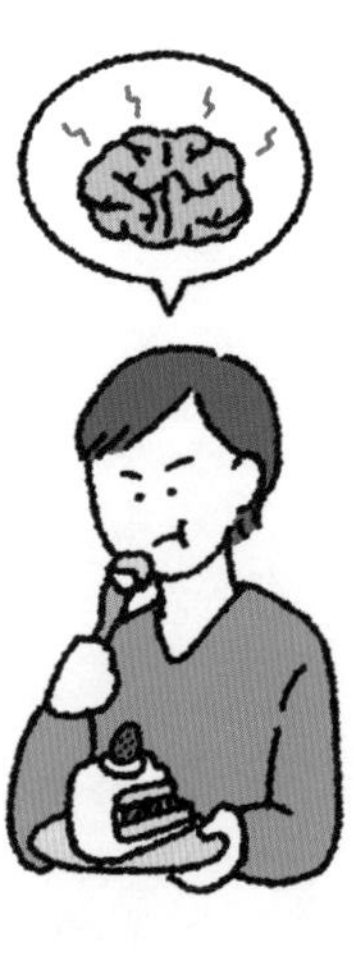

Q ひざのためには、和式より洋式の生活のほうがよいのですか？

A イスやベッドの洋式生活のほうがひざへの負担は少ないでしょう。

ひざに痛みがあって曲げるのがつらいなら、床や畳に座る生活よりも、イス生活のほうがラクです。イスといっても、ソファなどの低いイスでは、立ち上がるときにひざに負担がかかるのでつらいかもしれません。ダイニングチェアやデスクチェアなど、立ち上がりやすい高さのイスがおすすめです。

外食するときも座卓の席ではなく、テーブルや掘りごたつの席を選ぶとよいでしょう。

寝るときも畳に布団よりもベッドのほうがラクです。寝ている間は脚の動きが少ないため、ひざ関節がこわばり、そのため起き上がったときひざに痛みを感じやすくなります。布団の場合、起き上がるときは体を横向きにして、次にひざを曲げて立ち上がります。一方ベッドは、体を起こしたら脚をベッドサイドに下ろすだけですから、布団よりもひざへの負担は少ないといえます。

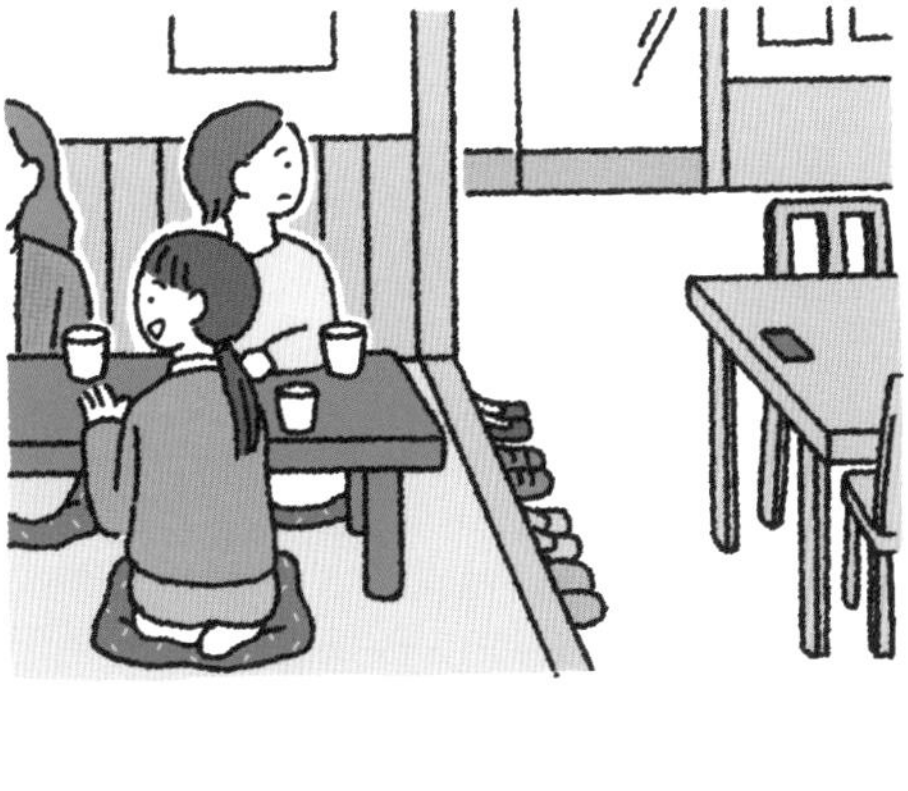

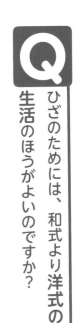

Q 立ちっぱなしや重い物を持つ仕事のひざ痛対策は？

A ひざの曲げ伸ばし、ひざ体操、ストレッチなどでケアを。

警備員や美容師、スーパーのレジなど長時間の立ち仕事をしていると、足腰に負担がかかります。ひざ関節も伸ばしたままなので、ひざまわりの筋肉が硬くなり、痛みが起こりやすくなります。痛みの応急処置はひざ関節をゆっくりと動かすことです。仕事の合間に立ったまま、片脚ずつ交互にひざの曲げ伸ばしをして、ひざまわりの筋肉を伸縮させましょう。

重い荷物を持つ配送業、保育士、介護職などもひざに負担がかかり、ひざ痛が起こりやすくなります。若いうちはなんとかなっても、「歳をとったら急にひざの痛みが強くなった」ということもよくあります。

いちばんのひざ痛予防は、運動療法です。「ひざ体操」（Part2）を日課にして、日頃から太ももやひざのまわりの筋肉を鍛えましょう。また休憩時間はハムストリングストレッチ（63ページ）で太ももの裏の筋肉を伸ばしておくと、ひざ関節を柔軟にします。

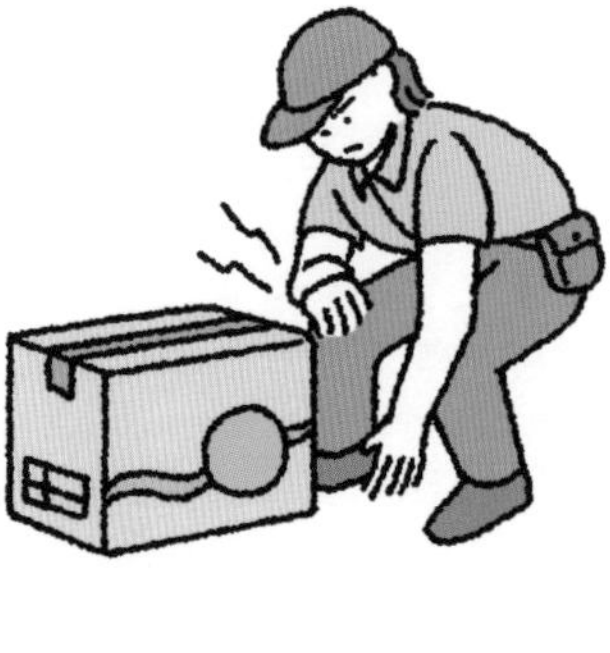

Q 寒いとひざの痛みが特につらくなります。よい解決策は？

A 寒いときは体を動かす、ひざの保温、ひざ体操が効果的です。

冬は気温が低いため、どうしても体を動かす機会が減ります。その分、関節も動かさないのでこわばり、痛みを感じやすくなります。

冬が終わり春〜夏になると体を動かす機会が増え、関節も動きやすくなるためこわばりにくくなり、痛みが和らぎます。

春や秋は、朝晩の冷え込んだときだけひざが痛むことがあります。夏でも冷房のきいた職場に行くとひざが痛むことがあります。

ひざの痛みは気温に敏感です。「痛いな」と思ったら、少しずつ動いて体を温めましょう。職場の冷房がつらい場合は、保温用のひざサポーター（121ページ）をつけたり、デスクワークなら足にひざかけをかけたりして保温しましょう。

また季節に関係なく「ひざ体操」を日課にすることが、一年を通してのひざ痛予防です。ぜひ続けてください。

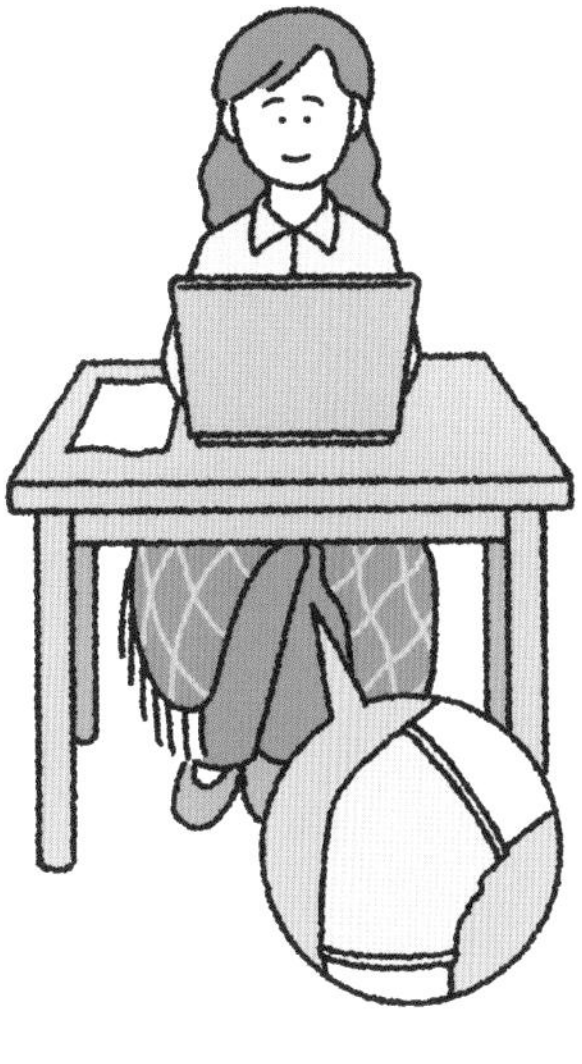

Q 自宅で座り仕事をしていて、あまり動きません。変形性膝《ひざ》関節症になりやすい？

A ウォーキングやひざ体操で予防しましょう。

一日中、自宅で座り仕事の人は、通勤のある人に比べると、圧倒的に活動量が少ないといえます。通勤している人に比べて歩く距離も少なく、ひざ関節を支えている大腿四頭筋《しとう》やハムストリング、ひざのまわりの筋力が落ちて、ひざ関節が不安定になります。するとひざの関節軟骨のすり減りが進行し、変形性膝《ひざ》関節症になりやすくなります。

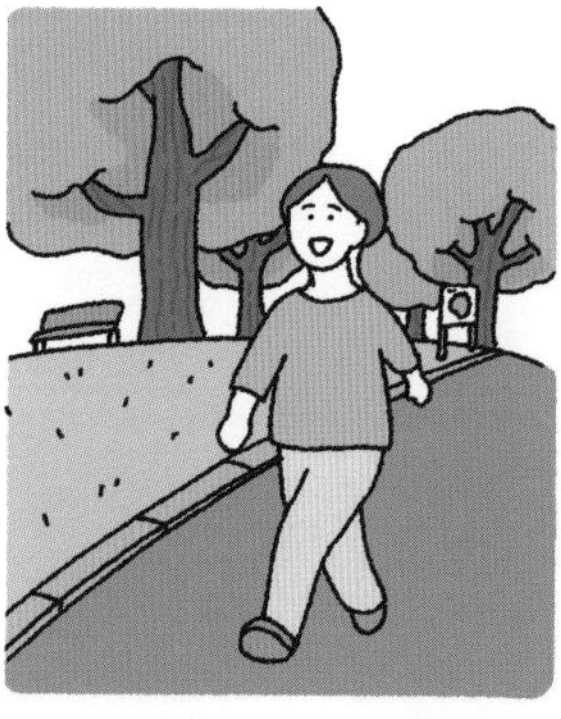

また活動量が少ないとカロリー消費が少ないため太りやすく、これもひざに悪影響です。ひざのためにも、日中のどこかで時間を作ってウォーキングに出かけるなど、できるだけ体を動かすようにしましょう。それとともに「ひざ体操」（Ｐａｒｔ２）で、脚の筋肉を鍛えて、変形性膝関節症を予防しましょう。また、定期的な運動はひざの痛みだけでなく、健康維持に重要です。

Q ハイヒールはひざによくない？

A ひざのためには、かかとの低い靴が安心です。

平地を歩くより坂道を下るほうが、ひざにかかる荷重ははるかに大きくなります。かかとの高いハイヒールは、常に下り坂を歩いているのと同じ姿勢になり、ひざのお皿の関節にかなりの負荷がかかります。ひざのためにはかかとが低くて、足の形にあった靴（114ページ）がベターです。

結婚式やパーティーなどでハイヒールを履く場合、会場までの移動は足に合った靴で、会場についたら履き替えるなど、臨機応変に対応しましょう。

なお、足先が細くてかかとの高いハイヒールは転びやすく、ひざに痛みのある人はよけいに危険です。他にも巻き爪や外反母趾になりやすい、脚のむくみ、腰痛や頭痛など、様々な弊害があります。こうしたことを考えても、靴は「履きやすさ」と「安全性」を優先し、できるだけハイヒールは避けたほうがよいでしょう。

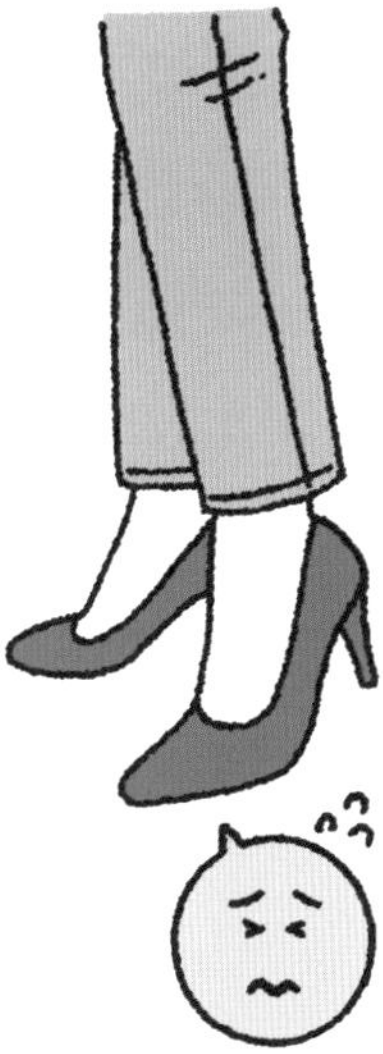

Q お風呂でできるひざのセルフケアは?

A 安全に配慮しながらひざの曲げ伸ばしやマッサージを。

お風呂で体を温めると温熱効果で血行がよくなり筋肉の緊張がほぐれ、ひざ関節のこわばりが緩みます。ひざに痛みや腫れ、水がたまるなど炎症の症状がなければ、バスタブの中で片脚ずつ5〜10回、ひざの曲げ伸ばしやひざのまわりをマッサージするとよいでしょう。お湯の温度が高いと、体力の消耗や血圧の急変動が心配です。バスタブに手すりがあればつかまって、38〜39度のぬるめのお湯にゆっくり入り、額がほんのり汗ばむ程度で、5分以内を目安につかりましょう。心臓に持病のある人や高血圧の人は、半身浴のほうが体への負担は少ないでしょう。

なお、血流が増加して筋肉が柔軟になっている湯上りは、屈伸体操（50ページ）がおすすめです。ひざ関節の可動域が広がり、朝、起きたときのひざの痛みが和らぎます。

ひざに炎症が起きて腫れて痛みが強い、あるいはひざに水がたまっているときの入浴はなるべく早めに切り上げます。お風呂上がりにアイスパックなどでひざを冷やしてください。炎症や痛みが続く場合は、早めに整形外科を受診しましょう。

Part. 5

ロコモ・フレイルに
ならない！

ひざの痛みとロコモティブシンドローム

ひざの痛みを放置しないで、ロコモ、フレイルの予防を

本章では、ひざの痛みが要因の一つでもある「ロコモティブシンドローム」（ロコモ）、「サルコペニア」「フレイル」について解説します。

「ロコモ」とは「骨」「関節」「筋肉」「神経」などで成り立つ運動器に障害が起き、「立つ」「歩く」といった身体機能（移動機能）が低下した状態を意味します。「サルコペニア」は全身の筋肉量が減って、筋力や運動機能の低下が進行する状態で、ロコモの原因の一つです。

「フレイル」とは、健康な状態から要介護に移行する前段階のこと。身体機能の低下の他に、認知機能障害やうつなどの精神的、心理的な機能低下、引きこもりなど社会的な問題まで含めた状態です。フレイルになるまで何も手を打たなければ、将来、要介護に移行するリスクが高まります。ひざの痛みがあるのに減量や運動療法といった適切な対策をせずに悪化させてしまうと、歩行が困難になっていきます。活動性の低下からロコモ、フレイル、要介護に進む可能性があるといえるのです。

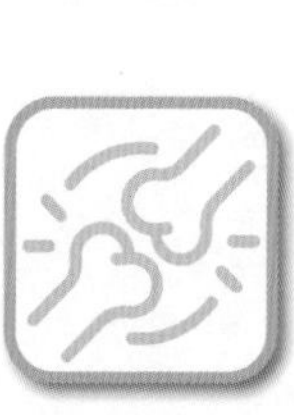

健康寿命※を伸ばして活動的な日々を送るためにもひざ関節は大切です。早めのケアでロコモ、フレイルを予防しましょう。

※健康寿命…健康上の問題で日常生活が制限されることなく生活できる期間。

ロコモとフレイルはつながっている

ロコモ

原因

骨、関節軟骨、椎間板、神経、筋肉の障害

▼

- 骨粗しょう症
- 骨折
- 変形性膝《ひざ》関節症
- 脊柱管狭窄症（変形性脊椎症、神経障害）
- サルコペニア

↓

症状

痛み、痺《しび》れ、関節可動域の制限、柔軟性の低下、姿勢の変化、筋力低下、麻痺《まひ》、バランス能力の低下など。

↓

身体機能（移動機能）の低下

↓

生活活動制限

- 自立歩行ができない
- 行動範囲が狭くなる
- 活動量の低下

社会参加制限

- 外出が減る
- 人と会わない
- 引きこもり

▼

フレイル（138ページ）、**要介護**

ひざの痛みを放置すると、この流れが加速する

運動器に障害が起き、身体機能が低下するロコモ

自覚症状なく進行することも

ロコモティブシンドロームは、英語で「移動」を意味するlocomotion（ロコモーション）と、「運動能力のある」を意味するlocomotive（ロコモティブ）から作られた言葉です。人が「立つ」「歩く」「作業する」といった日常動作に欠かせない、骨、関節、筋肉、神経などの運動器に障害が起き、身体機能（移動機能）が低下することを意味します。身体機能の低下は「変形性膝《ひざ》関節症」「変形性腰椎症」「骨粗しょう症」など「ひざ・腰・骨」の病気がきっかけで起こることが多く、痛みで運動不足になることで、生活習慣病の発症や悪化を招きます。

またロコモは、自覚なく進行することもわかっています。ロコモにより身体機能が低下していても「歩きたくないので車で移動」「階段はつらいのでエレベーターを使おう」など便利な手段を利用すれば、生活に支障はありません。そうしているうちにロコモは進行し、気がついたときにはフレイル（138ページ）に進みます。自分がロコモかどうか知りたい人は「ロコチェック」（134ページ）をやってみましょう。心配な人は、ロコトレ（135ページ～）とたんぱく質を意識した食生活（140ページ～）を。

運動器のしくみ

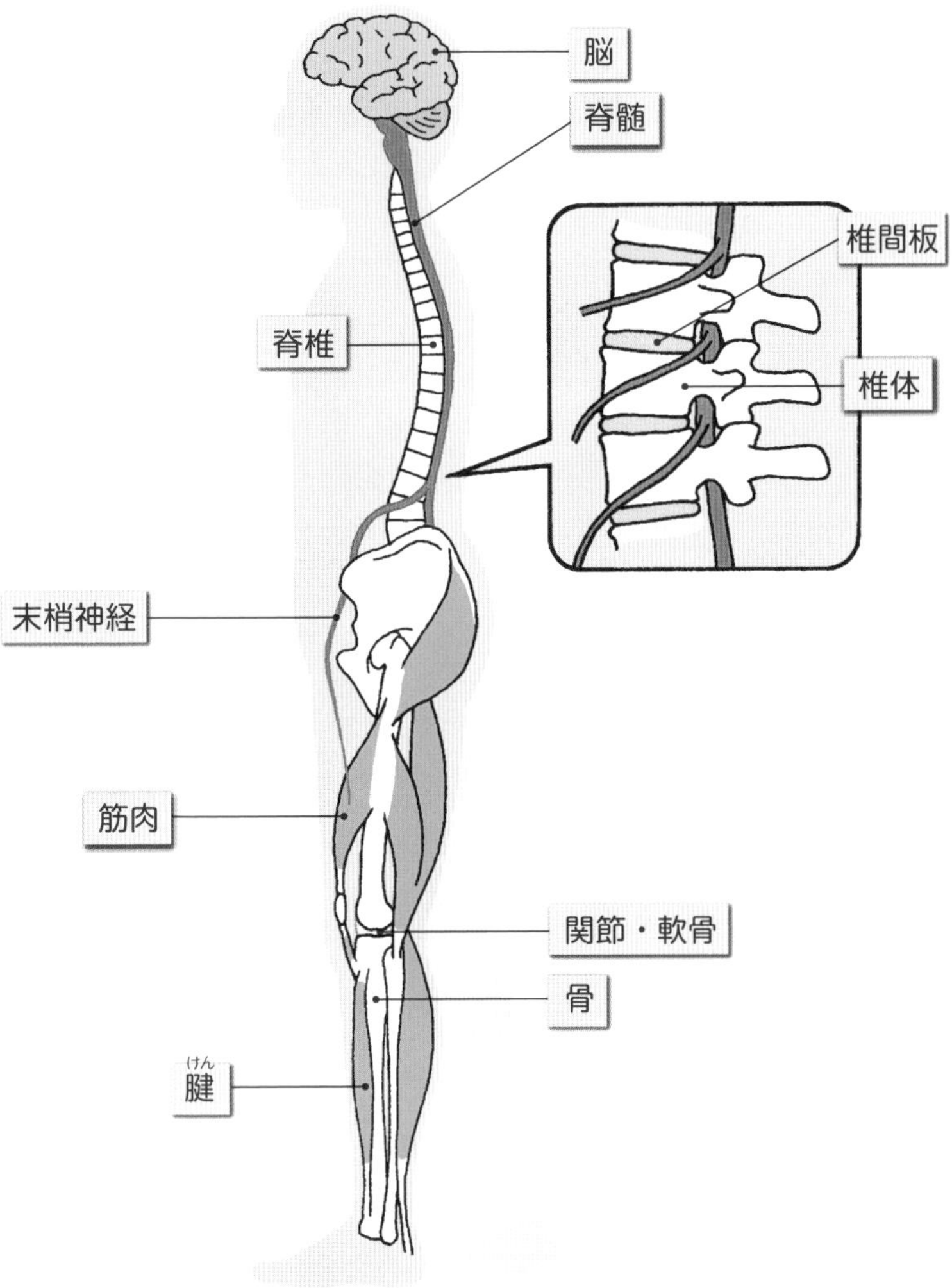

骨、筋肉、関節、神経などの運動器はそれぞれが連携していて、何気ない動きも各運動器が連動して働くことで成り立っている。どれか一つが悪くなっても、体はうまく動かない。

ロコチェックをやってみよう

次の7つの項目は、どれも骨や関節などの運動器が衰えているサインです。日常生活を思い浮かべて、一つでも該当する人は、ロコモの心配があります。

1 □
片脚立ちで
靴下が履けない

2 □
家の中で
つまずいたり
滑ったりする

3 □
階段を昇るのに
手すりが必要

4 □
やや重い家事するのが
困難
（掃除機の使用、布団の上げ下ろしなど）

5□

2kg 程度の買い物をして
持ち帰るのが困難
（1 リットルの牛乳パック 2 個程度）

6□

15 分くらい
続けて歩けない

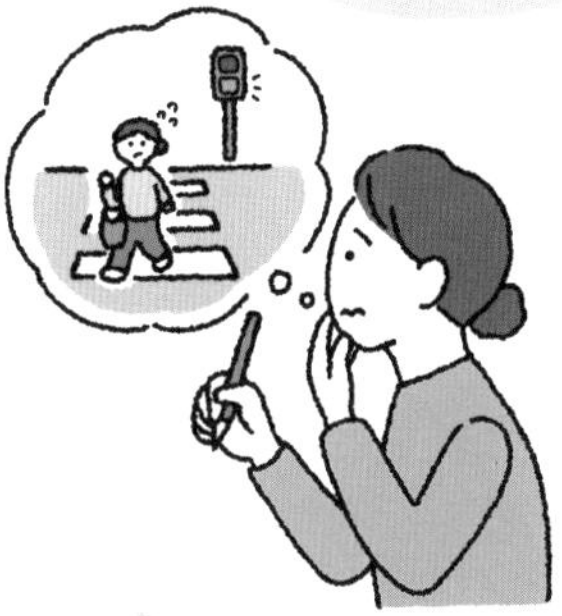

7□

横断歩道を
青信号で
渡りきれない

一つでもチェックのついた人は、該当項目ゼロを目指して、下のロコモ予防のトレーニング（ロコトレ）を始めましょう。

スクワット

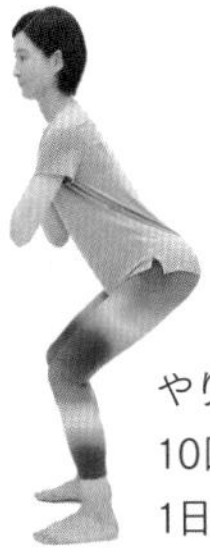

やり方は60ページ。
10回で1セット、
1日3セット。

片脚立ち

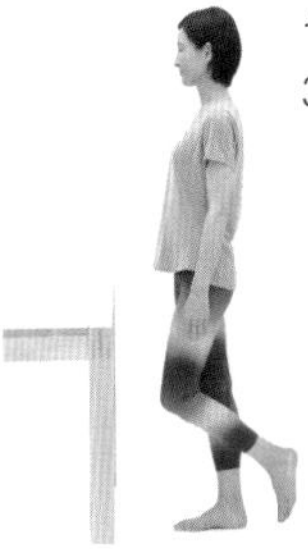

やり方は58ページ。両脚とも30秒×2回で1セット、1日3セット。

ひざに痛みのある人は「ひざ体操」をプラスして！

ロコモティブシンドローム予防啓発サイト「ロコモ ONLINE」を改編、引用。

筋肉量が減少するサルコペニア

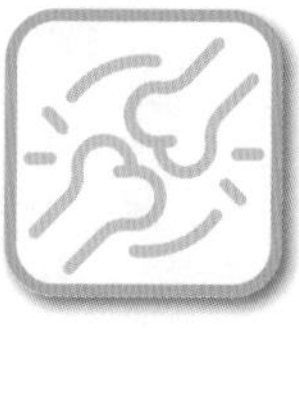

ひざの痛みも サルコペニアの原因に

「サルコペニア」とは、ギリシャ語で筋肉を意味するsarx（サルコ）と、喪失を意味するpenia（ペニア）を合わせた造語。全身の筋肉量が減少し、筋力や運動機能が低下している状態です。サルコペニアの主な原因は加齢で、これを「一次性サルコペニア」、病気、低栄養、寝てばかりで動かないなど不活発な生活によるものを「二次性サルコペニア」と呼びます。

ロコモティブシンドロームは筋肉を含むすべての運動器の障害による身体機能の低下のことをいいますが、サルコペニアは筋肉の衰退に特化した概念で、ロコモの一要因でもあります。

ひざの痛みによって歩行が困難になり「外出しなくなる」「1日中ゴロゴロしている」といった生活が続くと、やがて筋肉が衰え、サルコペニアを招くおそれがあります。

自分がサルコペニアの傾向があるかどうかは、左のセルフチェックでわかるので、心配な人は、やってみましょう。結果が気になる人はたんぱく質を積極的にとる（１４０ページ〜）、ひざに痛みがあれば「ひざ体操」（Ｐａｒｔ２）で解消してから運動習慣をつけるなど、筋肉増強を意識した生活を始めましょう。

フレイル、ロコモ、サルコペニアの関係

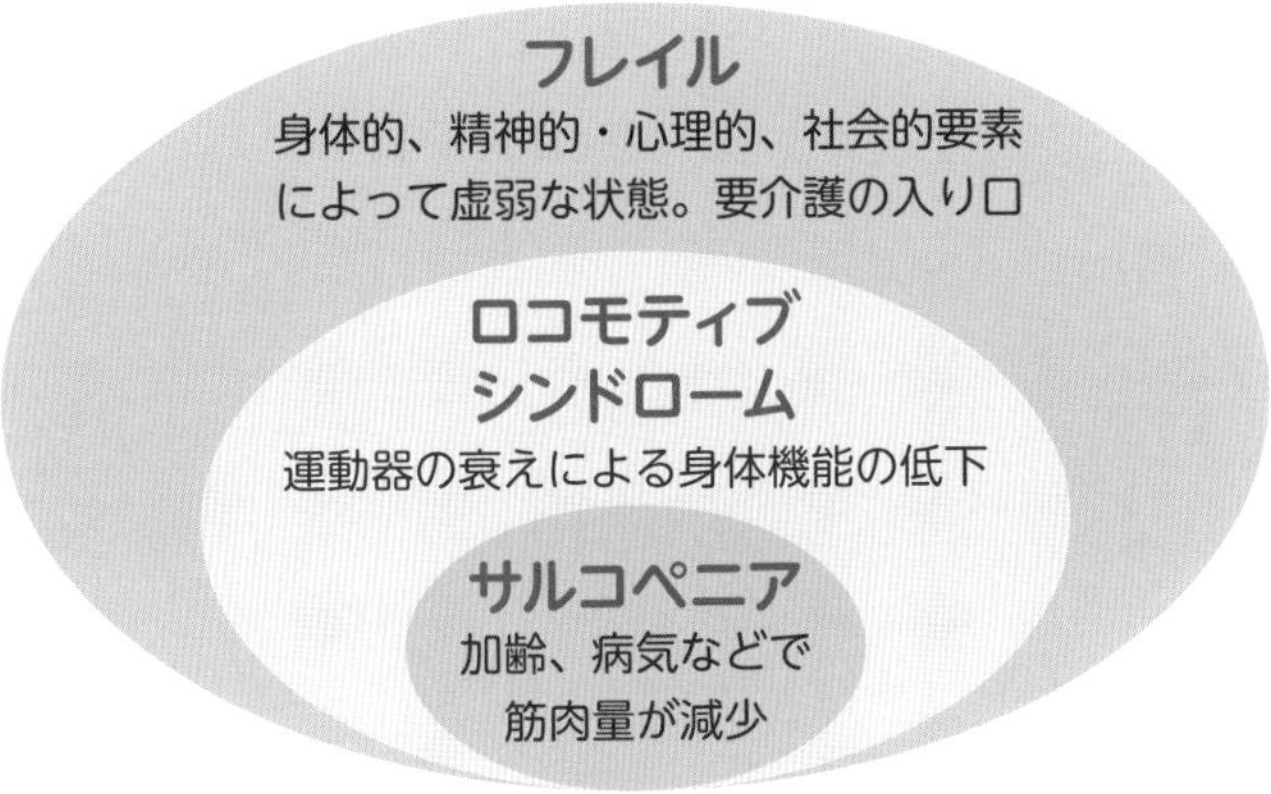

簡単！

サルコペニアのセルフチェック

次の項目で、一つでも気になることがあれば、たんぱく質を意識した食事やウォーキングやスクワットなどの運動習慣をつけるようにしましょう。

□歩くのが遅くなった（例：横断歩道を青信号で渡りきれない）
□手すりにつかまらないと階段を昇れない
□ペットボトルのキャップをあけるのがつらい
□立っているだけで疲れる
□「指輪っかテスト」（下）で、すき間ができる

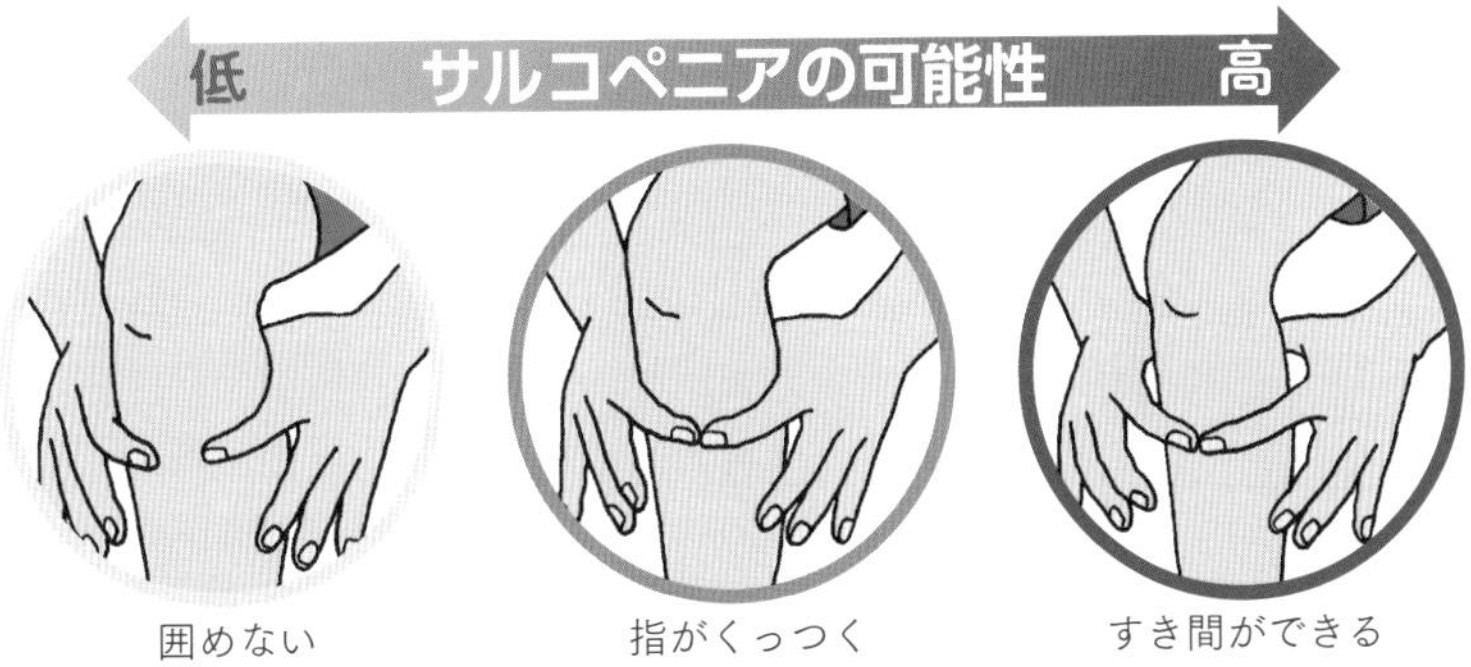

囲めない
指がくっつく
すき間ができる

フレイルは要介護の入り口にいる虚弱な状態

身体的、精神的、社会的な要素で構成される

「フレイル」の語源は、frailty（フレイルティ）で、虚弱、老衰などを意味します。この言葉からわかるように、フレイルは要介護に移行する手前の虚弱な状態を示します。背景には、ロコモの進行による身体機能（移動機能）のさらなる低下、糖尿病、高血圧、がんなどの生活習慣病、認知機能の低下やうつ病、人との接触が極端に乏しい社会的孤立など「身体的、精神・心理的、社会的要素」があります。

フレイルを放置すると、様々な外的ストレスに対する抵抗力が弱まって、やがて要介護に進みます。慢性的なひざの痛みも、歩行困難による活動量の減少とそれによる肥満、筋肉量の減少、筋力の低下、糖尿病など生活習慣病の発症、外出機会の減少による孤独などを招き、フレイルにつながります。

ロコモを予防すればフレイルへの進行にブレーキをかけられます。仮にフレイルに陥ったとしても、食生活や運動習慣の見直しと実践で、元の健康な状態に回復できます。大切なことは、早めにロコモ、フレイルのサインに気がつくこと。そこから健康寿命を伸ばす生活に変えていきましょう

▼ロコモ、フレイルを予防する生活で健康に▼

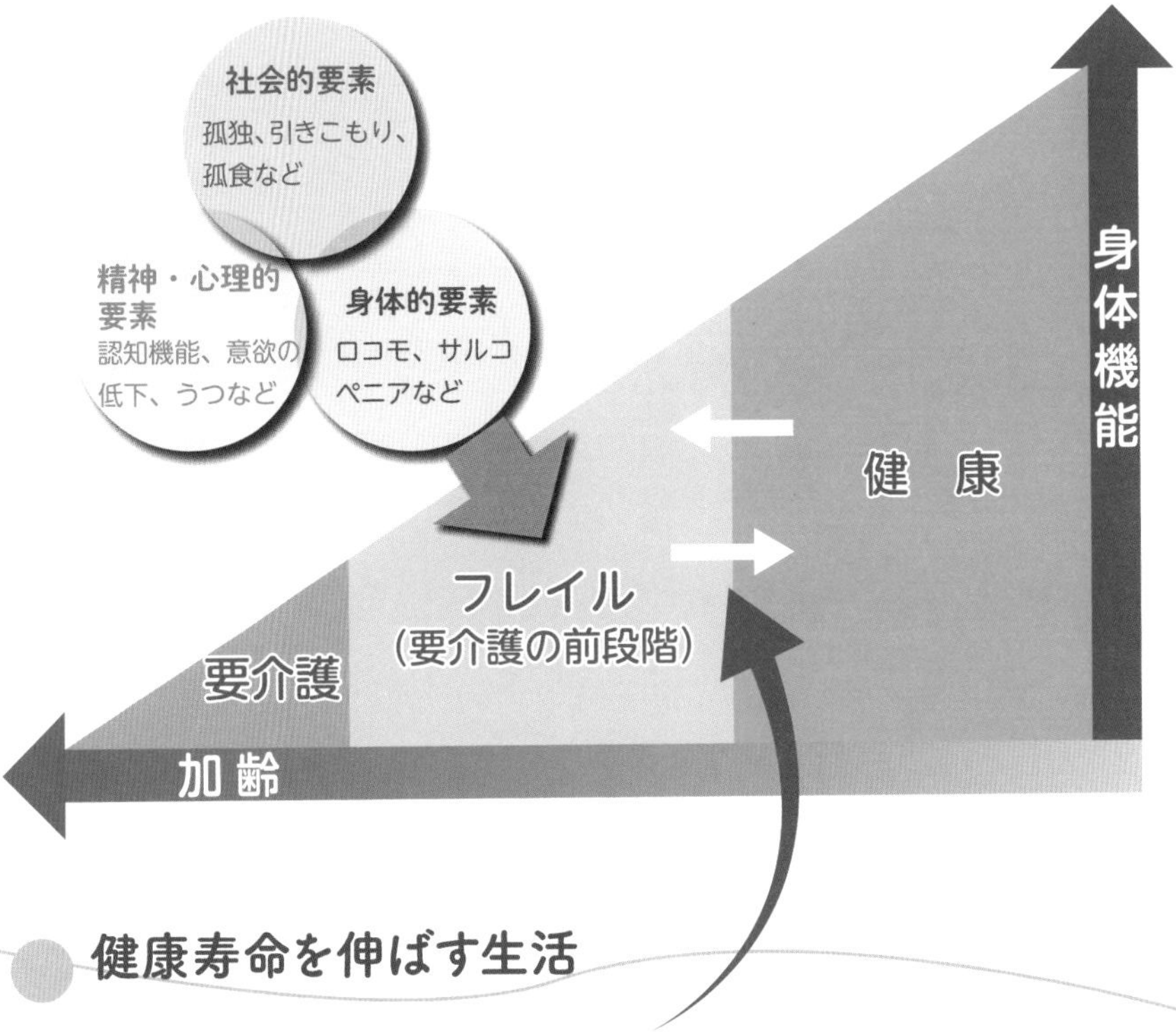

健康寿命を伸ばす生活

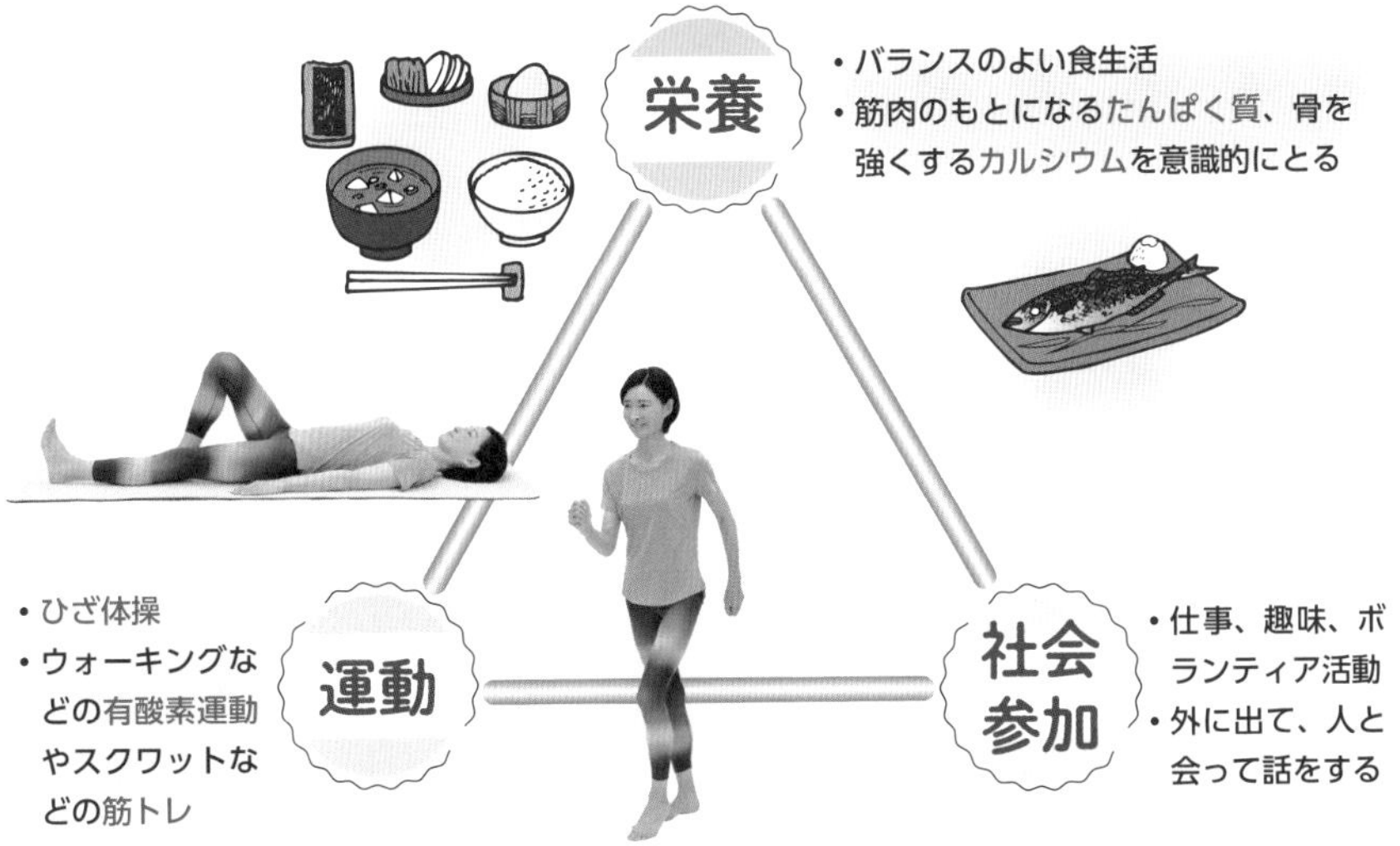

たんぱく質をとって、筋力アップを

たんぱく質は、筋肉を作るための大切な栄養素

人の筋肉量は25～30歳頃から減少し始め、加齢とともに減り続けます。上肢、体幹、下肢の中で最も衰えやすいのが下肢の筋肉で、大腿四《し》頭《とう》筋やハムストリングの衰えが目立ちます。

脚の筋肉が衰えると、ひざ関節の負担が急激に増しますので、歳を重ねるほど筋肉を増やす対策が大切です。そのために必要なのが、たんぱく質を意識した食事と運動です。

Part2で紹介した「ひざ体操」も、脚の筋肉を鍛えて筋力をつけて、ひざ関節への負担を減らす筋トレです。毎日の食事でしっかりたんぱく質をとりながら、ひざ体操で脚の筋肉を強化し、ロコモ、フレイルを予防しましょう。

Check! たんぱく質とは？

たんぱく質とは、アミノ酸※が結合した有機化合物で、筋肉や臓器など体を構成するための大切な栄養素です。アミノ酸は全部で20種類あり、どれか一つ欠けてもたんぱく質を作ることはできません。BACC（イソロイシン、ロイシンなど）をはじめとした9種類の必須アミノ酸は体内で合成できないため、食事からとる必要があります。

※アミノ酸…たんぱく質を合成する有機化合物。

加齢とともに筋肉は減少する

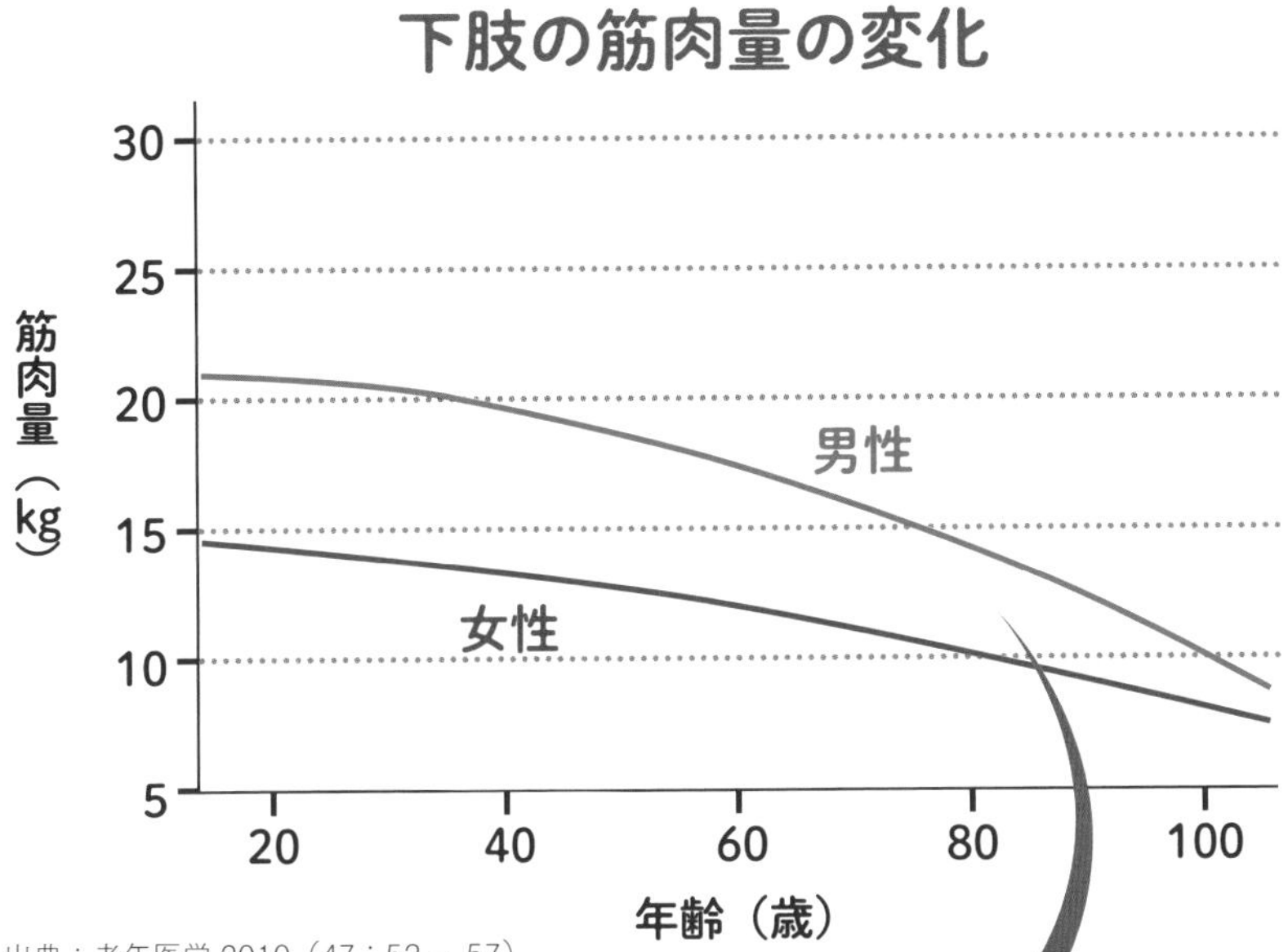

出典：老年医学 2010（47：52 − 57）。

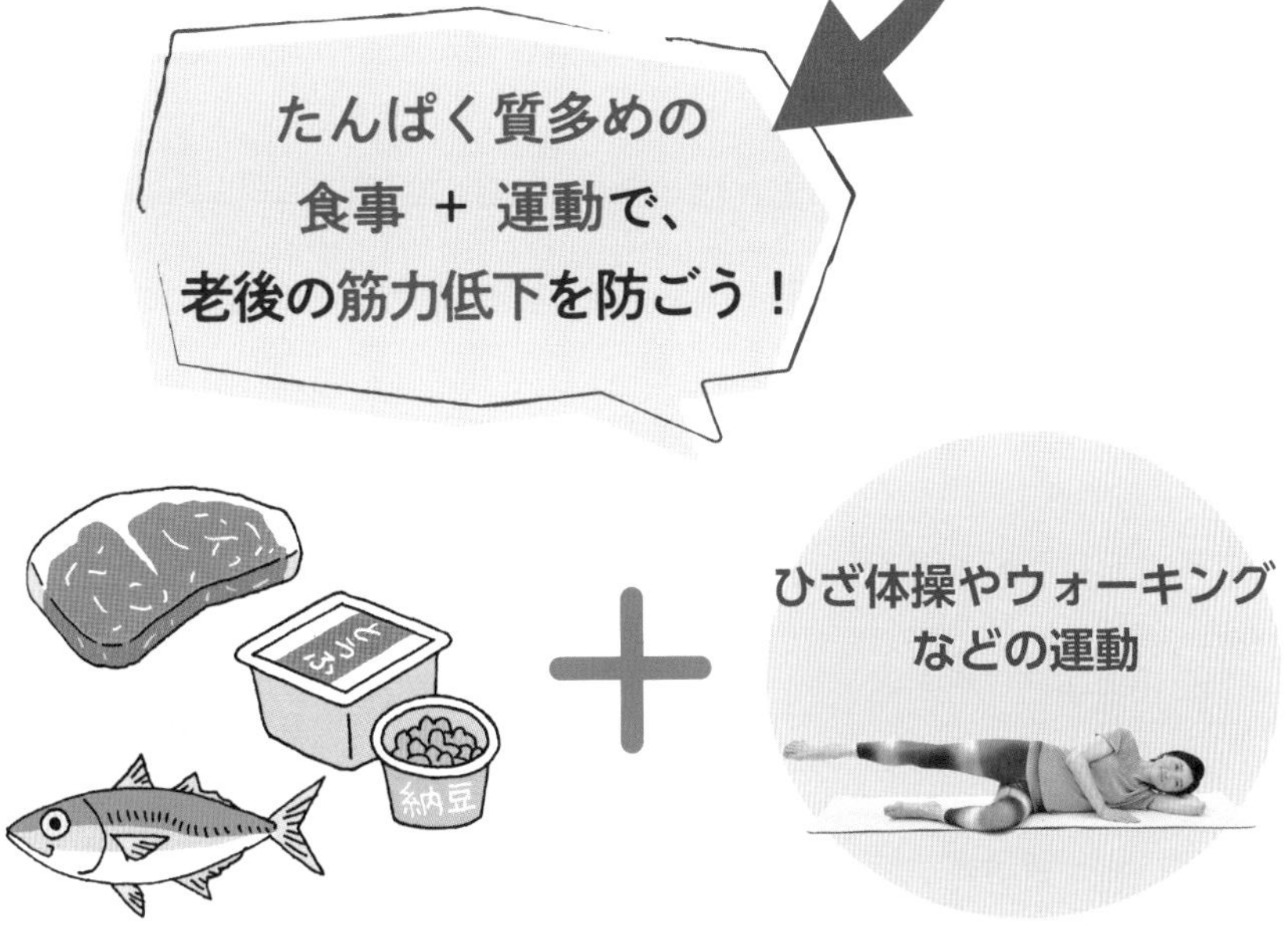
たんぱく質多めの
食事 ＋ 運動で、
老後の筋力低下を防ごう！
納豆
ひざ体操やウォーキング
などの運動

上手なたんぱく質のとり方

たんぱく質の多い食品を覚えてメニューに入れる

たんぱく質を多く含む食品は「卵、肉、魚、豆・大豆製品、乳製品」など。1日に必要なたんぱく質の推奨量は、18～64歳の男性は1日65g、65歳以上が60g、18歳以上の女性は1日50gです。といっても「何をどのくらい食べたらよいかわからない」という人が大半でしょうから、あまり難しく考えず「たんぱく質を豊富に含んだ食品」を覚えておいて、3度の食事に意識して入れるようにすればよいでしょう。

例えば卵1個（50g）に6.1g、鶏むね肉（生、100g）に24・4g、鮭（生、100g）に22・3g、納豆1パック（50g）に8・25g、牛乳200ccに6.6gのたんぱく質が含まれています。

高齢者にありがちですが、一人暮らしや夫婦だけの生活で「料理するのがめんどう」と、菓子パンや麺類、おにぎりなどの単品で食事をすませてしまう人もいるようです。こうした食事ではたんぱく質が不足してしまいます。

お惣菜や外食、宅配などでもメニューを工夫すればたんぱく質はとれます。今まであまりたんぱく質のことを考えてなかった人は、これからの活動的な生活のためにも積極的にとるようにしましょう。

出典：文部科学省「日本食品標準成分表 2020 年版（八訂）」。

たんぱく質の多い食品

卵

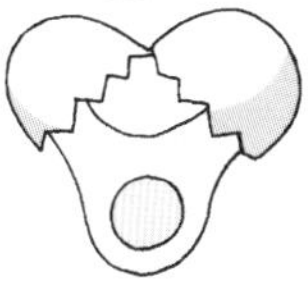

ゆで卵、目玉焼き、卵焼きの他、かきたま汁や炒め物、茶わん蒸しなど、様々な料理に使える。

肉

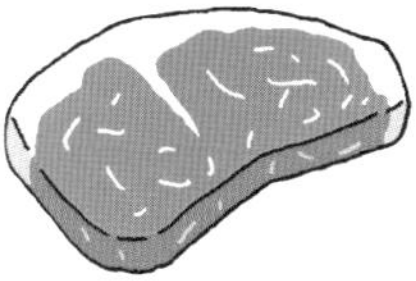

肉はたんぱく質の宝庫。牛、豚、鶏肉を料理のローテーションに組み込んで。

魚

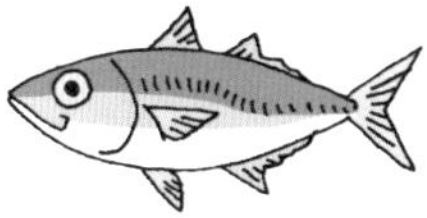

たんぱく質の他に、青魚にはDHA（ドコサヘキサエン酸）やEPA（エイコサペンタエン酸）など、血糖値やコレステロールを下げる「必須脂肪酸」も含まれる。

豆・大豆製品

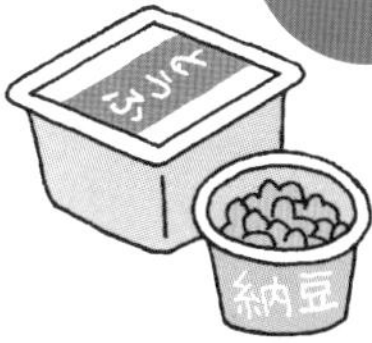

「畑の肉」にも例えられる大豆はたんぱく質が豊富。豆腐、油揚げ、納豆など、手軽にとれる大豆製品をメニューに入れて。

乳製品

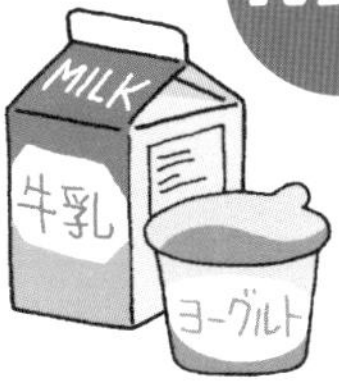

牛乳やヨーグルト、チーズなどの乳製品は、たんぱく質の他、カルシウムも豊富。骨粗しょう症や骨折の予防のためにも忘れずに。

野菜

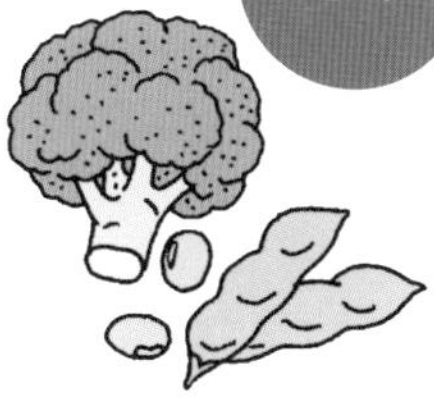

野菜の中では、ブロッコリー、アボカド、枝豆、そら豆などにたんぱく質が含まれる。

男女別　たんぱく質の推奨量

1日の摂取量の目安にして

女性	男性	
18歳以上	18～64歳	65歳以上
50g	65g	60g

※目安は、体重1kgに対してたんぱく質1g。

出典：厚生労働省「日本人の食事摂取基準（2020年度版）」を参考に作成。

工夫や
ちょい足しで

たんぱく質をアップ！

たんぱく質の多い食品（143ページ）を覚えておいて、毎日の食事にプラス。「かまぼこ」「ハム」など、魚や肉の加工食品もたんぱく質が豊富に含まれています。

市販のおにぎり

具を選ぶときに「鮭やツナマヨ」などたんぱく質が多いものを。

たんぱく質UP

鮭、ツナマヨ、
たらこ、焼き肉

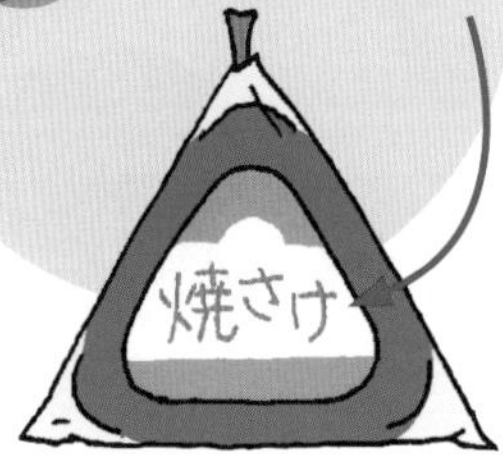

サラダ

野菜サラダのトッピングにハムやツナなどを加えて。

たんぱく質UP

ハム　ツナ
シーフード

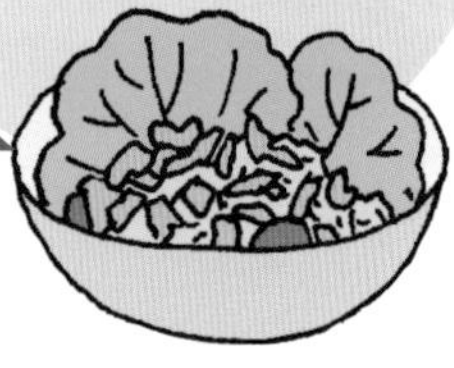

みそ汁

基本の具材「豆腐、油揚げ」で、安定したたんぱく質補給を。

たんぱく質UP

豆腐　油揚げ
高野豆腐　納豆　卵

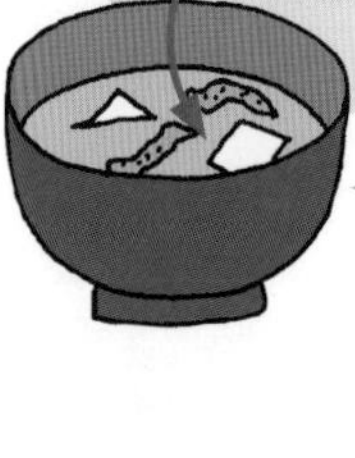

豚汁にすると、
豚肉も加わりさらに
たんぱく質アップ！

お浸し

野菜のお浸しに、たんぱく質素材をプラスして。

たんぱく質UP

かまぼこ、おかか
さつま揚げ
はんぺん

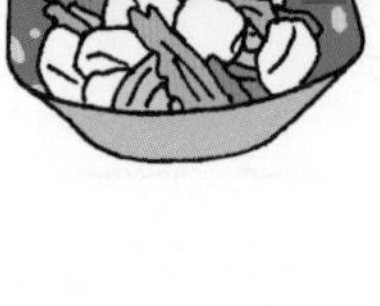

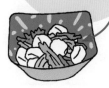

缶詰・パウチ

保存がきいて常備しやすい魚や焼き鳥の缶詰は、肉や魚が足りない日のたんぱく源に。パウチの豆類も手軽に使えて便利。

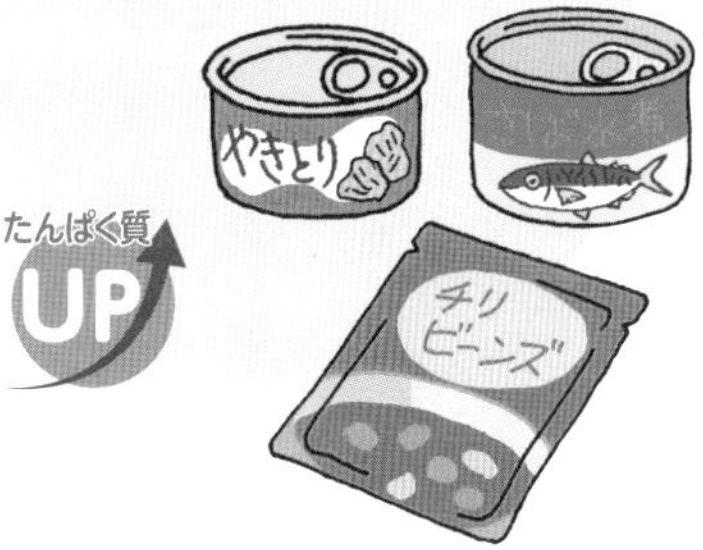

トースト・サンドイッチ

チーズ、ハム、ツナなどを乗せて焼いて、おいしくたんぱく質アップ。

チーズトースト
ピザトースト

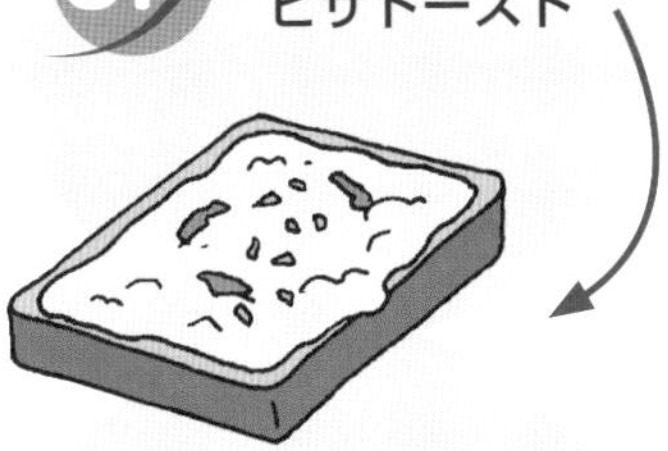

ツナサンド
たまごサンド
ハムサンド

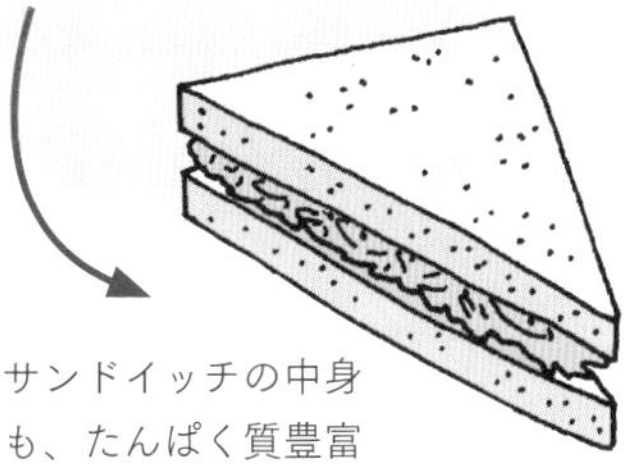

サンドイッチの中身も、たんぱく質豊富なものを選んで。

おつまみ類

お酒を楽しむときも、枝豆、刺身、冷奴など、たんぱく質豊富なおつまみをチョイス！

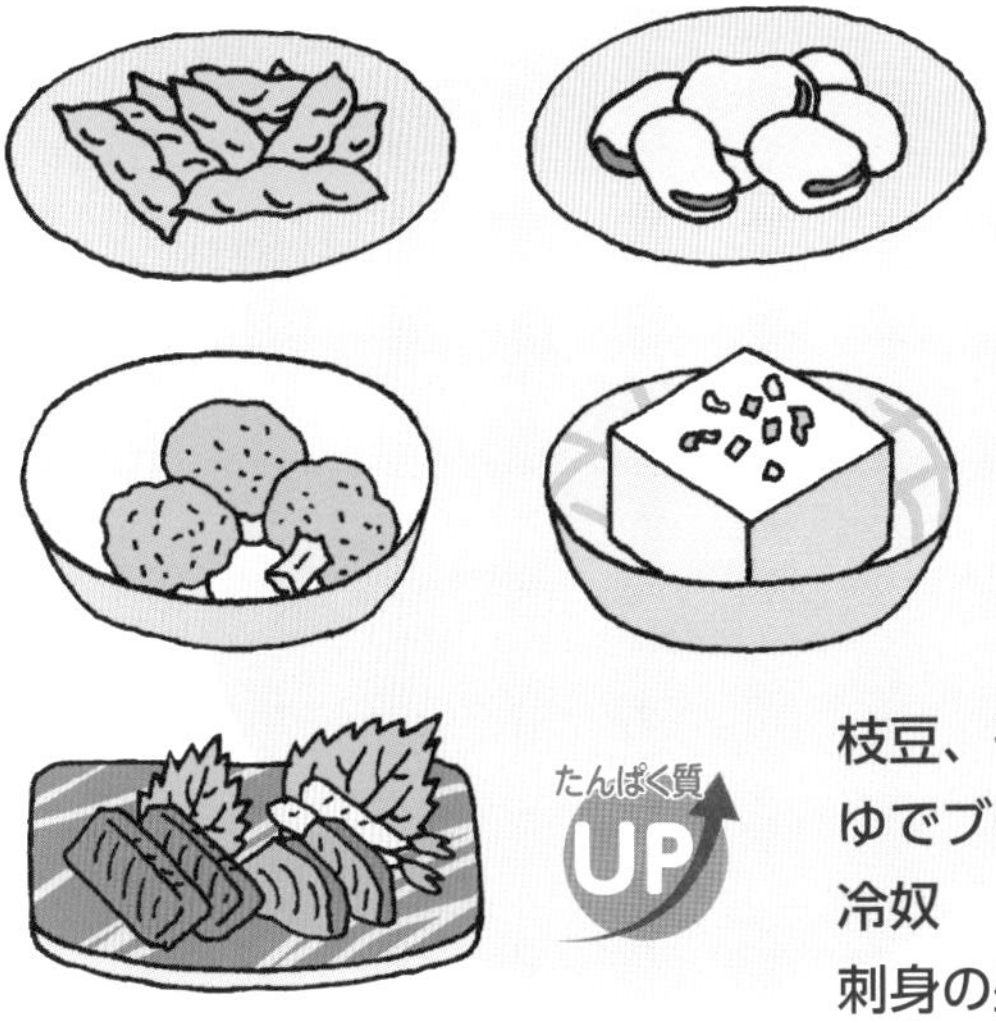

枝豆、そら豆
ゆでブロッコリー
冷奴
刺身の盛り合わせ

ここで紹介したたんぱく質のとり方は健康な人が対象です。腎臓病のある人やその傾向が指摘されている人は、たんぱく質の摂取量に制限があります。

痛みのないひざを人生のパートナーに

ひざの痛みは、ひざを治すサイン

歳をとれば、関節の機能や筋肉が落ちて、「体のどこかに慢性的な痛みがある」という人は増えてきます。特にひざ関節に問題を抱える人は多く、ひざが痛むたびに「歳をとったな」と感じる人も少なくないでしょう。

大切なことは、そこで放置せず「ひざの痛み＝ひざを治すサイン」と捉えて、何かしらの対策を講じること。いちばんのおすすめは、「減量」と「ひざ体操」（運動療法）で、脚の筋力をつけてひざ関節の負担を減らすことで、痛みを解消できます。

中には、すでにひざ関節の変形が進行し、激しい痛みで歩行がつらい人もいるでしょう。その場合は、手術（86ページ～）によって、再び痛みなく歩けるようになります。特に人工膝《ひざ》関節置換術（90ページ）は、ロボット支援手術（102ページ）の導入で、以前よりも安全、正確な手術が可能になりました。手術を受けて、もとのように歩ける喜びを取り戻した人もたくさんいます。ひざの痛みは、軽くても進行していても、できる治療はあります。そのことを忘れずに前向きな対策で、ひざの痛みに邪魔されないアクティブな人生を歩みましょう。

ひざの痛みは放置しない

ひざが痛い！

ひざ体操

減量

痛みが激しいなら…

手術

以前のような
アクティブな日常に戻る

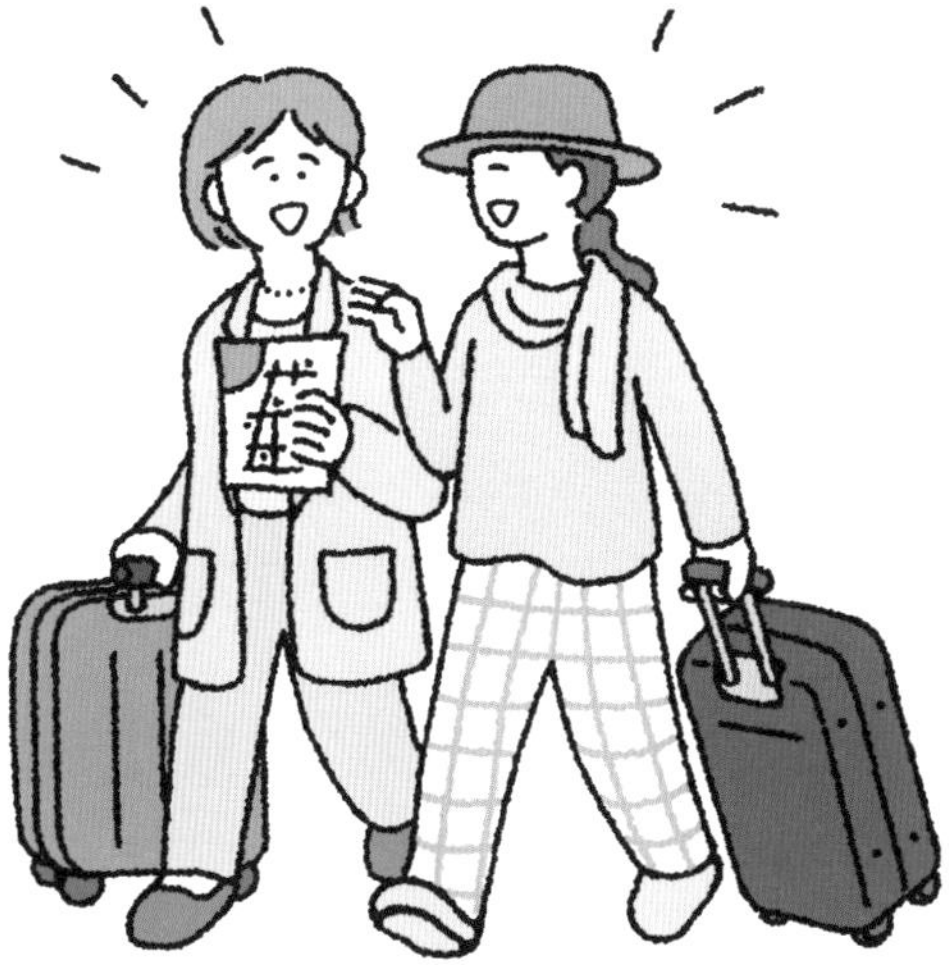

早めの治療でひざの痛みを改善して、
楽しく、充実した人生を。

Q 健康診断でロコモかどうかは調べられますか？

A ロコモ健診を実施している施設を探してみましょう。

ロコモ健診とは、下肢筋力の測定や骨密度の測定などの結果から、総合的に運動機能を判定するためのものです。自治体や勤め先で加入している健康保険組合が実施する一般的な健康診断ではなく、主に予防医学に取り組む医療機関や公益財団法人などが実施しています。他に人間ドックのオプションとして、メニューに置いてある医療機関もあります。

健診内容は、身体測定、ロコモ度判定検査、下肢筋力測定、骨密度検査、栄養や運動のアドバイスなど。ロコモ度判定検査は、脚力を調べる「立ち上がりテスト」、歩幅を調べる「2ステップテスト」、身体や生活状況を調べる「ロコモ25」の3つについて、理学療法士などの専門家が調べて判定します。

「ロコチェック」（134ページ）の結果が心配で、より詳しいロコモ度を知りたいなら、実施している施設を探して受けて、将来の介護予防に活かすとよいでしょう。

費用は実施している施設により様々ですが、4000〜8000円前後であることが多いようです。

Q 歩行時にふらつくことがあり、転倒が怖いです。

A 転倒予防の部屋づくりとひざ体操で脚の筋肉を鍛えましょう。

大腿四頭《しとう》筋、ハムストリングなど太ももの筋肉や、中殿筋などお尻の筋肉が衰えると、歩行が不安定になります。さらに変形性膝《ひざ》関節症が進むと、ひざがガクガクして歩くのが困難になります。脚が弱ると転倒しやすくなり、転倒して骨折すると、それを機にロコモ、フレイルに進むリスクが高まります。

すぐにできる転倒予防は、杖を利用する、手すりにつかまって歩くなど。家の中を見直して、段差があればスロープをつける、電気コードをまとめて隅に片付ける、カーペットの端がめくれないように固定する、階段に手すりをつけるなど、転倒の原因を取り除きましょう。それと合わせて衰えた脚の筋肉を鍛えるために「ひざ体操」（Ｐａｒｔ２）を始めてください。脚の筋肉が鍛えられると歩行が安定して、転倒しにくくなります。

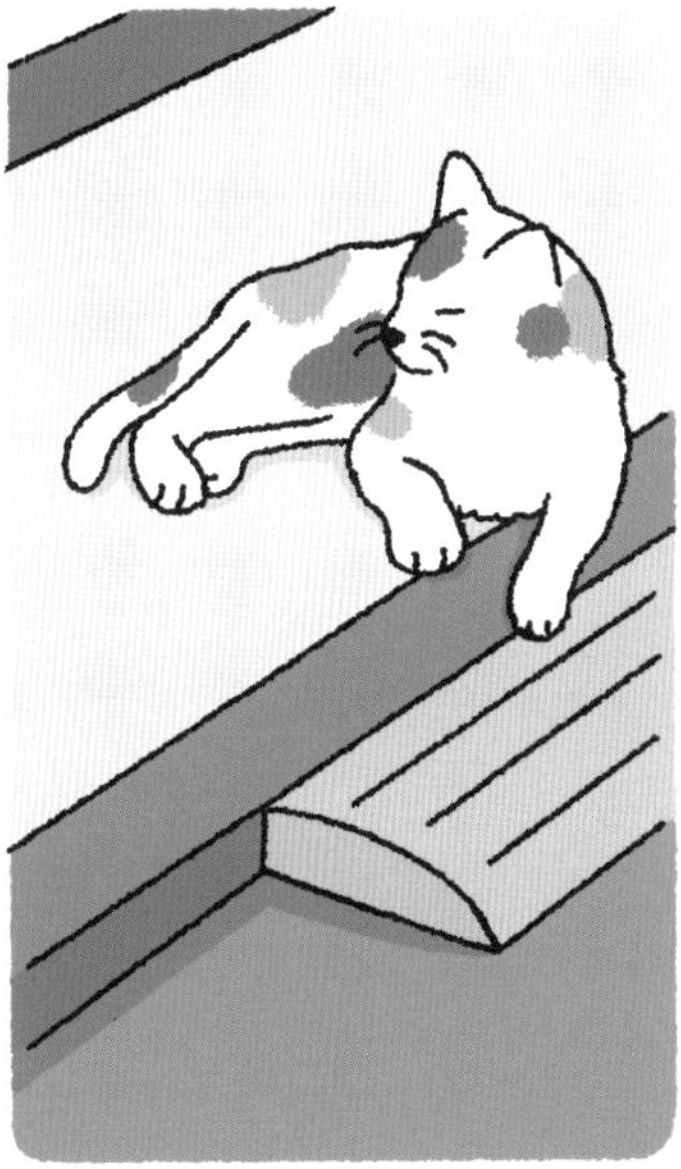

Q 変形性膝《ひざ》関節症と診断された夫が「ひざが痛い」と外出を嫌がります。引きこもってしまいそうで心配。

A 自分の脚で歩けることの大切さを理解してもらいましょう。

フレイル（138ページ）の形成要因の一つに「社会的要素」があり、これは孤独や引きこもりなど社会との接点が遮断されることによる影響を指します。ご相談ではご主人が「ひざを痛がり外に出たがらない」ということですが、これを放置するとますますひざが悪くなり、フレイルに進む可能性が高まります。

まずはひざの痛みの悪循環についてご主人によく話をして、日常的に体を動かすことの大切さを理解してもらいましょう。

それとともにかかりつけの整形外科で疼痛《とうつう》治療を進め、痛みが和らいだら「ひざ体操」（Part2）を始めて、痛みが起こりにくいひざを目指しましょう。もし変形性膝《ひざ》関節症が進んでいて手術を受ける段階なら、ご夫婦で手術が受けられる医療機関で詳しい話を聞いて、検討しましょう。

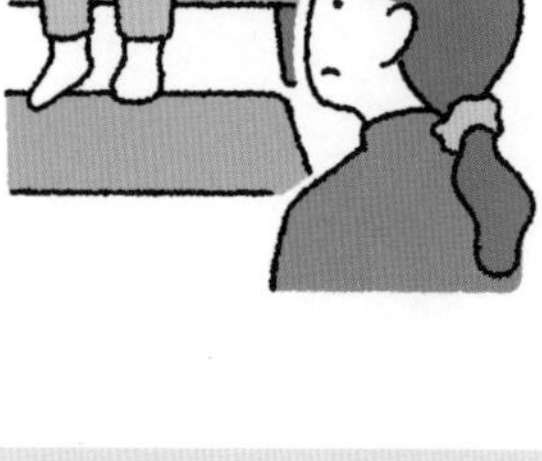

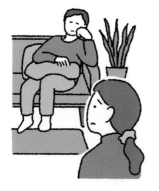

Q 長期入院後、脚がふらつき、ひざの痛みが悪化しました。

A ひざ体操で脚の筋力を取り戻して。

人は動かないと筋肉が痩せて、筋力が低下します。例えばベッド上で寝たきりの場合、1日で全身の約3～5％、1週間で約20％の筋肉が減少するといわれています。筋力低下の影響をもっとも受けるのが脚で、少し歩いただけでも疲れたり、ふらついたりします。

脚の筋力が落ちることは、ひざ関節の負担が増すことを意味しますから、「ひざの痛みが悪化した」というのは、筋肉が痩せた分、ひざが無理をしているサインです。まずは「ひざ体操」で脚の筋力を回復させ、ひざの痛みを改善しましょう。痛みがある程度ラクになったら、ウォーキング（56ページ）やスクワット（60ページ）などの軽い運動で、戻った筋力を維持するとよいでしょう。歩行が安定するまでは転倒に十分注意してください。

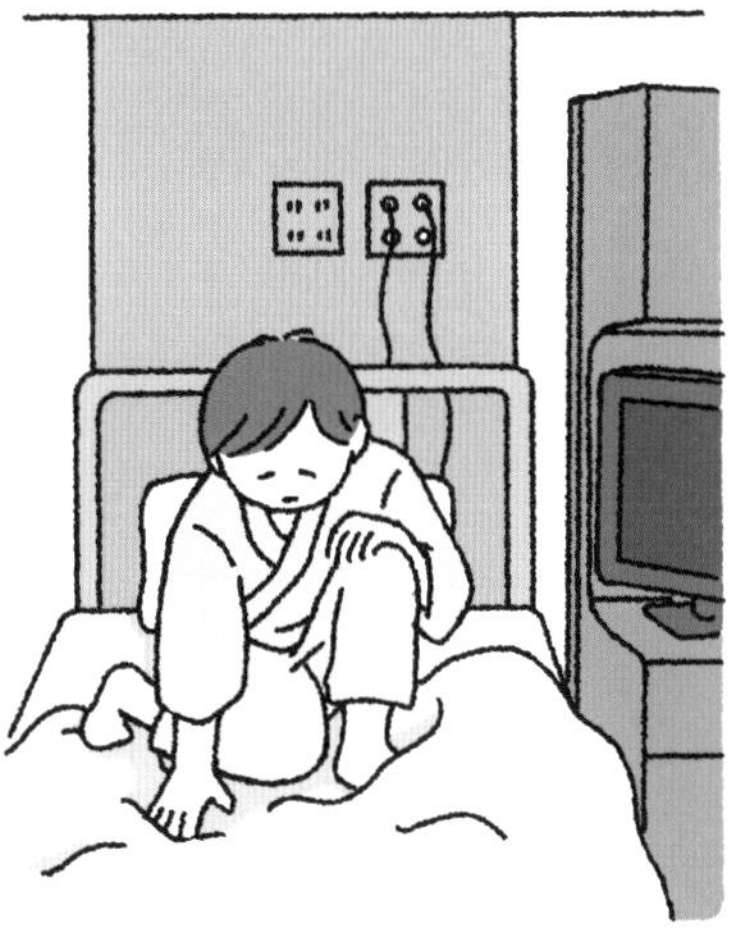

Q 脚を鍛えるためにジムに通おうと思います。注意することは?

A 自己判断による無理な運動で、ひざ関節を痛めないように。

スポーツジムには、様々な種類の筋肉トレーニングマシンやランニングマシンがあります。下半身の筋肉を効率的に鍛えるものには、「レッグプレス」「レッグカール」などがあり、いずれも座った状態で、荷重をかけてひざを曲げ伸ばしする運動で、安全に筋力をつけることができます。

主に大腿四頭《しとう》筋、ハムストリング、大殿筋などを鍛え、ひざ関節の可動域を改善し、歩行を安定させる効果が期待できます。

ジムトレーニングで注意することは、自己判断で荷重をかけすぎたり、最初から無理な回数を行ったりしないこと。ひざ関節を痛めたり、強い筋肉痛が起こることがあります。

まずはパーソナルトレーナーに相談して、運動メニューを作成してもらい、指導を受けながら運動を始めましょう。

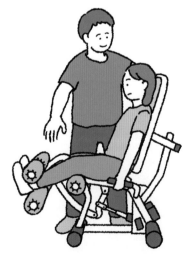

Q 肉類や牛乳が苦手だと、たんぱく質がとりにくい？

A 他の食品からたんぱく質をとるようにすれば、問題ありません。

たんぱく質は、肉や牛乳だけでなく、卵、魚、大豆製品などにも豊富に含まれています。野菜ならブロッコリー、アボカド、枝豆、そら豆などもたんぱく質を含みます。

たんぱく質をとるために、苦手なものを無理に食べることもありません。どんな食品にたんぱく質が豊富に含まれているか把握して、例えば「牛肉や豚肉は苦手だけれど鶏肉なら食べられる」なら、好みのものを取捨選択して、他の栄養素を含めてバランスよくとるようにしましょう。

「牛乳は苦手だけどヨーグルトなら食べられる」「ホワイトシチューやグラタンなら問題ない」ということもあります。その場合は、加工食品や料理で食べれば十分です。

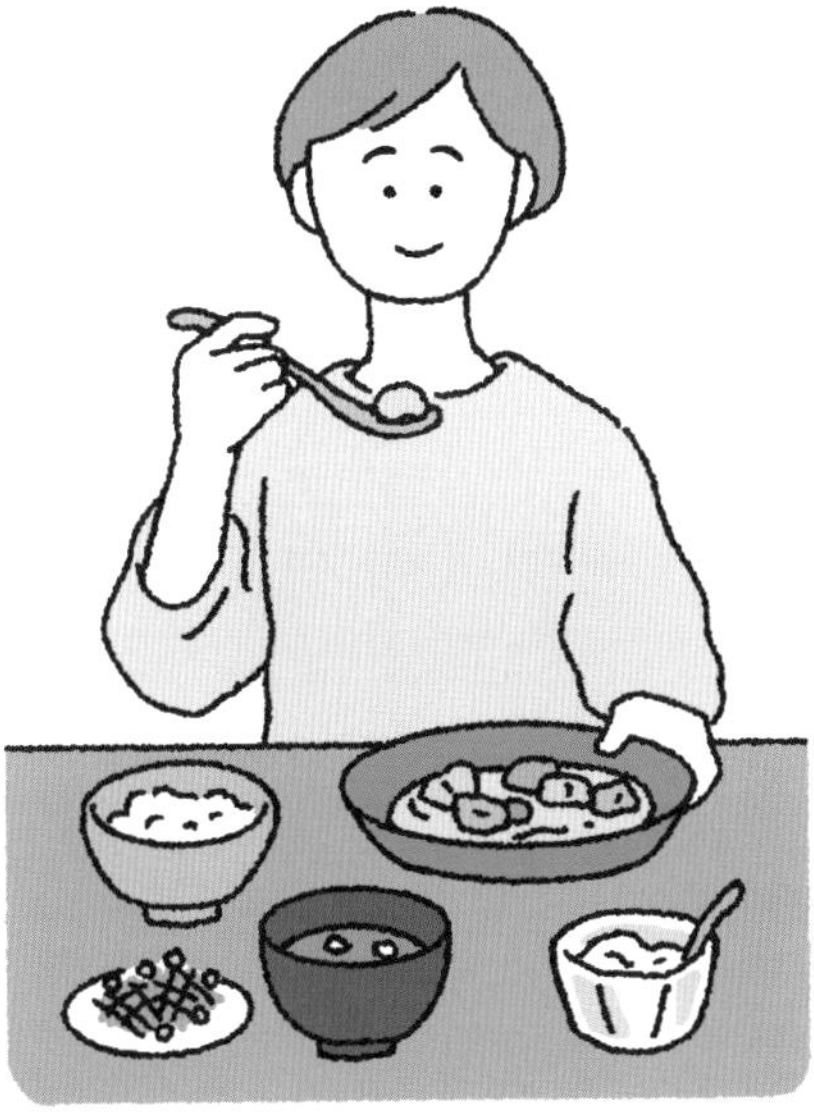

おわりに

最後まで読んでいただき、ありがとうございました。Ｐａｒｔ２の「痛みを解消！　ひざ体操のやり方」をご覧になり、さっそくひざ体操を始められた方もおられると思います。すでに効果を実感され、痛みのない快適な歩行のために継続している方もおられるでしょう。

ひざ体操を行うと脚の筋力がついてひざの痛みが改善され、「ウォーキング」「スクワット」などの運動により基礎代謝が上がり、肥満や生活習慣病の予防も期待できます。Ｐａｒｔ５で解説したロコモ・フレイルの予防も含め、ひざの痛みの改善が、健康なシニアライフの強力な味方になることに関して、本書を読み終えたすべての方に実感していただければ幸いです。

私の患者さんの中に、ひざが痛くて日常生活がままならないことに悩む年配の女性がいました。以前のような生活を取り戻すため、彼女は熱心にひざ体操を続け、今では家事や外出も不自由のない生活を送られています。

１日３セットの「ひざ体操」を実践することで、一人でも多くのひざの痛みに悩む方が、健やかなシニアライフを手に入れていただけることを切に願います。

中川　匠

さくいん INDEX

欧文

あ行

か行

さ行

た行

な行

ま行

や行

ら行

監修者
中川　匠（なかがわ・たくみ）

帝京大学医学部整形外科学講座。1992年、東京大学医学部卒業。専門分野は整形外科学、特に膝関節疾患、スポーツ整形。膝関節専門外来で診療を担当。NHKEテレ「きょうの健康」出演。監修書に『NHKきょうの健康　痛み解消！ひざ体操』（NHK出版）、『ひざの痛みを自力で解消する』（扶桑社）がある。

参考文献
『NHKきょうの健康　痛み解消！ひざ体操』（NHK出版）
『ひざの痛みを自力で解消する』（扶桑社）
『NHKテキスト　きょうの健康　2023年4月号、10月号』（NHK出版）

本文デザイン・DTP　株式会社あおく企画
撮影　平山法行
モデル　いつこ（モデルオフィスG）
ヘアメイク　橋本京子
イラスト　藤原なおこ、松本　剛
編集・執筆協力　西宮三代（株式会社かぎしっぽ）
編集担当　柳沢裕子（ナツメ出版企画株式会社）

本書に関するお問い合わせは、書名・発行日・該当ページを明記の上、下記のいずれかの方法にてお送りください。電話でのお問い合わせはお受けしておりません。
- ナツメ社 web サイトの問い合わせフォーム
  https://www.natsume.co.jp/contact
- FAX（03-3291-1305）
- 郵送（下記、ナツメ出版企画株式会社宛て）

なお、回答までに日にちをいただく場合があります。正誤のお問い合わせ以外の書籍内容に関する解説・個別の相談は行っておりません。あらかじめご了承ください。

変形性膝関節症《へんけいせいひざかんせつしょう》のトラブルを解消《かいしょう》
自分《じぶん》でできる ひざ体操《たいそう》

2024年 2月 5日　初版発行

監修者　中川《なかがわ》　匠《たくみ》　　Nakagawa Takumi, 2024
発行者　田村正隆

発行所　株式会社ナツメ社
東京都千代田区神田神保町 1-52　ナツメ社ビル 1F（〒 101-0051）
電話 03（3291）1257（代表）　FAX 03（3291）5761
振替 00130-1-58661
制　作　ナツメ出版企画株式会社
東京都千代田区神田神保町 1-52　ナツメ社ビル 3F（〒 101-0051）
電話 03（3295）3921（代表）
印刷所　ラン印刷社

ISBN978-4-8163-7481-4　　Printed in Japan

〈定価はカバーに表示してあります〉〈落丁・乱丁本はお取り替えします〉